"十三五"国家重点图书出版规划

药物临床试验设计与实施丛书

精神疾病药物临床试验设计与实施

主　　编　赵靖平　王　刚

副 主 编　李乐华　陆　峥

编　　者（以姓氏笔画为序）

王　刚（首都医科大学附属北京安定医院）

许林勇（中南大学湘雅公共卫生学院）

李　静（四川大学华西医院）

李乐华（中南大学湘雅二医院）

陆　峥（同济大学附属同济医院）

欧建君（中南大学湘雅二医院）

赵靖平（中南大学湘雅二医院）

学术秘书　欧建君

人民卫生出版社

图书在版编目（CIP）数据

精神疾病药物临床试验设计与实施／赵靖平，王刚
主编.—北京：人民卫生出版社，2020
（药物临床试验设计与实施丛书）
ISBN 978-7-117-30133-6

Ⅰ.①精…　Ⅱ.①赵…②王…　Ⅲ.①精神病–临床
药学–药效试验　Ⅳ.①R749.053

中国版本图书馆 CIP 数据核字（2020）第 112115 号

| 人卫智网 | www.ipmph.com | 医学教育、学术、考试、健康，购书智慧智能综合服务平台 |
| 人卫官网 | www.pmph.com | 人卫官方资讯发布平台 |

药物临床试验设计与实施丛书

精神疾病药物临床试验设计与实施

主　　编：赵靖平　王　刚
出版发行：人民卫生出版社（中继线 010-59780011）
地　　址：北京市朝阳区潘家园南里 19 号
邮　　编：100021
E - mail：pmph @ pmph.com
购书热线：010-59787592　010-59787584　010-65264830
印　　刷：保定市中画美凯印刷有限公司
经　　销：新华书店
开　　本：787×1092　1/16　　印张：15
字　　数：328 千字
版　　次：2020 年 11 月第 1 版　2020 年 12 月第 1 版第 1 次印刷
标准书号：ISBN 978-7-117-30133-6
定　　价：68.00 元

打击盗版举报电话：010-59787491　E-mail：WQ @ pmph.com
质量问题联系电话：010-59787234　E-mail：zhiliang @ pmph.com

前　言

　　创新药物的研发是目前医药行业发展最为迅速的领域,药物临床试验是新药研发的一个关键环节,不仅需要遵循法规与伦理要求,同时需要进行科学设计和执行严谨的操作规程。参与药物临床试验的专业人员必须学习和掌握《药物临床试验质量管理规范》(GCP)与药物临床试验相关的专业技术知识。

　　精神疾病药物临床试验与其他疾病的药物临床试验既有相同点,又有其特殊之处。所以,需要遵循药物临床试验的一般原则与技术要求,同时又要参照国家已经发布的有关精神药物的临床试验技术指导原则的相关内容。本书的内容设计是从精神科医师的角度进行编排和介绍的,尽量满足从事精神疾病药物临床试验研究者所需要的相关知识。

　　本书的内容特色有:

　　1. 扼要介绍药物临床试验的知识与原则,让读者了解药物临床试验的基本知识与相关法规。

　　2. 按照精神疾病分类介绍各类精神疾病药物的临床试验要求和实施过程,编写强调临床试验操作要点,在各类精神疾病的药物临床试验介绍中基本都有举例,具有很强的实践性和可操作性。

　　3. 编写内容比较全面,介绍了几乎所有精神疾病药物的临床试验技术和要求。

　　本书对精神疾病药物临床研究领域以及精神医学其他研究领域具有参考指导意义,故适用于精神科医师学习参考,也可为医学和药学本科生、研究生及各级临床医师了解精神疾病药物临床试验的知识提供参考。本书难免存在瑕疵与疏漏,敬请批评指正。

编者

2020 年 5 月

目　录

第一章

精神疾病药物临床试验概述

第一节　药物临床试验概论

一、我国有关药物临床试验的概念与规定

我国现行对药品的定义是:用于预防、治疗、诊断人的疾病,有目的地调节人的生理机能并规定适应证或功能主治、用法和用量的物质,包括中药、化学药和生物制品。国家对药品以立法的形式进行严格管理。所以说,药品是受法律管理的商品,必须保证安全有效,绝对不允许有次品、劣药及假药,生产与经销不合格药品是违法犯罪行为。

我国对新药的定义经历了多次变更,新药的定义从 1985 年"我国未生产过的药品",到 2002 年更改为"未曾在中国境内上市销售的药品",直到 2015 年才确定为"未在中国境内外上市销售的药品"。通过不断的改革,我国对创新药、改良型新药、仿制药才有了最清晰的认识和规定。

新药上市前要按照我国药品监督管理部门制定的药品注册程序进行申报与审批。我国的药品注册是指:依照法定程序,对拟上市销售的药品的安全性、有效性、质量可控性等进行系统评价,并作出是否同意进行药物临床研究、生产药品或进口药品决定的审批过程,包括对申请变更药品批准证明文件及其附件中载明内容的审批。药品注册申请包括:新药申请、已有国家标准药品的申请和进口药品申请及其补充申请。详细的具体规定可查阅国家药品监督管理局(NMPA)药品审评中心的相关文件。

在我国,新药生产上市使用前需要进行药物临床试验,临床试验可用于回答各种医疗干预手段对疾病的预防、治疗或诊断相关的特定问题。

新药临床试验是指任何在人体(包括患者或健康志愿者)进行的药品系统性研究,以证实或揭示试验用药品的治疗作用、不良反应,以及试验用药品的吸收、分布、代谢和排泄情况,其目的是确定试验用药品的疗效与安全性、用量与用法。临床试验的质量和结论是对新药是否安全、有效的关键权威的评价。我国规定新药临床试验分为 Ⅰ、Ⅱ、Ⅲ、Ⅳ期共四期,应根据 NMPA 药品审评中心的新药注册分类要求来进行

药物临床试验。所以,新药临床试验的设计者和实施者都应该十分清楚地了解我国的新药注册分类。

二、新药注册分类

2007年10月国家食品药品监督管理局(SFDA)颁布的《药品注册管理办法》中,新药注册分类包括:化学药品,中药、天然药物,生物制品。2016年3月国家食品药品监督管理总局(CFDA)又颁布了《化学药品注册分类改革工作方案》,对化学药品注册分类进行改革和调整。

(一)化学药品注册分类

化学药品新注册分类共分为以下5个类别,具体说明见表1-1。

1类:境内外均未上市的创新药。指含有新的结构明确的、具有药理作用的化合物,且具有临床价值的药品。

2类:境内外均未上市的改良型新药。指在已知活性成分的基础上,对其结构、剂型、处方工艺、给药途径、适应证等进行优化,且具有明显临床优势的药品。

3类:境内申请人仿制境外上市但境内未上市原研药品的药品。该类药品应与原研药品的质量和疗效一致。原研药品指境内外首个获准上市,且具有完整和充分的安全性、有效性数据作为上市依据的药品。

4类:境内申请人仿制已在境内上市原研药品的药品。该类药品应与原研药品的质量和疗效一致。

5类:境外上市的药品申请在境内上市。

表1-1 化学药品新注册分类、说明及包含的情形

注册分类	分类说明	包含的情形
1	境内外均未上市的创新药	含有新的结构明确的、具有药理作用的化合物,具有临床价值的原料药及其制剂
2	境内外均未上市的改良型新药	2.1 含有用拆分或者合成等方法制得的已知活性成分的光学异构体,或者对已知活性成分成酯,或者对已知活性成分成盐(包括含有氢键或配位键的盐),或者改变已知盐类活性成分的酸根、碱基或金属元素,或者形成其他非共价键衍生物(如络合物、螯合物或包合物),且具有明显临床优势的原料药及其制剂
		2.2 含有已知活性成分的新剂型(包括新的给药系统)、新处方工艺、新给药途径,且具有明显临床优势的制剂
		2.3 含有已知活性成分的新复方制剂,且具有明显临床优势
		2.4 含有已知活性成分的新适应证的制剂
3	仿制境外上市但境内未上市原研药品的药品	具有与原研药品相同的活性成分、剂型、规格、适应证、给药途径和用法用量的原料药及其制剂

注册分类	分类说明	包含的情形
4	仿制境内已上市原研药品的药品	具有与原研药品相同的活性成分、剂型、规格、适应证、给药途径和用法用量的原料药及其制剂
5	境外上市的药品申请在境内上市	5.1 境外上市的原研药品(包括原料药及其制剂)申请在境内上市
		5.2 境外上市的非原研药品(包括原料药及其制剂)申请在境内上市

注:1."已知活性成分"指"已上市药品的活性成分"。

2. 注册分类 2.3 中不包括"含有未知活性成分的新复方制剂"。

(二)中药、天然药物注册分类及说明

1. 未在国内外上市销售的从植物、动物、矿物等物质中提取的有效成分及其制剂 是指国家药品标准中未收载的从植物、动物、矿物等物质中提取得到的天然的单一成分及其制剂,其单一成分的含量应占总提取物的90%以上。

2. 新发现的药材及其制剂 是指未被国家药品标准或省、自治区、直辖市地方药材规范(统称"法定标准")收载的药材及其制剂。

3. 新的中药材代用品 是指替代国家药品标准中药成方制剂处方中的毒性药材或处于濒危状态药材的未被法定标准收载的药用物质。

4. 新药材的药用部位及其制剂 是指具有法定标准药材的原动、植物新的药用部位及其制剂。

5. 未在国内上市销售的从植物、动物、矿物等物质中提取的有效部位及其制剂 是指国家药品标准中未收载的从单一植物、动物、矿物等物质中提取的一类或数类成分组成的有效部位及其制剂,其有效部位含量应占提取物的50%以上。

6. 未在国内上市销售的中药、天然药物复方制剂

(1)中药复方制剂:中药复方制剂应在传统医药理论指导下组方。主要包括:来源于古代经典名方的中药复方制剂、主治为证候的中药复方制剂、主治为病证结合的中药复方制剂等。

(2)天然药物复方制剂:天然药物复方制剂应在现代医药理论指导下组方,其适应证用现代医学术语表述。

(3)中药、天然药物和化学药品组成的复方制剂:中药、天然药物和化学药品组成的复方制剂包括中药和化学药品,天然药物和化学药品,以及中药、天然药物和化学药品三者组成的复方制剂。

7. 改变国内已上市销售中药、天然药物给药途径的制剂 是指不同给药途径或吸收部位之间相互改变的制剂。

8. 改变国内已上市销售中药、天然药物剂型的制剂 是指在给药途径不变的情况下改变剂型的制剂。

9. 仿制药 是指注册申请我国已批准上市销售的中药或天然药物。

（三）生物制品注册分类

1. 第一部分 治疗用生物制品：

（1）未在国内外上市销售的生物制品。

（2）单克隆抗体。

（3）基因治疗、体细胞治疗及其制品。

（4）变态反应原制品。

（5）由人的、动物的组织或者体液提取的，或者通过发酵制备的具有生物活性的多组分制品。

（6）由已上市销售生物制品组成新的复方制品。

（7）已在国外上市销售但尚未在国内上市销售的生物制品。

（8）含未经批准菌种制备的微生态制品。

（9）与已上市销售制品结构不完全相同且国内外均未上市销售的制品（包括氨基酸位点突变、缺失，因表达系统不同而产生、消除或者改变翻译后修饰，对产物进行化学修饰等）。

（10）与已上市销售制品制备方法不同的制品（例如采用不同表达体系、宿主细胞等）。

（11）首次采用DNA重组技术制备的制品（例如以重组技术替代合成技术、生物组织提取或者发酵技术等）。

（12）国内外尚未上市销售的由非注射途径改为注射途径给药，或者由局部用药改为全身给药的制品。

（13）改变已上市销售制品的剂型但不改变给药途径的生物制品。

（14）改变给药途径的生物制品（不包括上述第12项）。

（15）已有国家药品标准的生物制品。

2. 第二部分 预防用生物制品：

（1）未在国内外上市销售的疫苗。

（2）DNA疫苗。

（3）已上市销售疫苗变更新的佐剂，偶合疫苗变更新的载体。

（4）由非纯化或全细胞（细菌、病毒等）疫苗改为纯化或者组分疫苗。

（5）采用未经国内批准的菌毒种生产的疫苗（流感疫苗、钩端螺旋体疫苗等除外）。

（6）已在国外上市销售但未在国内上市销售的疫苗。

（7）采用国内已上市销售的疫苗制备的结合疫苗后者联合疫苗。

（8）与已上市销售疫苗保护性抗原谱不同的重组疫苗。

（9）更换其他已批准表达体系或者已批准细胞基质生产的疫苗；采用新工艺制备并且实验室研究资料证明产品安全性和有效性明显提高的疫苗。

（10）改变灭活剂（方法）或者脱毒剂（方法）的疫苗。

（11）改变给药途径的疫苗。

（12）改变国内已上市销售疫苗的剂型,但不改变给药途径的疫苗。

（13）改变免疫剂量或者免疫程序的疫苗。

（14）扩大使用人群(增加年龄组)的疫苗。

（15）已有国家药品标准的疫苗。

第二节　药物临床试验分期

我国的新药临床试验分为四期,新药临床试验要求根据药物的注册类别进行各期临床试验。临床试验对照药品的选择应是已在国内上市销售的药品。

（一）注册分类 1 和分类 2 的创新药

这两类创新药必须进行并完成各期新药临床试验。我国的新药临床试验分为 Ⅰ、Ⅱ、Ⅲ、Ⅳ期,从 Ⅰ 期到 Ⅳ 期逐期进行,对 Ⅰ～Ⅲ 期临床试验有如下基本要求:

1. 临床试验的病例数应符合统计学检验要求或最低病例数要求。

2. 临床试验的最低病例数(试验组)要求　Ⅰ 期为 20～30 例,Ⅱ 期为 100 例,Ⅲ 期为 300 例,Ⅳ 期为 2 000 例,目前多根据统计学检验要求计算样本量。

（二）注册分类 3 的药品

仿制国外的已上市药品,应进行人体药动学研究和至少 100 对随机对照临床试验。申请多个适应证的临床试验,每个主要适应证的病例数不少于 60 对。

（三）注册分类 4 的药品

仿制国内的已上市药品,临床试验按照下列原则进行:

1. 口服固体制剂应当进行生物等效性试验,一般要求包括 18～24 例受试者。

2. 难以进行生物等效性试验的口服固体制剂及其他非口服固体制剂,应当进行临床试验,临床试验的病例数至少为 100 对。

3. 速释、缓释、控释制剂应当进行单次和多次给药的人体药动学对比研究和临床试验,临床试验的病例数至少为 100 对。

4. 同一活性成分制成的小水针、粉针剂、大输液之间互相改变的药品注册申请,给药途径和方法、剂量等与原剂型药物一致的,一般可以免临床研究。

5. 注射剂等其他非口服固体制剂,所用辅料和生产工艺与已上市销售药品一致的,可以免临床研究。

（五）注册分类 5 的进口化学药品

这类新药在中国进行临床试验的要求如下:

1. 注册申请未在国内外获准上市销售的药物,应当按照注册分类 1 的规定进行临床试验。所申请的药物,应当是已在国外进入 Ⅱ 期或者 Ⅲ 期临床试验的药物。

2. 注册申请已在国外上市销售但尚未在中国境内上市销售的药品,应当按照注册分类 3 药物的规定进行临床试验。

3. 注册申请进口尚无中国国家药品标准的原料药,应当使用其制剂进行临床试验。

一、Ⅰ期临床试验

Ⅰ期临床试验是新药初步的临床药理学及人体安全性评价试验。观察人体对于新药的耐受程度和人体药动学过程,为制订Ⅱ期临床试验的给药方案与用药剂量提供研究依据。

Ⅰ期临床试验内容包括依次进行的三部分,单次给药耐受性试验、单次给药药动学试验、连续给药药动学试验。注册分类4药品的生物等效性试验也在Ⅰ期临床试验实验室进行,故也在此介绍。在伦理委员会审批所有试验文件并批准后才能开始Ⅰ期临床试验。

(一)单次给药耐受性试验

1. 研究设计与方法要点

(1)一般采用无对照开放性试验,必要时设安慰剂对照组进行随机双盲对照试验。

(2)最小初试剂量的确定方法有以下几种:①按 Blackwell 改良法计算并参考同类药物临床用量进行估算,在两种动物 LD_{50} 的 1/600 和两种动物长期毒性试验中出现毒性剂量的 1/60 这四个剂量中取最低剂量;②选择同类药物临床治疗剂量的 1/10 作为初试剂量;③采用 Dollery 法,以最敏感动物最小有效量的 1%~2% 作为初试剂量;④可以用大动物的最低毒性剂量的 1/4~1/3 作为初试剂量。

(3)最大试验剂量的确定:①一般用动物在长期毒性试验中引起功能或脏器可逆性损害剂量的 1/10 为估计的最大耐受量;②根据临床同类药品的临床最大耐受量;③在动物最大耐受量的 1/5~1/2 估计人最大耐受量。

(4)剂量组:常设 5 个单次给药的剂量组,最小与最大剂量之间设 5 组,剂量与临床可能的治疗剂量接近的组人数 8~10 人,其余各组每组 5~6 人。由最小剂量组开始逐组进行试验,即由低剂量向高剂量逐步进行爬坡试验,在确定前一个剂量组安全耐受的前提下开始下一个剂量,每人只接受一个剂量,不得在同一受试者中在单次给药耐受性试验时进行剂量递增连续试验。当达到最大试验剂量仍未出现毒性反应时,也要结束试验,用此最大试验剂量为最大耐受量,如果在剂量递增过程中出现某种严重不良反应,需要停止试验,以前一剂量为最大耐受量。

(5)方案设计时需对试验药物可能出现的不良反应有充分的认识和估计,安全性评估指标应设计完善,方案中应包括处理意外的条件与措施。如果发生不良事件(adverse event,AE)和严重不良事件(serious adverse event,SAE),要求记录完整、报告及时、处理正确,并予以随访。

(6)根据试验方案同时设计好病例报告表(case report forms,CRF)、流程图(flow chart)与各项观察指标。

在Ⅰ期临床试验的结果中,耐受性试验应该得出药物在健康志愿者中的耐受剂量和主要不良事件的信息。如果在耐受性试验中,受试者出现了非预期的不良事件,或者重要器官结构与功能受影响,申办方应就试验药物的临床试验与开发是否继续进行认真分析,并作出判断。

2. 精神疾病药物Ⅰ期人体耐受性试验的特点

(1)通常选择健康人为受试者,在某些情况下会选择符合药物适应证的患者作为受试者,如抗精神病药注射剂的人体耐受性试验。

(2)精神疾病药物除了观察身体各器官的药物反应外,还应该重点观察研究药物对中枢神经系统的反应,如:对认知、反应时间和/或驾驶车辆、镇静程度的作用,对情绪方面的作用(如抑郁、狂躁),监测自杀行为等。

(3)确定药物不同剂量时的不同效应,如文拉法辛在低剂量时有轻度抑制5-羟色胺(5-HT)再摄取的作用,中等剂量时以抑制5-HT和去甲肾上腺素(NE)的作用为主,高剂量时对NE的作用最强,并有轻度的抑制多巴胺(DA)再摄取的作用。

(二) 单次给药药动学试验

1. 研究设计与方法要点

(1)剂量选择:设计单次给药药动学试验中,全部受试者应能耐受高、中、低3个剂量,其中,中剂量应与准备进行Ⅱ期临床试验的剂量相同或接近,3个剂量之间应呈等比或等差关系。

(2)受试者选择:选择符合入选标准的8~12名健康男性青年志愿者,筛选前签署知情同意书。

(3)试验设计采用三向交叉拉丁方方案(表1-2):全部受试者随机进入3个试验组,每组受试者每次试验时分别接受不同剂量的试验药,3次试验后,每名受试者均按拉丁方设计的顺序接受过高、中、低三个剂量,两次试验间隔均超过5个半衰期,一般间隔7~10天。

表1-2　三向交叉拉丁方方案

随机分组	第一次试验剂量	第二次试验剂量	第三次试验剂量
第一组	低	中	高
第二组	中	高	低
第三组	高	低	中

(4)生物样本测试方法:选择适宜的生物样本(主要为血样本)分离测试方法,应详细写明具体的测试方法、测试条件和所用测试仪器名称、型号、生产厂家与出厂日期。

(5)药动学测定方法的标准化与质控方法:①精确度(precision)。日内差(coefficent of variation)CV%应<10%,最好<5%。②重复性(reproducibility)。日间差 CV%应<10%。③灵敏度(sensitivity)。要求能测出3~5个半衰期后的血药浓度,或能检出 $1/10C_{max}$;确定为灵敏度的最低血药浓度应在血药浓度量效关系的直线范围内,并能达到精确度考

核要求。④回收率(recovery)。在所测标准曲线浓度范围内,药物自生物样品中的回收率应不低于 70%。⑤特异性(specificity)。应证明所测药物为原型药。⑥相关系数(correlation coefficient)。应用两种方法测定时,应求相关系数 R 值,并作图表示。

(6)药动学参数:药动学研究应按照国家药品监督管理局(NMPA)审评的要求提供药动学参数。

(7)药动学研究总结报告:包括研究设计与研究方法;测试方法、条件及标准化考核结果;每名受试者给药后各时间点血药浓度、尿药浓度与尿中累积排出量的均数±标准差、药时曲线图;对所得药动学参数进行分析,说明其临床意义,对Ⅱ期临床试验给药方案提出建议。

2. 精神疾病药物的药动学研究特点

(1)进食对药物代谢的影响:进食种类和结构可影响精神疾病药物的吸收速度和某些代谢酶的合成,从而影响药物的代谢,如碳酸锂主要由肾脏排泄,锂与钠在肾小管的回吸收有竞争性抑制作用,故饮食中盐量增加可加快碳酸锂的排泄。

(2)药物相互作用:因精神疾病治疗的长期性,常需与其他药物合用而增加发生相互作用的概率,大多数精神疾病药物经细胞色素 P450(CYP)代谢,与其代谢相关的酶系有CYP1A2、CYP3A4、CYP2D6、CYP2C9 和 CYP2C19。药物可诱导或抑制酶活性,从而影响该酶底物的代谢,如氟西汀可增加抗精神病药的血浆浓度从而增加锥体外系不良反应;而巴比妥和卡马西平能增加抗精神病药的代谢从而降低其血药浓度。

(3)长效制剂:精神疾病药物长效制剂(包括口服与肌内注射制剂)的药动学研究,因为观察时间长,一般建议选择病情稳定的患者作为受试者。

(三)连续给药药动学试验

研究设计与方法要点:

(1)选择 8~12 名健康男性青年志愿受试者,筛选前签署知情同意书,各项健康检查观察项目同单次给药耐受性试验。

(2)受试者于给药前 24 小时、给药后 24 小时、给药后 72 小时(第 4 天)及给药 7 天后(第 8 天即停药后 24 小时)进行全部检查,检查项目与观察时间点应符合新药审评要求。

(3)全部受试者试验前 1 日入住Ⅰ期病房,给药前 24 小时接受各项检查,晚餐后禁食12 小时。试验当天空腹给药,给药后 2 小时进标准早餐。剂量选用准备进行Ⅱ期试验的剂量,每日 1 次或 2 次,间隔 12 小时,连续给药 7 天。

(4)按照 NMPA 的新药审评要求提供药动学参数。

(5)连续给药期间可观察受试者的药物耐受性情况,记录与分析连续服药出现的不良事件,检查指标同单次给药耐受性试验。

(四)生物等效性试验

生物等效性试验,是指用生物利用度研究的方法,以药动学参数为指标,比较同一种药物的相同或者不同剂型的制剂,在相同的试验条件下,其活性成分吸收程度和速度有无统计学差异的人体试验。生物等效性试验实际上是通过药动学研究比较药物的生物利用度与生物等效性。

1. 生物利用度（bioavaibility，BA）　是指药物活性成分从制剂释放吸收进入全身循环的程度和速度。一般分为绝对生物利用度和相对生物利用度。绝对生物利用度是以静脉制剂（通常认为静脉制剂生物利用度为100%）为参比制剂获得的药物活性成分吸收进入体内循环的相对量；相对生物利用度则是以其他非静脉途径给药的制剂（如片剂和口服溶液）为参比制剂获得的药物活性成分吸收进入体循环的相对量。

2. 生物等效性（bioequivalence，BE）　是指药学等效制剂或可替换药物在相同试验条件下，服用相同剂量，其活性成分吸收程度和速度的差异无统计学意义。通常意义的BE研究是指用BA研究方法，以药动学参数为终点指标，根据预先确定的等效标准和限度进行的比较研究。在药动学方法确实不可行时，也可以考虑以临床综合疗效、药效学指标或体外试验指标等进行比较性研究，但需充分证实所采用的方法具有科学性和可行性。

BA和BE均是评价制剂质量的重要指标，BA强调反映药物活性成分到达体内循环的相对量和速度，是新药研究过程中选择合适给药途径和确定用药方案（如给药剂量和给药间隔）的重要依据之一。BE则重点在于以预先确定的等效标准和限度进行的比较，是保证含同一药物活性成分的不同制剂体内行为一致性的依据，是判断后研发产品是否可替换已上市药品使用的依据。

按照《药品注册管理办法》的要求，属于化学药品注册分类4的口服固体制剂需要进行生物等效性研究。

目前推荐的生物等效性研究方法包括体内和体外的方法。按方法的优先考虑程度从高到低排列：药动学研究方法、药效学研究方法、临床比较试验方法、体外研究方法。故主要介绍药动学研究方法。

3. 药动学研究　即采用人体生物利用度比较研究的方法。通过测量不同时间点的生物样本（如全血、血浆、血清或尿液）中药物浓度，获得药物浓度-时间曲线（concentration-time curve，C-T）来反映药物从制剂中释放吸收到体循环中的动态过程。并经过适当的数据，得出与吸收程度和速度有关的药动学参数如曲线下面积（AUC）、达峰浓度（C_{max}）、达峰时间（t_{max}）等，通过统计学比较以上参数，判断两制剂是否生物等效。药效学研究在无可行的药学研究方法建立生物等效性研究时（如无灵敏的血药浓度检测方法、浓度和效应之间不存在线性相关），可以考虑用明确的可分级定量的人体药效学指标，通过效应-时间曲线与参比制剂比较来确定生物等效性。

（1）试验设计：交叉设计是目前应用最多、最广的方法，因为多数药物吸收和清除在个体之间均存在很大变异，个体间的变异系数远远大于个体内变异系数，因此生物等效性研究一般要求按自身交叉对照的方法设计。把受试对象随机分为几组，按一定顺序处理，一组受试者先服用受试制剂，后服用参比制剂；另一组受试者先服用参比制剂，后服用受试制剂。两顺序间应有足够长的间隔时间，为清洗期（wash-out period）。这样，对每位受试者都连续接受两次或更多次的处理，相当于自身对照，可以将制剂因素对药物吸收的影响与其他因素区分开来,减少了不同试验周期和个体间差异对试验结果的影响。

根据试验制剂数量不同,一般采用2×2交叉、3×3交叉等设计。如果是两种制剂比较,双处理、双周期、两序列的交叉设计是较好的选择。如试验包括3个制剂(受试制剂2个和参比制剂1个)时,宜采用3制剂3周期二重3×3拉丁方试验设计。各周期间也应有足够的清洗期。

设定清洗期是为了消除两制剂的互相干扰,避免上个周期内的处理影响到随后一周期的处理中。清洗期一般不应短于7个消除半衰期。但有些药物或其活性代谢物半衰期很长时则难以按此方法设计实施,在此情况下可能需要考虑按平行组设计进行,但样本量可能要增加。

(2)受试者选择:试验对象为健康男性,一般要求18~24例,但对某些变异性大的药物可能需要适当增加例数。

(3)受试制剂和参比制剂:参比制剂的质量直接影响生物等效性试验结果的可靠性,一般应选择国内已经批准上市的相同剂型药物中的原创药。在无法获得原创药时,可考虑选用上市主导产品作为参比制剂,但须提供相关质量证明(如含量、溶出度等检查结果)及选择理由。若为完成特定研究目的,可选用相同药物的其他药剂学性质相近的上市剂型作为参比制剂,这类参比制剂亦应该是已上市的且质量合格的产品。参比制剂和受试制剂含量差别不能超过5%。

对于受试制剂,应为符合临床应用质量标准的中试/生产规模的产品。应提供该制剂的体外溶出度、稳定性、含量或效价测定、批间一致性报告等,供试验单位参考。个别药物尚需提供多晶型及光学异构体的资料。

参比制剂和受试制剂均应注明研制单位、批号、规格、保存条件、有效期。

试验结束后,受试制剂和参比制剂应保留足够长时间直到产品批准上市以备查。

(4)等效判断:NMPA要求以生物利用度试验获得的制剂的AUC(药时曲线下面积)、C_{max}(峰浓度)、t_{max}(达峰时间)、$t_{1/2}$(半衰期)等药动学参数来估计药物的生物等效性,其中AUC反映药物的吸收量,它是估计其他参数的基础;C_{max}、t_{max}反映药物的吸收速率;$t_{1/2}$反映药物的代谢情况。我国2005年颁布的《化学药物临床药代动力学研究技术指导原则》中采用的等效性判定标准,要求受试制剂与参比制剂AUC几何均值比的90%置信区间在80%~125%,C_{max}几何均值比的90%置信区间在70%~143%。

二、Ⅱ期临床试验

Ⅱ期临床试验为新药治疗作用的初步评价阶段,属于药物的探索性研究阶段。其目的是初步评价药物对目标适应证患者的治疗作用和安全性,也包括为Ⅲ期临床试验研究设计和给药剂量方案的确定提供依据。此阶段的研究设计可以根据具体的研究目的采用多种设计形式,最常用的是盲法随机对照临床试验。在完成Ⅰ期试验并分析数据后进行

Ⅱ期临床试验。进行Ⅱ期临床试验前,应就人体耐受性和药动学试验结果进行充分分析,并获得支持Ⅱ期临床试验用药疗程的动物长期毒性试验结果。

1. 试验设计要点

(1)盲法随机对照试验:Ⅱ期临床试验必须设对照组进行盲法随机对照,常采用双盲随机平行对照试验(double-blind,randomized,parallel controlled clinical trial)。Ⅱ期临床试验中使用的药物最大剂量不能超过Ⅰ期临床试验中确定的最大耐受剂量。为了探索最佳剂量,一般可设置多个剂量组,至少3个固定剂量组(包括高、中、低剂量,不包括零剂量),可同时设置安慰剂对照组,也可以增加一个已上市药物作为阳性对照,以便对试验的质量或敏感度进行评价。双盲法试验需新药申办方提供外观、色香味均一致的试验药与对照药,并只标明A药、B药,试验者与受试者均不知A药与B药何者为试验药。如制备A、B两药在外观和色味方面无区别确有困难时,可采用双盲双模拟法(double-blind,double dummy technique),即同时制备与A药一致的安慰剂(C)和与B药一致的安慰剂(D),两组病例随机分组,分别服用2种药,一组服A+D,另一组服B+C,两组之间所服药物的外观与色香味均无区别。

(2)Ⅱ期临床病例数估计

1)Ⅱ期临床试验病例数需符合NMPA规定要求,Ⅱ期临床试验按规定至少需进行盲法随机对照试验100对,即试验药与对照药各100例,共计200例。

2)根据试验需要,按统计学要求估算试验例数(参见第二章第五节)。

(3)确定试验对象:病例选择入选标准(inclusion criteria)、病例排除标准(exclusion criteria)与病例退出标准(withdrawal criteria)。根据不同类别的药物特点和试验要求在试验方案中规定明确的标准,如门诊患者还是住院患者等。

(4)规定药物剂量与给药方法(dosage and administration):应有详细而明确的用药方案规定。

(5)疗效评价(assessment of efficacy):包括主要疗效指标与次要疗效指标,采用国际通用的标准评价工具与有效性标准,分析症状评定量表分治疗终点与基线的变化(包括减分值与减分率)以及治疗期间各评估时点与基线的变化。这样可以分析药物的总体疗效与起效时间。疗效可分为4级评定标准:痊愈(cure)、显效(markedly improvement)、进步(improvement)、无效(failure)。(痊愈例数+显效例数)/可供评价疗效总例数×100=总有效率(%)。

(6)不良反应评价(evaluation of adverse drug reaction)

1)每日观察并记录所有不良事件(AE)。

2)严格执行严重不良事件(SAE)报告制度。严重不良事件为:死亡、威胁生命、致残或丧失(部分丧失)生活能力、需住院治疗、延长住院时间、导致先天畸形。发现严重不良事件,需在24小时内报告申办方与主要研究者,并立即报告伦理委员会与国家及当地药品监督管理部门。

3)不良事件与试验药物的关系评定标准:见表1-3。

表 1-3　不良事件与试验药物的关系评定标准

5 级评定	7 级评定
肯定有关	肯定有关
很可能有关	很可能有关
可能有关	可能有关
可能无关	很可能无关
肯定无关	可能无关
	肯定无关
	无法评定

(7)患者依从性(patient compliance)：门诊病例很难满足依从性要求，试验设计时应尽量减少门诊病例入选比例。对入选的门诊病例应采取必要措施以提高其依从性。

(8)病例报告表(CRF)：病例报告表的设计应与试验方案设计一致，应达到完整、准确、简明、清晰等要求。

(9)数据处理与统计分析(data management and statistical analysis)：应在试验设计中考虑好数据处理和统计分析方法，既要符合专业要求，也要达到统计学要求。

(10)总结报告(final report)：试验设计时应考虑到总结要求。试验结果比较包括：各种计分、评分的标准；两组病例基础资料比较应无统计学显著差异；各种适应证两组疗效比较；两组病例总有效率比较；具有重要意义的有效性指标两组结果比较；两组不良反应率比较；两组不良反应临床与实验室改变统计分析等。

2. 精神疾病药物Ⅱ期研究特点

(1)单一药物治疗方案：在Ⅱ期临床试验期间应尽可能避免使用任何可能影响疗效评价的药物，如镇静药、抗抑郁药、心境稳定剂等。如果不能避免，应在方案中设计一个可接受的最高使用剂量和允许使用的最长持续时间。如抗精神分裂症药物的临床试验，在患者出现睡眠障碍时可加用苯二氮䓬类等镇静催眠药，但不能合用镇静作用强的其他抗精神分裂症药物，如氯氮平、奥氮平等。

(2)控制心理治疗的影响：试验期间应避免合并系统的心理治疗。

(3)使用安慰剂的伦理要求：在安慰剂对照研究的设计时，受试者的选择标准十分重要，应该充分考虑伦理的要求，例如抗抑郁药的研究其受试者的选择可以考虑轻至中度抑郁患者，不但符合伦理要求，而且可以观察抑郁障碍患者非药物治疗的效应。

三、Ⅲ期临床试验

Ⅲ期临床试验是新药治疗作用的确证阶段，其目的是进一步验证药物对目标适应证患者的治疗作用和安全性，评价利益与风险关系，最终为药物注册申请的审查提供充分、可靠的依据。临床试验一般应为具有足够样本量的随机盲法对照试验。

1. Ⅲ期临床试验病例数 若 NMPA 根据药品的具体情况明确规定了例数要求,则按规定例数进行对照试验。如试验目的为判定试验药是否与对照药非劣效,或试验药显著优于对照药,则可参照假设检验与样本计算的公式计算病例数(参见第二章第五节)。

2. Ⅲ期临床试验中对照试验的设计要求 原则上与Ⅱ期的盲法随机对照试验相同,但Ⅲ期临床试验的对照试验可盲法随机对照与不设盲的随机对照开放试验(randomized controlled open labeled clinical trial)相结合。某些药物还需要有长期试验来比较长期治疗后疾病的死亡率或严重并发症的发生率等,所以Ⅲ期临床试验就不单是扩大Ⅱ期临床试验的病例数,还应根据长期试验的目的和要求进行详细的设计,并作出周密的安排,才能获得科学的结论。

证实急性期疗效的临床试验应根据适应证制订足够的观察时间。例如,抗精神分裂症药物的临床试验应持续 6~12 周的双盲期治疗。若要评价持续疗效并观察长期用药的安全性,建议进行 1 年或更长时间的研究。需阶段性评价疗效和安全性,在适当的时候观察可能与撤药(试验药物)有关的不良反应。

3. 试验机构的选择 Ⅲ期临床试验一般是多中心研究,参加临床药物试验的机构必须是已获得 NMPA 的药物临床试验机构资格认定的机构,其设备、医疗条件和人员配备等应符合试验要求。其中最重要的是研究团队应具备临床药理学基本知识,熟悉药物临床试验的法规和方法,有一定的开展药物临床试验的经验。另外机构的软硬件建设、制度和标准操作规程的建设也十分重要。

4. 精神疾病药物Ⅲ期临床试验数据分析 包括对药物的有效性分析和安全性分析。有效性分析中应明确药物的适用人群、给药途径和给药方案等,有效性与Ⅱ期临床试验相同,Ⅲ期因样本量大,可以在分析药物总体疗效的同时进一步分析药物对症状(包括症状群,例如精神分裂症的阴性症状)的疗效。安全性分析应关注用药周期内是否足以暴露药物不良事件,各组不良事件发生的性质和频率,分析不良事件与药物作用机制、剂量、给药时间的关系,可以合并或禁忌使用的药物等。还要对试验的质量控制进行分析和评价。同时需要对药物安全性和有效性进行总体风险效益评估,如果风险与获益评估利大于弊,药物的安全性和有效性得到验证,在说明书上应详细列出以上内容。反之,如果风险与获益评估弊大于利,或者数据不充分,应考虑终止药物的上市注册申请或者进行进一步的临床试验来验证。

四、Ⅳ期临床试验

Ⅳ期临床试验是新药上市后应用研究阶段,由申请人自主进行的应用研究阶段。其目的是考察在广泛使用条件下新药的疗效和不良反应,评价药物在适应证的普通或者特殊人群中(在Ⅱ、Ⅲ期临床试验中属于排除标准的该疾病人群)使用的利益与风险关系以及改进给药剂量等,也包括上市后监察(post marketing surveillance,PMS),特别是监测罕见的严重不良反应(例如观察上千例患者才出现的死亡病例)。Ⅳ期临床试验的设计包括以下几种情况：①Ⅳ期临床试验为上市后开放性试验，不要求设对照组，但也不排除根据需要对某些适应证或某些试验对象进行小样本随机对照试验。②Ⅳ期临床试验病例数按 NMPA 规定，要求>2 000 例。③Ⅳ期临床试验虽然为开放性试验，但有关病例入选标准、排除标准、退出标准、疗效评价标准、不良反应评价标准、判定疗效与不良反应的各项观察指标等，均应参考Ⅱ、Ⅲ期临床试验的设计要求。

第三节　精神疾病药物临床试验伦理学与法规

随着科学技术的迅速发展，越来越多的新药、新技术进入到临床试验研究阶段，在药物临床试验研究中已经出现越来越多的科学与伦理学之间的碰撞。部分研究者和企业甚至认为伦理学已经成为科学发展中的障碍，如长期以来的"克隆人"之争，其实质就是伦理学与科学尖锐"对立"的一个典型案例。因此，如何正确理解涉及人体生物学研究的伦理学及相关法规要求是十分重要的。本节介绍保护药物临床试验受试者的权益，保证药物临床试验符合科学和伦理道德的基本要求，以及《药物临床试验质量管理规范》（Good Clinical Practice，GCP）、《世界医学大会赫尔辛基宣言》（简称《赫尔辛基宣言》）、《生物医学研究审查伦理委员会操作指南》、《涉及人的生物医学研究国际伦理准则》等基本原则。目的为加强对伦理委员会药物临床试验伦理审查工作的指导，规范伦理委员会的药物临床试验伦理审查工作，切实保护受试者的安全和权益。我国药品监督管理部门于 2010 年组织制定了《药物临床试验伦理审查工作指导原则》，旨在促进国内药物临床试验伦理审查能力的提高，充分发挥伦理委员会在保护受试者安全和权益中的作用，进一步规范药物临床试验的研究行为。

一、《药物临床试验质量管理规范》的基本伦理学原则

医学伦理学的基本原则是反映某一医学发展阶段及特定社会背景之中的医学道德的基本精神。药物临床试验的伦理学是医学伦理学的一个研究分支，其与医学伦理学的理论基础、主要原理和基本原则是完全统一的。首要目的是维护受试者的权利、尊严、安全和利益，同时又要维护研究的科学与规范，保护和促进研究的健康发展。而解决药物临床试验所面临的伦理学问题，应该从科学技术、伦理道德、立法三方面寻求对策。科学技术对策重点应该重视在新药的研究和应用中可能出现的负面影响，以及所需要采取的必要措施，从而达到趋利避害的目的。伦理道德内容包括研究者要有科学研究道德，以及要提高或转变公众相应的科学伦理道德观念，这是保证新药研究或应用造福于人类的前提。制定相关的政策和法规，是规范科学家和公众伦理道德行为，保证新药研究健康发展和正确应用的强制性手段。目前，许多国家针对药物临床试验的法规和准则，都有明确的伦理学要求和论述。

伦理学基本原则有如下要求：

（一）受试者利益是第一原则

《赫尔辛基宣言》修正版第四条"世界医学会的《日内瓦宣言》"中用下列词语约束医师："患者的健康为我最首先要考虑的。"《国际医学伦理规范》中宣告："医师在提供医护时应从患者的最佳利益出发。"第六条："在涉及人类受试者的医学研究中，个体研究受试者的福祉必须高于所有其他利益。"

我国的《药物临床试验质量管理规范》（GCP）明确规定："药物临床试验应当符合《世界医学大会赫尔辛基宣言》原则及相关伦理要求，受试者的权益和安全是考虑的首要因素，优先于对科学和社会的获益。伦理审查与知情同意是保障受试者权益的重要措施。"

药物临床试验研究涉及众多利益，除受试者利益之外，还包括企业、公共健康、福利等社会利益，医学发展进步等科学利益，以及研究参与者的个人利益。国际上许多准则和我国相关法规和准则都将受试者的个人利益置于首要地位，优先于对其他利益的考虑。因此，在整个药物临床试验过程中均应该严格执行这一最基本的原则。

（二）知情同意原则

"知情同意"是为了尊重受试者的人格权而设立的。伦理委员会与知情同意书是保障受试者权益的主要措施。知情同意是一切涉及人体研究活动和行为的伦理学基础，目的是确保受试者和患者能够在无任何外界压力下了解整个试验过程，真正愿意同医师配合。具体体现在：申办方、研究人员需将有关试验的目的、方法、预期好处、潜在危险等如实告知受试者或其亲属，并征得受试者同意，签订参加试验的知情同意书。需要强调的是，受试者有权在试验的任何阶段不需要任何理由退出研究。对中途退出研究的受试者应该一如既往地给予关心和治疗，不应歧视他们。

确定受试者知情同意的依据就是"知情同意书"。只要受试者签订了知情同意书，对于研究者和伦理委员会即认为研究者已经履行了告知义务。由于研究者与受试者在药物临床试验环节上信息不对称，在前期药物背景和药物有效性及安全性，以及试验目的、相应的风险等信息的获取上，受试者处于绝对弱势，因此知情同意是一个交流和教育的过程，而不是单纯的签字仪式；研究者应采用受试者或其合法代表能理解的语言和文字，说明有关试验的详细情况，使受试者充分理解后作出决定。

知情同意又是一个连续的过程。当受试者确定参加试验后，研究者还要继续向受试者提供更多的相关信息；如非预期风险或严重不良反应，应及时告知受试者，重新获取知情同意；长期研究项目，即使该研究没有变化，也要按事先确定的时间间隔重新获取知情同意。

（三）有利无伤原则

有利无伤原则是医学伦理学的另一基本原则，是指解除或减轻受试者的痛苦，治愈疾病或缓解症状，同时在经济上减少开支，尽可能避免受试者的损害与残疾甚至死亡的发生。因此，试验方案制订时应该收集详细的资料，充分考虑方案对受试者的安全性；同时应建立不良事件的监测系统,避免未知的不良反应发生和长时间接受疗效较差的治疗;另外还应针对可能的风险制订医疗对策,允许研究者根据自己的判断终止该病例的临床试验或改用其他治疗方法。

（四）弱势群体保护原则

弱势群体是指那些(相对或绝对)没有能力维护自身利益的人群。常见的有儿童、智力或行为障碍者、孕妇、哺乳期妇女;另外,群体经济水平处于低下水平者或处于从属地位者,也属于弱势群体范围。当涉及弱势人群为受试者时,常可能出现受试者负担和利益分配不公平的问题。一般而言,临床研究应从弱势程度较小的人群开始,再涉及弱势程度较大的人群,如遇到某些特殊例外情况时,则应确保弱势群体入组研究的伦理合理性。

邀请弱势群体受试者参加临床研究,需要特殊的理由证明纳入这些弱势群体是正当的,并且切实履行保护他们权利和健康的措施。药物临床试验研究一般可以参照以下情况纳入弱势群体的受试者:①研究是否针对该弱势群体所特有的疾病;②若针对弱势群体以外的受试者(例如老年人),则研究不能进行(或者没有代表性);③对弱势群体受试者不提供直接受益可能,研究风险一般不得大于最小风险;④注意当弱势群体受试者不能给予充分知情同意时,要获得其法定代理人的知情同意。

（五）合理应用双盲法和安慰剂的原则

临床试验只有产生科学、可靠的结果时才具有伦理合理性。在严格的临床试验设计过程中,客观地反映药物或治疗方法的效果,应遵循两个极为重要的原则,即双盲法和安慰剂的使用。双盲法的目的是通过不告知受试者和观察者所用的处理方法,消除患者主观感知和心理作用对试验结果的影响,避免观察者对受试者的暗示以及对结果分析的偏倚,从而得到可靠、科学的结论。

关于药物临床试验中使用安慰剂对照研究一直存在伦理学方面的争议。一般认为,在危重患者和病情发展变化较快的患者中使用安慰剂是存在伦理学问题的。安慰剂的使用主要适合以下情况:①所研究的疾病目前尚无特效治疗,安慰剂使用不会增加严重风险;②有明显自愈趋势;③个体疗效差异较大,短时间不治疗对预后无明显影响;④精神因素占很大比重,疗效评价指标受精神因素影响较大;⑤在标准治疗基础上,增加安慰剂对照研究。

（六）独立的伦理审评原则

《赫尔辛基宣言》及其他国际与国内法定文件要求在研究开始以前进行伦理审查,并且对已批准的研究进行定期跟踪审查。伦理委员会的决定必须独立于申办方、研究者,并避免任何不适当的影响。

严格而科学的伦理审查是保障知情同意原则和有利无伤原则、弱势群体利益得以确实保护、双盲法和安慰剂得以合理使用的关键,是受试者权利得到尊重和保护的最重要环节。我国GCP就新药临床试验受试者的相关伦理保护职责由机构的独立伦理委员会负责审查,其中包括对企业新药临床试验方案进行科学性评估,对临床申请作出批准,以及试验中受试者权利的保护,最终作出对申请综合评价的决定。这里应该特别强调伦理委员会应具备独立的伦理审评能力,能够真正对试验方案、研究者资格、能力以及知情同意及知情同意内容、方式、方法,通过审阅、批准或提出建议的方式,确认临床试验所涉及的人类受试者的权益、安全性和健康受到保护,同时对此保护提供公众保证。伦理委员会对药物临床试验进行审查监督可以行使如下权力:一是批准或不批准一项药物临床试验;二是对批准的临床研究进行跟踪审查;三是终止或暂停已经批准的临床研究。另外建立相关的保障制度也是十分必要的,如:受试者知情同意制度、临床试验强制责任保险制度、违法责任及救济制度等。

二、伦理委员会的组建和运作

(一) 伦理委员会的组成

伦理委员会(Ethics Committee, EC),在美国又称为机构审查委员会(Institutional Review Board, IRB),是由医学专业人员、法律专业人员及非医务人员组成的独立组织。其职责为审查临床试验方案是否符合伦理道德,并为之提供公众保障,确保受试者的安全、健康和权益受到保护。伦理委员会的组成与运行的四项基本原则包括:独立、有效、多元(成员为多学科、多部门)与透明。伦理委员会不受临床试验组织和实施者的干扰或影响。为此,伦理委员会有时被称为独立的伦理委员会(Independent Ethics Committee, IEC),在国外,伦理委员会往往由社区卫生组织、社会福利机构或大学组成。我国要求每一个药物临床试验机构必须设立伦理委员会。2010年我国的《药物临床试验伦理审查工作指导原则》对药物临床试验的伦理审查有了明确的工作规范。伦理委员会至少由5人组成,包括医学专业和非医学专业人员,不同性别,有非临床研究单位的人员,包括伦理或法律专业的人员参加。伦理委员会应建立培训机制,对委员进行GCP等相关法律法规、伦理指南、生物医学研究伦理审查技术以及伦理委员会标准操作规程的培训,并为委员提供定期的继续教育和知识更新服务,伦理委员会还可以聘请独立顾问或委任常任独立顾问。

(二) 伦理委员会的职责

伦理委员会的职责为审查监督临床试验方案及其附件是否合乎伦理道德和具有科学性,并为之提供公众保证,确保本机构所承担实施的所有药物受试者的安全、健康和权益受到保护。伦理委员会有责任和权力负责对临床试验项目进行审查监督,并且在审查监督中可以作出以下决定:①批准或不批准一项药物临床试验;②对批准的临床研究进行跟踪审查;③终止或暂停已经批准的临床研究。要注意科学审查和伦理审查的不可分割性,不科学的研究其本身就是不道德的;同时还应该依据我国《药物临床试验质量管理规范》、世界医学大会的《赫尔辛基宣言》等相应法规和指南进行伦理的评价与审查。

伦理委员会应制定完整的操作规程,包括伦理委员会的建立、送审方案的管理与初始审查、加快审查与免除审查、跟踪审查、不良事件的监督与审查、研究项目实施的监督、会议议程的准备与审查意见的传达、伦理委员会文件的保存与归档,以及对伦理委员会工作的评估等方面的详细操作规定。

（三）受理申请

项目申办方和主要研究者提交伦理审查申请时,应该同时提供以下相关资料:①伦理审查申请表;②国家药品监督管理局颁发的新药临床试验批准件;③申办方资质证明;④试验药物的质量检测报告;⑤研究人员的资质;⑥申请项目的前期研究资料摘要,包括综述资料、药学、药理学、毒理学研究资料,该项目近期的临床经验总结,以及对照品质量标准和临床研究文献资料;⑦试验方案摘要及方案、受试者知情同意书、病例报告表、招募广告与保险等;⑧研究者手册;⑨受试者日记卡和其他问卷表;⑩所有以前其他伦理委员会或管理机构对申请研究项目的审查意见。提供伦理的申请资料均应为中文文本。

（四）伦理委员会审查

1. 伦理审查三项基本原则　①尊重受试者的自主权、知情同意、保密和隐私。②有利无伤,使受试者风险最小化,受试者和全社会利益最大化。③公正,社会群体应该分摊试验带来的负担,公正分配卫生资源。

2. 审查任务　伦理委员会的主要任务是审查研究方案及其设计依据,应特别注意签署知情同意书的过程、文件、研究方案的适宜性和可行性。考虑临床前研究的审查以及现行法律和法规的要求。受试者的权益、安全和健康必须高于对科学和社会利益的考虑。审查应考虑以下几点:①研究者的资格;②临床试验方案的设计和实施;③招募受试者;④受试者的医疗和保护;⑤受试者隐私的保护;⑥知情同意书及知情同意的过程;⑦弱势群体受试者的风险等级;⑧受试者的选择和治疗的公平性,如安慰剂等;⑨选择社区所考虑的因素。伦理委员会应建立审查程序和要素的标准操作规程,只有当申请材料齐全,法定到会人数符合规定人数,并且就审查要点进行充分讨论和审查,伦理委员会才能够作出决定,决定通常是以投票方式作出。审查决定可以是:同意;作必要的修正后同意;不同意;终止或暂停已批准的试验。通常伦理审查同意的决定是以法定到会委员投票一致同意而作出,特殊情况下也可以根据同意票超过法定到会人数的半数以上;而作必要的修正后同意的决定,应提出修改的明确建议,以及对申请重新审查程序的详细说明。如果是不同意的决定,应明确陈述理由。

3. 加快审查　加快审查主要依据以下情况:为方案的非实质性修改,且不影响研究的受益/风险比;方案实施时发生严重不良事件且事件的类型、程度与发生率均在预期的范围内等情况,可以提交加快审查。

4. 跟踪审查　伦理委员会对所有批准的研究项目的进展均应进行跟踪审查,即从作出决定开始直到研究终止。跟踪审查的形式包括:现场督察;听取项目研究进展报告;伦理重新审查的相关内容包括:对方案的任何修改;与研究实施和研究药物有关的严重的和意外的不良事件,以及研究者、申办方和管理机构所采取的措施;可能影响研究受益/风险比的任何事件或新信息。

（五）文件和档案

伦理委员会的文件和档案应该包括以下几部分:①工作制度、操作规程、审查程序、工作人员职责;②伦理委员会委员任命书、委员声明、保密承诺、委员的履历、独立顾问聘请书、委员的培训计划、培训资料;③伦理委员会全部收入和开支的记录,包括委员和秘书的津贴;④申办方和研究者提交的伦理审查申请表以及所有申请材料的副本;⑤伦理委员会审查受理通知书、会议日程、伦理委员会会议签到表、投票单、会议记录、审查批件的副本、伦理审查申请人责任声明;⑥委员与申办方或有关人员就申请、决定和跟踪审查问题的往来信件;⑦跟踪审查期间收到的所有书面材料;⑧研究暂停或提前终止的通知;⑨研究的最后总结或报告伦理委员会年度工作总结。文件和档案的管理应该由秘书负责文档存取,办理借阅和返还手续。项目文档保存至少到研究结束后 5 年。

(六)伦理委员会的评估

有关伦理委员会的运作管理和评估,一些国家和地区正在探索与制定评价伦理审查委员会运作和质量的方法。特别是一些国家根据伦理审查委员会的章程、标准操作规程和工作,正在筹备建立伦理委员会认证体系。美国医学与研究公共责任组织、美国医学院协会、美国大学联合会、国际实验生物学协会、社会科学协会联盟五家组织共同合力,成功打造了美国机构伦理审查委员会(IRB)认证体系,对推动 IRB 高质量、高水准的伦理审查起到了重要作用。

三、精神疾病药物临床试验伦理的特殊性

(一)精神疾病药物临床试验的特殊性

同其他药物临床试验相比,精神疾病药物临床试验有其特殊性。一方面是受试者群体的特殊性。精神疾病药物临床试验受试者大多是精神疾病患者,由于某些严重精神病在发病时存在感知觉、思维、情感、行为、意志活动及自知力方面的障碍,致使他们的思维和情感难以准确表达,即丧失了部分或完全行为能力;另一方面是精神疾病药物的特殊性。精神类药品种类多,加之其用药情况复杂,有些疾病的患者需要长期服用药物,即使是质量合格、用量正常的上市药品仍有可能引起不良反应,因此,在精神疾病药物的试验阶段,如不能全面、仔细地进行观察,会埋下较大的安全隐患。正是由于受试者群体和精神疾病药物的特殊性,致使精神疾病受试者的权益容易受到侵害。

(二)精神疾病药物临床试验受试者权益保护

1. 研究方案伦理审查 研究者与伦理审查委员会成员需在精神疾病药物临床试验开始前,对研究方案的严谨性、科学性及可行性进行伦理审查。在精神疾病药物临床试验受试者的选择方面,试验应该根据实际需要,以年龄、性别、病情等为标准进行随机选择,不能根据患者的经济能力进行有差别的歧视性挑选。

2. 知情同意 对于精神疾病受试者,其知情同意通常由其直系亲属代为行使,没有以上监护人的,可由精神疾病受试者所在单位或者居住地的居民委员会、村民委员会或民政部门代为行使知情同意权。对于轻、中度具有部分民事行为能力的精神疾病受试者,需通过研究者向受试者或监护人告知与试验研究有关的信息,然后获得其自愿确认和书面

同意,可以采用受试者与监护人都签字的知情同意书。对于重度行为异常、严重精神障碍,丧失了全部民事行为能力的精神疾病受试者,知情同意权交由监护人代为行使。对未成年精神疾病受试者进行药物临床试验前,知情同意书需要监护人签署(双亲签署,单亲家庭主要监护人签署)。

3. 精神疾病受试者的隐私保护　在精神疾病药物临床试验中,由于精神疾病受试者存在思维障碍,致使其隐私权常常遭到侵害。在搜集整理受试者有关的临床资料,如姓名、有关病史、受试者家族史、生活习惯等时应该征得受试者或其监护人同意。对于一些敏感信息的阐释和利用,研究者必须首先取得受试者本人或其监护人的充分知情并同意。此外,对于受试方不愿公开的信息需进行保密。

(三) 精神疾病药物临床试验受试者权益保障的伦理原则

在精神疾病药物临床试验中,精神疾病药物临床试验受试者权益保护的伦理问题应该以保护受试者利益为出发点,以伦理原则为指导。

1. 尊重原则　在精神疾病药物临床试验中,尊重原则主要表现为充分肯定和保护精神疾病药物临床试验受试者的生命健康权;试验参与或退出的自由选择;对于一些敏感性信息的阐释和利用,研究者必须首先取得受试者本人或其监护人的充分知情并同意。此外,对于受试方不愿公开的信息需进行保密。

2. 公正原则　首先,在精神疾病药物临床试验受试者的选择方面,试验应该根据实际需要,以年龄、性别、病情等为标准进行随机选择,不能根据精神疾病受试者的经济能力进行有差别的歧视性挑选;其次,在试验实施过程中,其程序和成果回报的分配也要体现公正的原则。

3. 不伤害原则　由于精神疾病受试者的特殊性,在他们作为受试者的精神疾病药物临床试验中,更需要注意安全保障,以免使患者受到不应有的伤害,让试验失去伦理支持。首先,要加强试验的严谨性,减少试验造成的伤害;其次,试验过程中一旦出现非预知的意外或风险,应该立即进行医学评估,再次征求受试方的知情同意,并及时报告机构伦理委员会审查,必要时将停止该项研究。总之,要把精神疾病受试者的权益放在科学性目的之上。

4. 强化严重不良事件的预防和处理意识原则　研究者在药物临床试验过程中应对受试者的生命与健康利益具有高度责任心,在具体的药物临床试验过程中,研究者对每一位受试者、每一个试验环节、每一个阶段的试验行为所具有的危险性加以注意,并且对可能发生的严重不良事件应有一定预见和防范措施。在临床试验过程中如发生严重不良事件,研究者应立即对受试者采取适当的治疗措施,同时报告药品监督管理部门、卫生行政部门、申办方和伦理委员会。对于一些具有较高风险的试验,即使受试者签署了知情同意书,研究者也要积极重视观察受试者的变化,当研究者通过检查、分析认为,受试者的健康状况不适宜进行或不适宜继续进行这些高风险的药物临床试验时,就应当给予适时干预,必要时必须停止或中断药物临床试验的实施,以保护受试者的切身利益。

四、《药物临床试验伦理审查工作指导原则》

为了加强对伦理委员会药物临床试验伦理审查工作的指导,规范伦理委员会的药物临床试验伦理审查工作,切实保护受试者的安全和权益。国家食品药品监督管理局于2010年组织制定了《药物临床试验伦理审查工作指导原则》(以下简称《指导原则》),旨在促进国内药物临床试验伦理审查能力的提高,充分发挥伦理委员会在保护受试者安全和权益中的作用,进一步规范药物临床试验的研究行为。

(一)制定背景和必要性

药物临床试验应遵循两大基本原则——研究的科学性和伦理的合理性。伦理委员会审查是保护受试者的安全与权益、保证药物临床试验伦理合理性的重要措施之一,在药物临床研究中发挥着重要作用。针对涉及人体的生物医学研究和临床试验,世界各国发布了伦理指南与法规性文件。美国专门针对生物医学研究受试者保护颁布了联邦法规文件,其中有章节详细阐述伦理委员会审查,并在美国健康与人类事业部专门成立了人体受试者保护办公室。欧洲2005年新颁布的临床研究指令相对以往法规,重要的变更之一是临床研究需要同时获得药政管理部门和伦理委员会的批准方可进行研究;新加坡于1997年出台了涉及人体受试者研究的伦理指南。

2003年,SFDA颁布的《药物临床试验质量管理规范》(GCP)赋予伦理委员会对药物临床试验申请进行伦理审查及批准的重要职能。此后,国内各医疗机构及医科大学纷纷成立了伦理委员会,并对药物临床试验进行伦理审查。但伦理委员会的操作规程、临床试验主要伦理问题的审查要点方面还没有颁布相应的指南性文件。就整体情况来看,伦理委员会审查水平参差不齐,作用发挥有限,甚至流于形式,伦理委员会的审查工作与国际规范相比较还有很大差距。

此外,随着药物临床试验的国际化和产业化进程,在中国开展的国际多中心药物临床试验越来越多,为保护我国受试者的权益和安全,伦理委员会的审查工作需要与国际规范接轨。因此,SFDA组织制定了《药物临床试验伦理审查工作指导原则》,旨在促进伦理委员会伦理审查能力的提高,规范伦理审查工作。

(二)起草过程

SFDA于2009年初组织相关专家起草了《药物临床试验伦理审查工作指导原则》(讨论稿)。经过三次专题研讨修改,形成《药物临床试验伦理审查工作指导原则》征求意见稿(第一版),并于2009年6—7月向认证管理中心、药品审评中心和评价中心等相关部门征求意见,初步收集汇总反馈意见后,进一步修改。2009年8月5日,征求意见稿(第二版)在SFDA网站公布,向社会公开征求意见。2009年10月前SFDA收到来自各省药品监督管理部门、药物临床试验机构、申办方企业包括合同研究组织(contract research organization,CRO)和个人反馈意见与建议300余条。通过汇总整理和再次修订,完成征求意见稿(第三版)。2010年3月,SFDA召集专家和监管部门代表对几个有争议的问题进行研究讨论,达成一致意见。2010年7月,SFDA就《药物临床试验伦理审查工作指导原则》向卫生部征求意见并根据反馈意见进行修改,形成《药物临床试验伦理审查工作指导原则》终稿。

（三）主要内容与说明

《药物临床试验伦理审查工作指导原则》是在我国GCP的基础上,参考了国际上的有关规定制定的,重点是对伦理审查中的关键环节提出了明确的要求和规定,主要明确了伦理委员会伦理审查的目的,组织管理的要求和条件,伦理审查的程序、方式、内容要点和要求,跟踪审查的形式和要求,以及文件档案的管理要求。《药物临床试验伦理审查工作指导原则》共9章52条,分为总则、伦理委员会的组织与管理、伦理委员会的职责要求、伦理审查的申请与受理、伦理委员会的伦理审查、伦理审查的决定与送达、伦理审查后的跟踪审查、伦理委员会审查文件的管理、附则。

（赵靖平　李乐华）

第二章

精神疾病药物的临床试验设计方法

第一节　药物临床试验的设计原则

一、概述

随机对照试验(randomized controlled trial,RCT)是一种对医疗卫生服务中某治疗方法或药物的疗效与安全性进行检验评价的手段,是在人群中进行前瞻性的、用于评估医学干预措施效果的试验性对照比较研究。它把研究对象随机分配到不同的比较组,每组施加不同的干预措施,通过适当时间的随访观察,估计比较组间重要临床结局发生频率的差别,以定量估计不同疗法或疗效的差别。除对照和随机分组外,随机对照试验通常还会采用分组隐匿、安慰剂、盲法、提高依从性和随访率、使用维持原随机分组分析等降低偏倚的措施。

RCT已被国际上公认为临床防治性研究方法的"金标准",主要有两种设计形式:解释性随机对照试验(explanatory randomized controlled trial)和实用性随机对照试验(pragmatic randomized controlled trial)。解释性随机对照试验广泛应用于药物研究,发挥了重要的作用,但是解决临床复杂干预的研究尚有缺陷;而实用性随机对照试验却满足这种循证需求,弥补了单纯解释性随机对照试验设计的不足。

公认的第一个RCT研究是1948年英国医学会进行的链霉素治疗肺结核的试验。其主要目的是确定链霉素治疗肺结核的效果。该试验对107例急性进展型双侧肺结核新发病例进行了研究。符合入选标准的患者,55人被随机分入治疗组,52人分入对照组。治疗组患者接受链霉素治疗和卧床休息,对照组只卧床休息。试验开始前,治疗组患者不知道将接受特殊治疗,对照组病例也不知道他们在住院期间将会是一个特殊研究的对照组患者,通常他们和治疗组病例不住同一个病房。治疗组病例每天接受一日4次、每隔6小时一次共计2g的链霉素注射治疗,未发现由于毒副作用需要终止治疗的病例。

结果发现,6个月后,7%的治疗组病例和27%的对照组病例死亡。影像学显示51%

的治疗组病例和8%的对照组病例病情有明显改善。18%的治疗组病例和25%的对照组病例略有改善。治疗组病例临床症状的改善也比对照组病例明显。8例治疗组病例和2例对照组病例结核杆菌试验结果呈阴性。由此可得出链霉素治疗肺结核有效。

该试验首次将数理统计理论应用于临床医学的科研设计之中,评价了链霉素治疗肺结核的疗效。随着循证医学越来越强调一切医学实践活动都必须基于现有的最好证据,RCT也成为评价干预效果最科学的研究方法。图2-1是RCT的基本框架。临床RCT一般要遵循随机化、对照、盲法的三大原则,下面逐一介绍。

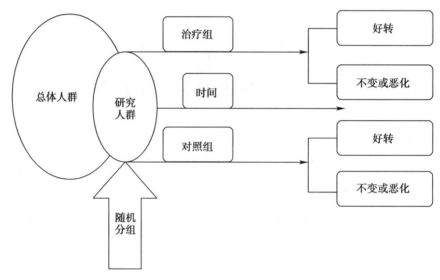

图 2-1　RCT 的基本框架

二、随机化

影响转归的因素在组间有可比性是准确估计和比较干预效果大小的前提。要获得组间的可比性,分组的程序必须与任何已知和未知的可能影响患者转归的因素无关,这种分组方式就是常说的随机化(randomization)分组。随机化是获得组间可比性最可靠的方法,是随机对照试验重要的科学基础之一。随机化包括两个层面的内容:一是从人群中选取所需要的目标,也即随机抽样;一是对所有选取的目标分组,即随机分组。无论是随机抽样还是随机分组,都是以保证受试者有相同的机会进入不同的研究组为目标的。

临床试验中,采用随机化方法分配受试者接受不同的处理措施,使每位受试者均有同等机会接受任何一种处理措施,而且一个受试者的分配不会影响其他受试者的分配,即所谓随机化分配。随机化方法是基于随机事件(random event)的随机性(randomness)而使用的。随机性是偶然性的一种形式,是指具有某一概率的事件集合中的各个事件表现出来的不确定性。具有不确定性的这类现象,称为随机现象。

有很多方法可以达到随机分组的目标,随机性通过随机序列来实现,而随机序列可由随机数发生器(randomizer generator)产生。20 世纪初期,统计学家用纸牌、机械转盘等人工方法产生了大量的随机数字,这些简单方法都可以在一定程度上得到随机的样本,但是往往在临床研究中经常会有误解和误用。如,按照出生日期(奇偶年份)、医院病案记录数字或受试者参与试验的时间(单双日),交替将患者分配到不同研究组的方法,它们经常被用作随机分组的方法,但是都无法使得受试者有相同的机会进入不同的研究组。因此,这些方法不是严格意义上的随机分组,属于假随机分组(pseudo-randomization)或类随机分组(quasi-randomization)。随着数理统计学研究的深入,用人工方法产生的随机数字已经不能满足需要。20 世纪中叶以后,电子计算机技术的高速发展,为随机数字的产生提供了另一个源泉。人们利用预编程序或算法在电子计算机上产生了在统计意义上具有“随机性”的数值系列。这些数值系列由于是完全确定的、具有周期性的,不同于真正均匀分布的随机数,故被称伪随机数。20 世纪 40 年代中期,John von Neumann 提出用蒙特卡罗法(Monte Carlo method)产生伪随机数。随机对照试验中,为了便于控制和检查,常用随机数字表进行随机化。随着试验规模的加大,随机数字表的操作显得烦琐和不便,因而计算机产生的伪随机数代替随机数字表被广泛用于临床试验的随机化。例如,用统计分析软件 SAS 的伪随机函数或 PROCPLAN 程序进行随机化分配。

1. 随机化分配　可分为简单随机化、区组随机化和分层随机化。此外,尚有中央随机化、动态分配、Zelen 随机化等方法。

(1)简单随机化:为基本的随机化方法,操作简便,但例数较少时易出现各组例数不平衡的情况。

(2)区组随机化:即随机化区组设计(randomized block design),是指先按一定规则将试验单元划分为若干同质组,称为“区组”(block),然后再将各种处理随机地指派给各个区组的一种设计。可以改善简单随机化的组间不平衡倾向。实际操作时,区组的长度(block lengths)应恰当,以防止不平衡和区组内最后序列的可预测性。较好的方法是对研究者隐藏区组长度,设定多个区组长度且进行随机选择。采用序列可变的区组随机化(permuted blocks randomization),可明显保证随机化结果的隐匿性(allocation conceal-ment)。

(3)分层随机化:是指按研究对象特征,即可能产生混杂作用的某些因素(如年龄、性别、种族、文化程度、居住条件等)先进行分层,然后在每层内随机地把研究对象分配到甲(实验组)和乙(对照组)。当需考虑在基线(观察零时点)测得的重要预后因素(如疾病严重程度、性别或年龄)的影响时,可以采用先分层再在层内用简单随机化或区组随机化的方法进行分配,这可使层内分配达到均衡,此即分层随机化。在多中心临床试验中,中心应作为分层因素考虑。在样本含量较大(例如 200 以上)时,简单随机化常可保证组间的平衡,一般不需要进行分层随机化;样本太小,分层过多,则难以实施。通常受试对象在100~200 例,有 2~3 个分层因素,每个因素仅有 2 个水平时,应用分层随机化较恰当。当分层因素较多时,可用一个综合了多个分层因素的概括性预后指标作为单个分层因素去实现各因素间的平衡。事先分层时,这些分层因素必须在随机化前完全知道,而且这些因素对预后的影响作用应较为明确。如果用于分层的因素没有明确定义或涉及主观判断的话,误分层的机会将会增大,可能导致将受试者分在错误的层中。

(4)中央随机化:严格来说不归属于随机化方法分类中的一种,它只是在随机化操作上的不同而已。多中心临床试验中,各个分中心的随机化分配和药物配给集中由一个独立的机构或组织来安排和实施,这种随机化分配称中央随机化(central randomization)。各个分中心与此机构通常需通过电话或计算机网络进行联系或操作。中央随机化可以采用严格程序来确认入选病例,从而保证入组病例不会被错误分层。进行中央随机化时,可以选择不同的方法诸如区组随机化、分层随机化或进行动态分配(dynamic allocation)等。

(5)动态分配:是结合中央随机化和分层随机化的一种随机化方法,也称动态中央随机化(dynamic central randomization)。在这种随机化中,受试者接受何种处理取决于当前各组的平衡情况,当采取分层随机化时,则取决于受试者所在层内的各组平衡情况,因而各组的各种预后因素易于达到平衡。动态分配常通过电话或网络来实现。由于动态分配随时可对试验进度或脱落情况作出反应,可以节省试验药物和经费,特别适合在大型的昂贵药物的临床试验中应用。

(6)Zelen 随机化:1979 年,Zelen 对临床试验的随机化分配提出新的设计,受试者随机地分配到两组:A 组和 B 组。若 A 组的受试者接受对照的标准治疗,B 组的受试者则根据其是否接受试验治疗而决定去留,不愿意接受试验治疗者令其接受 A 组的标准治疗。上述这种设计因为只询问 B 组的意愿,也称单组意愿设计(single-consent design)。此外,还有双组意愿设计(double-consent design),即随机分配到两组的受试者均询问其治疗意愿,同意接受该组预定措施的则给予预定措施治疗,否则改用另一组的措施。这种随机化方法存在较多弊端,诸如志愿者偏倚等,且难以实现随机化结果的隐匿性。

2. 随机化分配操作　无论是手工操作,还是用计算机系统进行随机化分配,通常需先拟订随机化分配的计划。该计划由独立于临床研究者的人员或组织来制订和执行,而且随机化的细节不应写入临床试验方案中,以确保临床试验随机化结果的隐藏和双盲的实施。随机化分配操作一般遵循以下的步骤:

(1)选择随机化方法:根据设计需要选择简单随机化、区组随机化或分层随机化等。

(2)确定随机数发生器:通常是随机数字表或计算机预编程序(如 SAS 软件的 PROC PLAN 程序)。

(3)确认随机化分配的总例数、分组组数及其比例、分层因素个数及其水平。

(4)区组规定:长度,是否可变或随机选择。

(5)分组规定:各组对应的随机数字的规定。

(6)抽取或产生随机数字:用计算机预编程序时此步可自动进行。

(7)随机分配结果:按照分组规定将受试者按顺序逐个与随机序列关联并记录此关联结果。计算机预编程序时可自动进行并记录此结果。

(8)制作随机分配卡:将上述随机化结果制成卡片,或由计算机程序将结果输出成卡片,此卡片供临床研究者使用。

（9）随机分配结果的隐藏:能使随机化结果的产生与临床研究者的执行保持独立,常采用不透光信封将分配结果密封。在非盲法或单盲试验中,随机化结果在被执行前临床研究者不应知道;而双盲试验中,临床研究者在试验整个过程均不知道随机化结果和药物编码,此时为保证受试者安全,应制作紧急破盲信封或有其他措施满足紧急状态下任何一个受试者破盲的需要。

三、对照

随机对照试验中的对照有两层含义:一是指施加于不同比较群组的干预措施间的对比或比较;二是为此目的而形成的可比的比较群组,即对照组。具有可比性的对照组是比较的基础,是所有临床试验都必须遵循的科学原则,而不同组干预措施的对比则完全取决于具体的研究目的,因研究目的的不同而不同。

临床试验应选择合理的对照。对照有下列类型:安慰剂对照、阳性对照、自身对照、试验药物剂量间对照、无治疗对照、历史对照等。对照的选择应依据试验目的而定,在伦理学风险可控的情况下,还应符合科学性的要求。一般建议采用安慰剂对照,其优点是可以克服研究者、受试者、参与评价疗效和安全性的工作人员等由于心理因素所形成的偏倚,控制安慰作用,尽可能可靠地证明受试药物的疗效。其他对照的选择根据研究目的而定。历史(外部)对照通过论证后,在极个别情况下也可以采用,但应特别注意推论错误有可能增大的风险。

阳性对照药物要谨慎选择,一个合适的阳性对照药物应当是:①公认的、广泛使用的;②有良好循证医学证据的;③有效性预期可重现的。试验设计中还应充分考虑相关的临床研究进展。

解释性试验常常使用安慰剂对照,其目的是研究药物的特异性疗效。实用性试验的目的是比较一项新的治疗和当前公认的治疗,用于帮助临床医师做出治疗决策,医师决策时并不关心这项干预是否只比安慰剂有效,所以实用性研究很少应用安慰剂,往往采用当前公认的最好的常规治疗作对照,或者是一种特殊的治疗与没有治疗的空白对照比较。

影响疾病转归的一个重要因素是疾病发生、发展和转归的自然趋势,又称自然病史,它与致病因素、患者个体状况以及周围环境等有密切关系,有相当一部分患者在与疾病的斗争中会自然好转和痊愈。例如急性丙型肝炎患者中约30%病情会自发好转,80%的急性腰痛患者在3个月内症状会明显减轻。再以感冒为例,即使没有任何治疗,大部分患者在2周左右会痊愈,如果某新药能使90%的感冒患者在2周内痊愈,并不能说明此药在缩短病程上具有任何价值。

临床工作中的很多干预措施对病情都有一种非特异的安慰作用,安慰作用的产生与很多因素有关,如患者和医师对治疗的信心与期望、医师在治疗过程中的态度、治疗环境、疾病特征等。安慰作用一般来说主要有改善病情的良性作用,但在某些情况下,如患者对治疗持怀疑和悲观态度时,也会对疾病预后产生不良影响。安慰作用与治疗的实质无关,为无特异治疗作用的"假"治疗或安慰治疗,如,由淀粉制作的在形状、颜色甚至味道等方面都与真实药片相同的安慰剂,会产生与真实治疗同样大小的安慰作用。安慰作用的大小因情况不同变化很大,有时其作用的显著程度令人吃惊。例如,在接受假的磨牙治疗后,64%的面肌功能失调性患者疼痛会完全或几乎完全缓解;腰背痛患者在接受假的电刺激仪治疗后,疼痛程度、频率以及功能评分均可改善20%~40%。

由此可见,治疗的特异作用、非特异安慰作用、疾病自然转归作用以及回归中位作用交织在一起,共同影响疾病的转归。在一组受治患者中,无法将这些因素的作用彼此区分开。为了确定治疗特异作用的存在和大小,只有通过对照的方法,设立相对于治疗组的无治疗对照组,使两组非特异作用大小相当,相互抵消,则组间临床结局之差将真实反映治疗特异作用的大小(图2-2)。对照是准确测量治疗作用的基础。

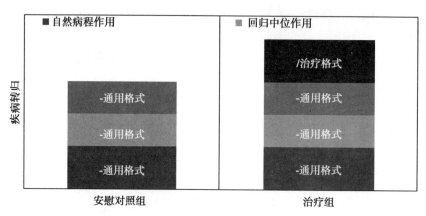

图2-2　治疗组和安慰对照组的差别反映治疗特导作用的大小

加载(add on)设计,是在基础治疗药物时加用试验药物(新药)的一种设计,证明联合用药(试验药与基础治疗药物合用)的安全有效性。例如在躁狂性发作中,抗精神病药通常与"情绪稳定剂"联合治使用,新药的临床疗效和安全性也可以在叠加治疗的临床情况下进行研究。对双相障碍双相发作(躁狂发作和抑郁发作)可以采用加载设计,在6~12周的时间内比较新的化合物、适当增加的化合物以及二者合用或者先以一种药物开始治疗,然后再加用另一种药物,证明联合用药(试验药与基础治疗药物合用)对双相障碍单相发作(躁狂发作或抑郁发作)是否具有治疗作用。对精神分裂症的阴性症状或认知症状的药物治疗试验也可以采用加载设计。

四、盲法

随机分组只保证了研究开始时组间的可比性,研究过程中可能会发生一些事件,如退出、失访和组间治疗替换等,这些事件的发生往往不是随机的,可能与治疗的组别有关,从而会破坏组间的可比性,当这些事件同时又与临床结局相关时,偏倚便会产生。为避免这种不可预见的偏倚,药物临床试验中经常需要使用盲法。

盲法(blinding)是一种蒙蔽治疗分组的措施,就是在治疗和追踪随访期间,保密每一个研究对象的治疗分组,使参与研究的人员(包括研究对象、医师、资料收集人员和统计分析人员)不知道受试者的分组情况。盲法会在一定程度上帮助降低这些事件在组间发生的不均衡性,从而维持组间可比,一般分为单盲、双盲、三盲。

1. 单盲(single blind) 只有研究者了解分组情况,研究对象不知道自己是试验组还是对照组。优点是研究者可以更好地观察了解研究对象,在必要时可以及时恰当地处理研究对象可能发生的意外问题,使研究对象的安全得到保障;缺点是避免不了研究者方面带来的主观偏倚,易造成试验组和对照组的处理不均衡。

2. 双盲(double blind) 研究对象和研究者都不了解试验分组情况,而是由研究设计者来安排和控制全部试验。其优点是可以避免研究对象和研究者的主观因素所带来的偏倚;缺点是方法复杂,较难实行,且一旦出现意外,较难及时处理。因此,在试验设计阶段就应慎重考虑该方法是否可行。

3. 三盲(triple blind) 不但研究者和研究对象不了解分组情况,而且负责资料收集和分析的人员也不了解分组情况,从而较好地避免了偏倚。其优、缺点基本上同双盲,从理论上讲该法更合理,但实际实施起来很困难。

选择盲法还应注意使用时要考虑以下几方面:①应尽可能"蒙蔽"所有参与研究的人员;②与无治疗比较时,需使用安慰剂对照;③比较两种不同药物时也应该使用盲法;④即使是不完美的盲法,也应尽可能使用;⑤有时盲法是不可行的,如比较外科手术和药物治疗。

第二节 精神疾病药物临床试验设计的有效性和安全性评价

一、精神疾病药物的有效性评价

(一)急性期精神疾病药物临床试验设计

探索性和确证性试验一般采用双盲、平行、随机对照试验。试验方案应提供阳性对照药的选择依据,通常选择临床药理学特性与试验药物相似的阳性对照药。如果试验药物属于某药理学特性分类中的首个新产品,则适合的阳性对照药可以是目标适应证已获批的上市药品。如果没有被批准用于所选目标人群的药品,则选择临床治疗指南中"金标准"药物作为对照组。如有原研药品,建议作为首选对照药。

如果研究目的是证明试验药物与阳性对照药相比的非劣效性,则建议采用安慰剂、试验药物和阳性对照药三组设计(三臂试验)。为保证试验的灵敏度,应证明与安慰剂的优越性。在三臂试验中,安慰剂可以作为内部质量控制的标准,保证研究结果的可靠性。

另外,如果能证明试验药物优于一种已被充分认证的阳性对照药,则可以采用试验药物与阳性对照药比较的两组试验设计。

精神疾病缺乏利用生物学与实验室的指标来评估疗效,对疗效评估主要依靠对疾病总体变化与症状的变化。所以,急性期临床试验的有效性指标主要是依据国际通用的各种精神疾病的症状评定量表总分(疾病的改善)与症状因子分(特殊症状的改善)的变化,计算减分值与减分率,并根据减分率制订无效、有效与痊愈的判断标准。辅助的一些疗效指标可以是临床印象等级的判断,如使用临床总体印象量表(clinical global impression, CGI),也可结合生活质量和社会功能评价等指标。

(二)维持期精神疾病药物临床试验设计

精神疾病大多需要维持治疗以保持疗效并预防疾病复发,因此需进行双盲对照试验证明试验药物是否能够维持急性期的疗效并有预防复发的效果。证明维持期疗效的设计方法主要有平行对照设计(安慰剂或阳性药物)的延续扩展试验和随机撤药设计。在维持治疗设计中,通常用病情恶化(复发)的患者数和/或发生病情恶化(复发)的时间来表示疗效,复发的标准定义可以是症状量表评分加重了多少分或重新达到了疾病的诊断标准,两个疗效标准都值得注意,都应提交。应慎重分析患者脱落(非疾病复发所致)引起的可能偏倚,并考虑与之相关的统计方法。必须在方案中对病情恶化或复发加以定义,应该为临床相关的症状加重,并在一次或多次访视时用有效的评定量表进行评分。

1. 平行对照设计(安慰剂或阳性药物)的延续扩展试验　扩展试验只要保持双盲状态可以提供维持疗效的证据,在平行对照设计扩展试验中,主要疗效终点与短期试验相同,即终点的症状评分与基线值之差。由于治疗失败造成的脱落率可以作为一项重要的次要终点指标。

2. 随机撤药设计(randomised withdrawal design)　随机撤药设计中,入组短期治疗的有疗效反应者,将其随机分配到试验药物组或安慰剂组。如采用这种设计,可先让患者稳定参加一段足够长的开放性治疗。在开始随机化治疗前最好对患者设盲,避免偏倚。安慰剂对照试验时应考虑可能存在的障碍,如招募受试者主要为慢性患者的伦理学考虑,以及可能存在的高脱落率。因此在试验开始前应事先设计处理方法。随机撤药试验分为两个阶段。

(1)第一阶段:所有受试者均服用试验药物,采用开放、非对照设计,建议持续治疗6~8周(包括滴定导入期和至少4~6周的剂量稳定期)。

(2)第二阶段:符合要求的受试者进入双盲期,随机分入试验药组或安慰剂组,观察两组的复发情况。受试者持续接受治疗,直至达到预先规定的复发标准或预先规定的研究结束标准,如在观察到多少起复发事件之后结束试验或期中分析结果阳性(试验药组优于安慰剂组)的情况下结束试验。

二、精神疾病药物的安全性评价

精神疾病药物的安全性评价至关重要,根据临床试验Ⅰ~Ⅳ期不同阶段的差别,安全性评价的重点有所不同。Ⅰ、Ⅱ期试验主要收集安全性数据,识别药物使用和治疗中最常见的不良反应,因为这两期例数有限,仅能观察到那些发生率比较高的不良反应。Ⅲ期样本量较大,有阳性对照,可根据安全性分析资料决定有关的不良反应以及安全性说明事项。Ⅳ期为上市后药品的安全性研究,则主要是识别罕见的严重不良反应并对可能的受益/风险情况进行修改。

安全性分析的资料主要来源于受试者的主诉、症状、体征以及实验室检查结果等。精神疾病药物常见的安全性风险包括但不限于:锥体外系反应、心血管安全性风险、自杀风险、体重与代谢异常、性功能障碍、恶性综合征(malignant syndrome,NMS)、中枢神经系统症状、血液学异常等。

(一)当前安全性评价存在的问题

1. 相关描述混乱　抗精神病药不良反应涉及的系统广泛,临床症状复杂,受文化、地域和习惯影响很大,医师常根据自己的偏好来描述。例如:锥体外系不良反应[包括帕金森综合征、静坐不能、急性肌张力障碍和迟发性运动障碍(tardive dyskinesia,TD)]是其最常见的神经系统不良反应,而帕金森综合征中又包含震颤、肌张力增高、运动不能和自主神经功能紊乱。所以临床试验中相关的描述非常混乱,给后期的统计分析带来很大困扰,直接影响安全性评价。

2. 报告不完整　由于了解不够,或重视不够,或怕麻烦,就不问也不记录,导致不良事件报告缺失或遗漏。很多试验研究者认为与药物无关的就没有必要记录,说明研究者对不良事件的概念仍比较模糊。

3. 记录不规范　目前精神疾病药物临床试验中不良事件的发生率30%~70%;但不良事件的记录还不够规范。应尽量将某个疾病诊断所涉及的症状或体征归为同一个疾病诊断,切忌单列症状,例如:流涕、咽痛、头痛及发热等症状,可以得出"上呼吸道感染"的诊断,就只判定为一个不良事件。同样,也有研究者在一个不良事件名称下记录多个症状,例如将头晕和恶心,口干和便秘,心慌和腹胀等作为一个不良事件记录。还有研究者直接记录受试者的主诉和描述,未进行加工和整理,如手痒、皮肤发硬,导致分析时无法归纳。

4. 临床操作标准均缺乏客观指标　例如在测量腹围时,立位/卧位、饭前/饭后、平脐/髂前上棘等标准不统一。事先没有制定统一的操作标准,就有可能导致临床试验中结果不可靠,甚至是矛盾的。

(二)安全性评价试验的要点

1. 重视药物安全性评价　美国FDA要求申办方不论发生的死亡或严重医疗事件是否与研究药物有关,均应对研究用新药(investigational new drug,IND)进行每半年报告一次。研究结束后,将所有的不良事件信息进行汇总和分类,总结成安全性报告,作为呈交药物注册申请的一部分。NMPA近年来也加强对新药安全性评价及上市后药品的再评价,以确保药物使用安全。申办方和研究者应重视安全性评价,将安全性评价提高到与临床疗效相当,甚至于超过临床疗效的重视程度。

2. 规范不良事件命名　对不良事件采用统一的编码词典进行编码。对不良事件的分析,应按事件发生的频数、频次和发生率描述,进行组间发生率的比较。

3. 制定更加详细的 SOP 并加强 GCP 培训　对相关生命体征测量以及躯体检查等制定详细的标准操作规程(standard operation procedure,SOP),并严格遵循 SOP 执行。

第三节　多中心临床试验

多中心试验是由多位研究者按同一试验方案在不同地点和单位同时进行的临床试验。由一位主要研究者总负责,并作为各中心间的协调研究者。

一、多中心临床试验的目的

新药物、新疗法必须经过临床试验确定其安全有效性后才能应用于临床,当一种新药物需要在较大范围内验证其安全有效性时,单个医疗中心是难以完成的,需要进行多中心临床试验。多中心可保证在一定时期内完成大样本数据的收集,保证样本量的均衡性,减少选择偏倚,保证试验数据与结论的科学性、客观性、可靠性,也为更多临床医师提供接触医学研究的机会。其优点是收集病例快、病例多、试验周期缩短;减少偏性(bias),所获得的结论可信度大;通过多中心合作,提高试验设计与研究水平。但目前国内的多中心临床试验存在如下问题需要改进。

1. 缺乏管理系统　国内的多数药物临床试验中忽视了管理系统,甚至只设置单一非专业人员管理多中心临床试验,以致临床协调工作仅停留在发放试验报告表,向临床单位输送药品,查看试验进度和收回试验资料。由此导致研究者对试验方案理解不深,病例入选不符合要求,病例报告表错填、漏填,甚至出现删改、伪造资料,最后导致数据统计失真,研究结果不可信等一系列问题。对研究者和监查者全方位的培训是解决这个问题的良策。

2. 试验偏倚　多中心临床试验中最常见的偏倚多产生于病例选择,方案制订不当、研究人员对方案理解有误、临床经验不足、对试验认真程度不够或其他特殊原因都可造成病例入选偏倚。纠正偏倚的最佳手段是做好研究者多层次、全方位的有效培训,提高受试者和研究者对方案的依从性。

3. GCP 的伦理差距　临床试验方案必须经过伦理委员会的批准,受试者的权益必须得到充分的保障,治疗方案和评价标准是统一和固定的。伦理审查机制不完善是我国多中心临床试验面临的最迫切的问题。目前,伦理委员会存在组成不合理、审查工作不独立、审查机制不明确及审查程序不规范等问题。甚至存在一些试验方案未经伦理委员会批准,或者审查流于形式,尤其是对方案修改存在失控的现象。

4. 数据管理不足　数据管理缺乏完整的统计分析计划,统计中没有明确的数据管理操作程序。由此造成输入错误、数据任意删改、变量出现逻辑性错误、数据库安全无保证等问题。随着我国数据管理的规范化,目前已经逐步缩小了与国外的差距。

二、多中心临床试验的管理

1. 组织工作

(1)确定临床试验的总负责人:多中心试验由一位主要研究者总负责,并作为参与试验各医疗中心间的协调研究者,组织试验的执行机构,确定参与试验的医疗中心,对试验的各个阶段进行组织和监督,对参加试验的医疗中心进行组织和管理,组织试验的启动会、中期评估和试验总结的验收。

(2)组建执行委员会:由试验的总负责研究者和参加试验各医疗中心的主要研究者组成,负责人由试验的总负责研究者担任。这些人应当是学术上有威望、有能力的专家,熟悉药物临床试验的设计和实施,并有足够时间参加试验。执行委员会的任务是与申办方共同制订试验方案,并向医疗中心的伦理委员会申报。制订试验的标准操作规程,进行试验的质量监督。向参加试验的医疗中心和相关人员布置任务,指导和定期检查各医疗中心工作,组织各医疗中心交流经验,及时发现和妥善解决试验中出现的各种问题。收集、核查和分析各医疗中心的试验资料,组织撰写试验的总结报告和学术论文,评价研究成果,组织学术鉴定等。

(3)组建试验协调中心:试验协调中心的任务是协助设计试验方案,管理临床试验,包括执行随机分配受试者的计划,每日实施试验的活动,收集、审核、编辑和分析从各医疗中心得到的资料等,要与各医疗中心保持持续不断的联系。

2. 监查和稽查　为了保证多中心临床试验的质量和进度,可以由临床试验执行委员会任命监查员和稽查员到各医疗中心检查试验的进展情况。监查员应当对执行委员会负责,具备临床试验的相关知识,其任务是监查和报告临床试验的进行情况和核实数据。稽查员是指由不直接涉及试验的人员所进行的一种系统性检查,以评价试验的实施、数据的记录和分析是否与试验方案、标准操作规程以及药物临床试验相关法规的要求相符合。

3. 中期总结交流　在试验的中期进行一次总结交流或检查,目的是了解各医疗中心的工作进度,是否还存在困难和问题,并通过交流和检查得到解决,保证各医疗中心的资料能够按期完成,并集中到临床试验的执行委员会,以便分析总结。中期交流或检查会对各医疗中心的临床试验工作起到推动和促进作用,而且通过交流或检查往往使临床试验的质量得到保持和提高。

4. 数据管理与分析　建立数据传递、管理、核查与查询程序。资料整理和总结的任务应当由主要研究者为代表的执行委员会负责。为了能反映多中心临床试验这一集体研究成果,应当由执行委员会组织有关专家组成写作组来完成总结和学术论文的撰写。写作组讨论时可以吸收更多的专家参加,经过讨论、研究和修改,最后定稿。

5. 注意事项

(1)研究设计制订、管理及执行都较单中心复杂,要求各分中心充分合作,方案由各中心的主要研究者与申办方共同讨论认定。

(2)试验开始前、进行中及总结阶段均需交换信息,召开会议。

(3)各中心同期进行临床试验,试验组和对照组样本量比例与总样本比例一致。

(4)保证在不同中心以相同程序管理试验用药品,包括分发和储藏。

(5)建立标准化评价方法,各中心所采用的实验室和临床评价均应有统一的质量控制(quality control,QC),对分中心研究者应事先充分培训。

(6)数据资料应集中管理与分析,应建立数据传递、管理、检查与查询程序。

(7)保证各中心研究者遵从试验方案,包括在违背方案时终止其参加试验。

第四节　临床试验的质量控制

《药物临床试验质量管理规范》(GCP)采用四个环节来保证药物临床试验的质量,即质量控制(QC)、监查(monitor)、稽查(audit)和视察(inspection)。

一、三级质控

在三级质控中,一级质控是指项目组内部对所承担的项目进行的质量控制和检查,人员由主要研究者指派,其职责随项目的完成而解除,可以不是常设人员。二级质控是指临床专业科室对项目质量的控制和检查,由专业科室负责人指定不参加项目的专人担任。三级质控是指机构办公室对本机构所有临床试验项目进行的质量控制,人员由机构办公室设定专职人员担任。每一级质控人员明确职责范围,按照各自的 SOP 进行工作,分别受上一级质控人员的监督。

1. 专业质控员的"一级质控"　在每个专业组内设 1 名专业质控员进行临床试验的"一级质控",专业质控员在本专业组负责人的指导下认真把好药物临床试验质量第一关。专业质控员必须具有相应中级以上专业技术职称和行医资格,参加过药物临床试验技术和 GCP 法规培训,并取得培训合格证书。专业质控员应严格遵照执行 GCP 及遵守国家有关法律、法规和道德规范,并严格按照试验方案进行质控。专业质控员应保证有充分的时间对临床试验全过程进行质控,明确其主要职责:①始终对临床试验的全过程进行质控,掌握药物临床试验的进度和试验过程中发现的问题,及时向专业负责人和机构办公室报告,以便及时改进。②必须严格按照方案的要求,对每一观察病例的纳入标准、临床化验和检查、临床用药等的记录以及疗效判定等进行审查和核对,对发现的问题及时与研究人员取得联系并指导他们解决好问题。③审核知情同意书是否按知情同意过程的标准操作规程(SOP)签署,是否符合 GCP 的要求。④核对受试者的门诊或住院电子病历记录,以确认研究者记录的源文件是真实、准确、完整的,并将源文件与 CRF 进行核对,以确认 CRF 上的数据来源于源文件并和源文件一致。⑤每完成一份 CRF,专业质控员在 3 个工作日内要进行"一级质控",并填写"质控表",在 CRF"质控员"处签名,并对 CRF 的质量进行评定。

2. 专业负责人的"二级质控" 专业负责人是指临床专业科室的负责人,一般是科主任。专业负责人对临床试验过程进行"二级质控",专业负责人必须具有医学专业本科以上学历、副主任医师以上职称和行医资格,具有医学领域丰富的专业知识和经验,参加过药物临床试验技术和 GCP 法规培训,并取得培训合格证书。严格按照 GCP 及国家有关法律、法规组织实施药物临床研究。专业负责人必须保证有充分的时间领导和组织药物临床试验,可以支配进行临床试验所需的人员和设备条件,明确其主要职责:①负责参与由申办方主办的多中心的临床试验前协调会议,讨论临床试验方案、CRF 和知情同意书等。②负责对本专业所有参加临床试验的研究人员进行试验前培训。③负责临床试验的"二级质控",按时检查和监督各临床研究者执行临床试验方案、SOP 及流程情况,及时纠正任何偏离研究方案的情况。④与申办方保持联系,定期接受监查员的访视。⑤负责与机构办公室按期组织召开试验中期和后期的协调会,讨论并解决试验中存在的问题。⑥有严重不良事件发生时,专业负责人需在接到专业研究人员的报告后立即报告机构办公室,并组织实施对受试者的治疗。⑦每一份完成的 CRF 经专业质控员质控后,专业负责人在 7 个工作日内对 CRF 要进行复核,查对数据并签字。

3. 药物临床试验机构办公室的"三级质控" 机构办公室负责"三级质控",办公室下设专职的医学专业质控员,实行按项目管理全过程负责制。其主要职责包括:①协助专业负责人提请召开伦理委员会审议方案。②临床试验开始前,协助专业负责人对研究者培训(包括方案、法规、SOP 等培训)、考核、授权。③临床试验进行中负责每个月 1 次巡查项目进展情况,记录存在的主要问题,通报给专业负责人并向机构汇报,及时解决发现的问题。④要求临床试验药房管理员严把药物发放关,接到研究者开具的临床试验专用处方后要核对是否按"样本处方"开药,否则将处方退回给研究者。⑤定期核对研究者开具的临床试验专用处方和药物发放登记是否符合要求,巡查临床试验用药物的发放和使用是否按方案执行,是否和 CRF 表记录相符,检查药房管理人员是否按 GCP 规范管理试验用药物。⑥不定期抽查检验科、相关功能科室仪器设备的使用、保养、维修是否按已制定的 SOP 执行。⑦协助做好 CRF 的质控,每份完成的 CRF 经专业负责人审核签字后,再由办公室质控员做最后的检查。⑧抽查 CRF 上的实验室数据是否可溯源,是否真实。

二、监查、稽查和视察

(一) 监查

我国 GCP 明确规定,作为负责发起、申请、组织、资助和监查临床试验的申办方要委派训练有素且尽职尽责的监查员对临床试验的过程进行监查。监查的目的是保证临床试验中受试者的权益得到保障,试验记录与报告数据准确、完整并与原始资料一致,确保试验过程遵循试验方案、GCP 和现行管理法规。监查员是由申办方任命并对申办方负责的具备相关知识的人员,其任务是监查和报告试验的进行情况、核实试验数据并作为申办方与研究者之间的主要联系人,其人数取决于临床试验的复杂程度和参与试验的医疗机构数。其工作主要包括以下内容。

1. 试验前的准备工作

(1)选择研究者:监查员应协助申办方选择临床研究单位及研究者,在 NMPA 确定的国家药品临床研究机构的专业范围内,走访可能参加的研究单位和研究者,确定研究单位或研究者对临床试验的兴趣、对 GCP 的熟悉程度、能参加试验的人员素质及时间、设备及药品管理情况等,了解受试者可能入组的速度,完成试验需要的时间。根据以上了解的信息,最终协助试验项目负责人确定临床研究单位及研究者。

(2)协助制订试验文件:监查员要作为申办方和研究者之间的联系人,协助两者共同制订临床试验方案、病例报告表及知情同意书等试验文件,还要协助临床研究负责人准备伦理委员会审批所需的文件,以便在临床试验开始前顺利获得研究负责单位伦理委员会的批准。

(3)准备试验药品和材料:监查员要协助申办方准备临床试验用药品,按 GCP 的要求设计药品包装及标签,并在试验开始前将试验用药品、CRF 表及其他各项试验用材料及有关文件发送至临床研究单位。

(4)组织研究者会议:对研究者进行试验药品、试验方案、CRF 填写及 GCP 的培训。

2. 试验过程中的监查

(1)首次监查及中期监查:临床试验的首例受试者入组后,监查员即应对临床研究单位进行第一次监查。在试验开始后对试验的监查频率应根据试验方案及参加试验的研究单位具体情况而定。

(2)试验药品和材料的供应:监查员应确保在试验过程中有充足的试验药品供应给研究单位,并保证其他试验材料的及时供应,如 CRF、知情同意书、试验用药品发放及回收表、受试者筛选记录表、严重不良事件报告表等。

(3)试验进程:监查员应与研究者保持密切联系,了解试验进程,确保各个研究单位按时完成受试者入选工作。对于不能按照计划入选受试者的研究单位,监查员应与研究者共同分析原因并协商解决办法。

(4)知情同意书:监查员需核实所有入组的受试者在参加试验前是否已签署知情同意书,必要时可与研究者讨论有关获得知情同意书的过程。

(5)遵守试验方案:需确保研究者均严格按照已批准的临床试验方案开展试验,入组合格的受试者,按正确的试验程序进行试验。确认研究者将试验药品仅用于合格的受试者,使用剂量符合试验方案中的规定。

(6)原始资料核查:确保试验数据的完整、准确、可靠是监查员的主要职责,因此监查员必须在每次监查时将 CRF 中的所有数据与原始资料进行核对,确保所有数据与原始数据或文件一致。

（7）CRF 的检查：监查员应检查所有的 CRF，将 CRF 记录上的任何错误、遗漏及字迹不清告知研究者，并保证研究者按 GCP 要求进行适当的更正。同时应确认研究者已遵循试验方案将伴随用药及并发疾病记录在 CRF 中，并如实记录受试者未做的随访、未进行的检查、退出试验或失访的原因等。

（8）试验药品的管理：监查员应保证试验用药品按要求妥善保存，确认研究者已告知受试者有关正确使用和退回多余试验用药品的知识。监查员通过对试验用药品的定期检查，可协助研究单位对试验用药品发放及回收进行正确的管理及登记。

（9）盲表的保管：对于双盲试验，监查员在试验期间应检查盲表是否完整保存。如发生严重不良事件且研究者提出对受试者破盲时，应及时向试验负责人汇报，由试验负责人根据对患者抢救治疗的需要确定是否破盲。如破盲，应作好破盲记录。

（10）不良事件的记录和报告：监查员应确认研究者将试验过程中出现的所有不良事件正确地登记在 CRF 的不良事件报告表内。如果是严重不良事件，监查员应确保研究者在规定的时限内通报申办方、伦理委员会及药品监督管理部门。

（11）监查报告：监查员每次对研究单位监查后或因有关事宜与研究者交流后，需及时完成监查报告交给申办方，监查报告中需包括监查的内容以及就有关重大发现或事实、偏差和不足、结论、为保证依从性已采取或将要采取的行动及建议的措施的陈述。对于不能依进度按时完成试验或严重违背试验方案、GCP 及法律法规的研究单位或研究者，监查员有义务及时通知申办方、伦理委员会及药品监督管理部门。

3. 试验结束时的工作

（1）终期访视：当研究单位完成了临床试验，或因研究单位不能依照试验方案或 GCP 要求进行试验或不能按入组计划的要求纳入受试者而结束试验时，监查员应按照标准操作规程对研究单位进行试验结束时的访视。

（2）回收试验药品和材料：监查员应清点并收回所有未使用的试验药品，按程序进行销毁，保存药品销毁记录，同时收回剩余的其他试验相关材料。

（3）保存试验资料：监查员要督促研究者是否按规定妥善保存必备的试验文件，如 CRF、患者签署的知情同意书、原始病历、临床试验批件、伦理委员会批件、药检报告、试验用药品发放及回收记录表、参加试验的研究人员签名录等，保存期至少为临床试验终止后 5 年。完成终期访视报告，将申办方的所有试验文件归档保存，保存期为 5 年（从试验药品被批准上市后算起）。

（4）协助研究者向申办方报告试验数据和结果。

（二）稽查

GCP 规定药物临床试验的申办方应当委托其质量保证部门或第三方对药物临床试验机构和项目进行稽查。其是指由不直接涉及试验的人员所进行的一种系统性检查，以评价试验的实施、数据的记录和分析是否与试验方案、标准操作规程以及药物临床试验相关法规要求相符。

1. 临床试验稽查包括内容

（1）临床试验机构稽查：在临床试验开始前，对选定的临床试验机构的整体情况（包括人员资格、培训情况、试验设施、管理制度等硬件及软件）进行稽查。

（2）研究稽查：对临床试验项目开展的各阶段，进行 GCP、有关法规、试验方案及 SOP 的依从性稽查。

（3）系统稽查：对临床试验单位及申办方内部的有关系统（指能形成一定输出的一组方法、程序或环节，主要包括：用药供应系统、人员培训系统、质量保证系统、SOP 管理系统、不良事件报告系统、监查系统、数据处理系统、试验资料的归档和保管系统等）进行稽查，还需要制订计划并组织实施，并负责对该项目临床研究团队及相关人员进行培训。

2. 稽查基本程序

（1）准备与计划：稽查的准备阶段主要包括选择临床试验项目、确定稽查的试验中心和时间、制订稽查方案并通知被稽查的对象。稽查项目的选择主要根据申办方的新药开发和市场战略的要求。确定稽查的对象可以是所有承担临床试验的中心，也可以是其中的一个或几个。在选择稽查对象时主要考虑的因素是：①第一次承担本公司项目的中心；②承担病例数较多的中心；③入组速度快的中心；④在过去的稽查中存在较大问题的中心；⑤已发现问题迹象的中心。稽查的时间最好在受试者入选人数达 20%左右时，这时一方面已经能够根据入选病例和试验开展情况发现问题，另一方面在发现严重质量问题时，能够给予及时的纠正而不至于造成不可弥补的损失。对研究周期长的项目应适当增加稽查的次数。在必要时或法规有要求时，应当进行终期稽查。

（2）启动会议：在开始稽查前召开启动会议，向临床试验机构的有关人员介绍本次稽查的目的、内容和程序，并请主要研究者介绍试验的有关情况，包括有关人员的基本情况及 GCP 和 SOP 的培训情况、伦理委员会的批准情况、知情同意书的签署情况、入选病例情况和试验进展情况等。

（3）查看试验资料和有关文件：审查实验方案和研究计划及其修改是否经伦理委员会批准；审核 SOP 及修改、原始记录、病例报告表、仪器设备校准及验证记录、计算机系统的开发及验证文件、总结报告等文件资料。

（4）现场查看：①是否存在 GCP 所要求的所有档案资料，例如法规部门、伦理委员会批函、研究方案、研究者说明书、各种合同、研究者简历、签署的知情同意书、原始数据档案、病例报告表、不良事件报告表、有关通信和电话报告、传真、药品签收表、药品发放表、药品回收表、监查访视报告等。②原始数据和 CRF 表的核对，重点是：是否存在所有的原始数据；比较 CRF 和原始数据，确认病例报告表数据的准确性和完整性、可读性；任何遗漏、不符和修改是否有说明、记录和存档。③查看仪器设备，包括：就诊设施，试验室设施，计算机设施，仪器保养、维修，监测记录和档案等。④查看药品的储存和管理，包括药品的使用、分发、回收制度和记录；药品的储存条件；清点已用药、待发药、归还药和已被销毁药；查看所有有关药品的入、出记录和档案，入与出不符的说明、记录和存档等。⑤查看监查员职责的履行情况，包括在试验启动前是否对有关人员进行了充分的试验方案和 GCP

的培训;监查的时间、频度、程序和内容是否适当;对访视中发现问题的记录、纠正和跟踪情况;访视的文件、电话记录、传真等资料是否保存齐全等。

(5)结束会议和答辩:在稽查结束时,要召开研究者、档案管理人员及其他有关人员、监查员参加的结束会议,陈述发现的问题,并允许上述人员对有关问题进行解释或答辩。

(6)稽查报告:在稽查结束后,稽查员要向申办方管理层及临床试验研究者提交书面报告。在报告中要列出稽查时发现的问题,依据的标准(GCP、方案、法规或 SOP),并提出改进的建议。

(7)文件保存:稽查员有责任保存下列文件资料①临床试验的主计划表、试验方案和总结报告的副本。②审核和审查的内容、存在的问题、采取的措施等详细记录。③所有SOP 的副本等。

(三) 视察

视察指药品监督管理部门对一项临床试验的有关文件、设施、记录和其他方面进行官方审阅,视察可以在试验单位、申办方所在地或合同研究组织所在地进行。药物临床试验的视察是确保临床试验遵循 GCP 等有关法规,确定临床试验资料、数据完整可信,确认临床试验的过程最大限度地减少受试者风险,保护其合法权益的重要措施,是药品监督管理部门对药物临床研究实施监督管理的重要手段。

临床试验视察的内容包括办公室内文件的视察、试验现场的视察、对方案依从性的视察、不良事件的视察、数据可靠性的视察。

1. 办公室内文件的视察

(1)研究者文件的视察:研究者文件的视察可在对一家研究单位的视察中同时进行,也可独立进行。视察时首先应确认研究者完全按照试验方案和标准操作规程实施临床试验,并遵循有关管理规定确认临床试验有关文件的一致性、完整性和准确性。

(2)知情同意书文件的视察:知情同意书的视察主要是核查其是否包括了所要求的内容,检查知情同意书是否与研究方案表述一致及是否使用了开脱责任的语言。知情同意书的语言应该能被一般文化程度的人理解,避免使用普通人不理解的技术性语言。

2. 试验现场的视察　一般包括视察病例报告表、原始文件及确认所有受试者在进入试验之前签署知情同意书,试验用药品的管理人员和设备情况。

(1)病例报告表和原始资料的视察:病例报告表上的所有数据均应在原始资料中有相应的记录。视察人员应检查病例报告表的记录、数据是否与病例或其他原始文件一致,如门诊记录、住院病历等受试者被首次记录的资料。

视察还应核查是否所有的不良事件和合并用药均已被记录在病例报告表中,且所发生的严重不良事件是药品监督管理部门、申办方已知的,合并用药是试验方案所允许的。视察人员应确定发生不良事件的受试者均应得到适当的治疗和必要的随访。

(2)试验用药品保存条件的视察:视察人员应检查所有试验用药品是否保存在安全和适当的条件下。如试验用药品需要冷藏保存,则应确认冷藏温度是适当的。另外,还应检查试验用药品现存数量及已发给受试者数量的记录,以保证试验用药品管理无误。

（3）知情同意书的现场视察：在试验现场视察中，应视察所有的知情同意书，以确认受试者或其合法代表或见证人、研究者或其代表是否签署知情同意书，且签署的日期是在所试验步骤开始之前。如因为某些特殊理由使得知情同意书的签署未在试验之前完成，补签时应签署补签当日的日期并说明迟签的原因。

（4）试验设备的视察：试验现场的视察，还包括对研究方案要求的各种检查设备的视察。如检查设备合格证的有效期和设备使用的 SOP，确认试验方案所要求的设备用于完成所需检查准备是充分的。

（5）临床试验人员资格培训的视察：视察人员应确认研究单位所有参加研究的人员，具备相当的资格并接受了如何依从研究方案实施临床试验的培训。一般情况下视察人员将核查参试人员的个人简历，特别是研究人员接受 GCP 和相关法规、研究方案如何填写病例报告表的培训记录，以及监查员记录的研究者会议或研究单位试验前会议纪要。

3. 对方案依从性的视察　临床试验必须严格按照试验方案进行，违背试验方案可能会使受试者的临床试验数据不可评价，因为相对其他受试者的数据的意义是不同的。如果频繁地严重偏离试验方案，这些数据将无法合并用于进行正确的统计分析。临床数据频繁偏离方案的试验结果，也不会被新药审评专家所接受。对研究方案依从性的视察包括：①是否制订并执行了保证依从试验方案的措施。②所获得的试验数据是否符合研究方案的要求。③试验各步骤的实施方法及完成时间是否依从了研究方案的要求。④监查员是否自始至终按要求进行了监查，且是否发现、了解和报告了有关问题。⑤是否有下列情况的受试者，虽不完全符合入选标准但入组参试，在试验中产生符合排除标准但未终止，接受错误治疗或错误剂量，接受不准使用的伴随用药。

4. 不良事件的视察　安全、有效是药物临床试验及申报获得批准的基本原则。不良事件的视察包括：

（1）原始记录中的所有不良事件是否准确、完整地记入病例报告表。

（2）病例报告表中的所有不良事件是否在研究报告中准确统计分析。

（3）所有严重不良事件是否在规定的时间内报告了有关部门。

（4）所有发生不良事件的受试者是否得到了应有的医疗保护。

另外还应检查在原始资料和病例报告表中是否记录了不良事件的发生时间、相关症状、严重程度、发生频度、所作的检查和治疗、试验用药品相关性判断以及不良事件的最终结果。

5. 数据可靠性的视察

（1）数据可靠性视察的内容：对数据可靠性视察的内容包括病例报告表数据处理和统计分析过程的视察。试验前申办方可在指定的 SOP 中对数据的容错率作出规定。如出现下列情况时应对数据可靠性进行视察：应有或特定的数据分析被遗漏或省略；受试者访视或检查结果的缺失；受试者未完成试验但没有任何解释；不恰当的知情同意书。

（2）病例报告表数据的视察：随机抽查一定比例的病例报告表并与原始记录进行核对，确认病例报告表上所有数据是否与原始资料中的一致。试验方案中要求的数据是否已由原始资料完整、准确地记入了病例报告表。

（3）数据处理和统计分析过程的视察：检查病例报告表中所有修改的数据，核实修改人的签字及日期，检查数据库的录入时间，确认有无潜在的数据修改，并核查是否建立了计算机分析程序的检查程序。随机抽选病例报告表与数据库内的数据进行核对，确认抽查的数据库内的数据与病例报告表中的记录一致。通常一般在视察时发现的数据错误是可以通过提出问题、建议改进的方法得以解决的。因此，加强监查员对数据的核查，协助研究者做好数据的质量控制工作，是提高数据质量的有效途径。

实施 GCP 的目的是要在临床研究的全过程中，消除各种影响数据真实、可靠的因素，保证药物有效性和安全性临床评价数据的质量，为此必须建立严格的质量管理体系和质量监督制度。质量控制、监查、稽查和视察是 GCP 保证药物临床试验数据质量的 4 个重要环节，环环相扣，构成了保证临床试验质量的有机整体。

三、电子病例报告表的应用

病例报告表（CRF）是指按试验方案所规定设计的一种文件，用于记录每一名受试者在试验过程中的数据。而电子病历（computer-based patient record，CPR）应有两层含义，其本质是"病历"，而"电子"只是一个限定词，说明它的手段、过程与物质表现形式。

1. 使用电子病历的意义

（1）能够准确地按时间序列真实反映患者自入院到出院这一期间的医疗与护理过程。

（2）能够真实反映医务人员对该医疗与护理过程所做的一切记录（包括修改）。

（3）可操作性与易操作性。

（4）有利于提高医疗质量、促进医务人员掌握相应的知识、提高医疗文书质量。

（5）能达到作为法律依据所要求的安全性。

（6）能达到保护患者个人隐私的安全性要求。

（7）信息的记录、传输、保存均以数字的形式。

2. 电子病历书写要点

（1）避免重复：电子护理病历利用系统资源，在第一时间将患者各种资料与数据以相对应的方式，自动填入相应位置，省去重复书写。

（2）页面完整，符合病历书写要求：杜绝页面基本项目手工填写可能出现的漏项、错项、涂改等纸质病历书写中不允许出现的问题。

（3）模板功能简化，提高了书写质量：重症监护系统软件书写电子护理病历设置了模板功能，为医师书写提供了基本框架结构，既节省了病历书写时间，又提高了病历书写质量。

（4）自动录入专科体征、阳性资料：重症监护系统与检查、检验系统共享相关信息，利用共享平台评估入院患者,直接提取医师病程记录中相关内容和已做检查、检验系统中各种阳性资料,医师只需将与本次疾病无关资料删除,相关资料保存,即可在电子护理评估单中快捷地写好患者的专科体征与阳性资料。

3. 实现电子病历必须考虑的几个问题

(1)科学管理是成功的首要条件:实现电子病历是一个复杂的系统工程,科学管理、统筹规划是成功的保证,必须在全国范围内统一组织实施,主要体现在以下几方面①一个统一的领导机构;②一个科学、合理的组织体系;③必要的资金及其运作方法;④各类人员的保证,包括专职与兼职人员;⑤责任、义务、权利的明确;⑥工作效绩的考核与评价;⑦完善的计划。

(2)安全性是获得法律与社会认可的保证:电子病历的安全问题是关系到其可能实现的首要问题。病历经过几十年的规范化历程,已经非常完善,而传统病历能够实现的要求,计算机完全可以做到,且更为规范、美观、快捷。它保留了手工文字书写文档的一切特性,如真实记录了各级医师对患者的治疗过程、病历修改过程;鉴定笔迹;病历归病案室严格管理等。目前部分医院试行的"准电子病历"多采用文档格式保存数据,通过打印出来医师签字认可,并以此作为依据。其安全性不足主要体现在如下几点:①只有医师名字体现书写者的特性,而传统病历中的每一个字都体现了书写者的特性。②上级医师在计算机的修改过程无法体现,只能保存修改结果,而且不能保证最终结果是由上级医师修改的。③"以打印结果为依据"决定了无法保证医师与患者对它的安全要求,因为无法要求医师像"盖骑缝章"一样进行签名,还易出现计算机内保存的数据与打印结果不同的矛盾(因使用不同文本编辑器打印出错误的结果)。④浏览病历无严格的授权,无关人员有可能看到病历内容,不能保证患者的隐私权。因此,只有以数据库格式、按时间序列记录数据,再加上完善的安全系统,达到取消打印、以计算机保存的结果为法律依据,才能满足作为病历所应具备的安全性。

(3)在实现标准化、规范化过程中要充分体现可扩充性:辅助子系统是为电子病历的标准化和规范化服务的,其信息量大、关系结构复杂,需要大量人力与时间才能逐步完善,最终可实现"智能化";再者,医学是发展的,其不断产生新理论、新技术。因此,在系统设计时每一部分都应充分考虑到可扩充性,以便在实施运行过程中不断发展与完善。

(陆　峥　赵靖平)

第五节　试验数据统计分析简介

一、分析集的确定

在临床试验数据的统计分析中,哪些患者应该包括在内,哪些患者不应该包括在内,是分析试验结果时必须考虑的问题,即"分析集"问题。用于统计分析的分析集需在统计分析前明确定义,并在盲态审核时确认每位受试者所属的分析集。针对疗效评价的分析集可分为全分析集和符合方案分析集,用于药物安全性评价的分析集则称为安全性分析集。临床试验受试者大致分为 4 类:所有进入随机化分组的受试者、接受试验药物治疗的所有随机化受试者、遵循研究设计方案的受试者、安全性/耐受性分析的受试者。意向性治疗原则(intention to treat,ITT)指主要分析应该包括所有进入随机化的受试者。如果临床试验中所有随机化了的患者都符合入选标准而没有一项符合排除标准;并且试验过程之中一切都符合试验方案的要求,没有失访和任何数据缺失,则所有病例均可包括在分析集中,但是实际临床试验中很难做到。那么,对于这些对方案有所违反的病例是否应当包括在分析集中是需要认真考虑的问题。在试验方案中应该考虑如何减少这些对方案的违反,也要说明对违反方案的类型和频数的规定及其处理方法,并描述其对试验结果可能的影响。因此,在定义分析数据集时,需遵循以下两个原则:①使偏倚达到最小;②控制 I 类错误的增加。

(一) 全分析集

全分析集(full analysis set,FAS)是指尽可能接近符合意向性分析(intention to treat,ITT)原则的理想的受试者集,是以最少和合理方法剔除受试者后得出的。有少数情况可能导致从"全分析集"中排除已随机化的病例,包括不满足主要入组标准(违反合格性),没有用过一次药以及在随机化后没有任何数据。这类排除总是需要证明其合理性的。不符合入组标准的病例可以从分析中排除而不会引入偏性的包括以下一些情况:①在随机化之前已经进行入组标准判定;②可以完全客观地作出有关违反合格性的检测;③所有病例接受相同的违反合格性的检测;④所有违反特定标准的病例已被排除。在某些情况下,从所有随机化病例集中除掉任何未用过试验药的患者是合理的。尽管排除这些病例,仍然保持了意向性治疗的原则,在另外一些情况下,有必要从所有随机化患者集中去除任何在随机化后没有数据的患者。有些受试者是在接受处理的过程中出现了因其他原因造成的失访,结果使某次随访后的数据缺失了,这些受试者应该保留在"全分析集"中。因为这些受试者在失访前的数据还是很有价值的。如果这些受试者被剔除,则可能严重削弱信息的真实性。

在选择全分析集进行统计分析时,对主要指标缺失的估计,可以采用最后一次观察值进行结转(last observation carry forward,LOCF),或者可以事先确定一些派算方法对缺失值的主要指标进行填补。全分析集是为了保持原始随机化数据集的完整性,防止偏性,并为统计检验提供合理的基础。在实际工作中,通常是将随机化后接受过至少一次治疗,并且有一次疗效指标(除基线时的记录外)的病例纳入全分析集。

(二) 符合方案分析集

符合方案分析集(per protocol set,PPS)是全分析集的一个子集,是指将未完成的和违反方案的病例排除在外的受试者所组成的分析集。进入符合方案分析集的病例被称为"可评价病例"或"完整病例"。进入该数据集的受试者对方案更具依从性,并且有符合如下准则的特征:①完成某一个预定的处理规程的最小规定部分;②测定主要变量的可能性;③没有任何大的违反方案的地方,包括违反入组标准。该数据集分析的结果能够显示药物按方案使用的效果,应在揭盲前以文件的形式写明未进入该数据集的病例情况及排除理由。应用符合方案分析集可能使新的治疗方案在分析中显示出附加效果的机会最大化,并且更密切地反映了对作为方案的基础的科学模型。在实际工作中,通常将依从性好、完成方案中规定的治疗、疗效指标无缺失、试验期间未服禁用药物、完成病例报告表的病例纳入该分析集。另外,有些受试者虽然在试验前的条件不符合入组标准,或试验中有一些违反方案的情况出现,如年龄超出 1~2 岁等,只要研究者认为对试验结果没有重大影响,还是不要排除在"符合方案分析集"之外。

在很多临床试验中,全分析集方法是保守的,但更能反映以后实践中的情况。符合方案分析集可以显示试验药物按规定方案使用的效果,但较以后实践中的疗效可能偏大。在确证性试验中,应同时用全分析集和符合方案分析集进行药物的有效性评价。当二者的分析结论一致时,可以增强试验结果的可信性。当不一致时,应对其差异进行清楚的讨论和解释。若符合方案分析集排除受试者的比例太大,会质疑试验总的有效性。在优效性试验(superiority trial)中,全分析集用于主要分析,以防止符合方案分析集的分析效果过于最优化估计。在等效性试验(equivalence trial)和非劣效性试验(non-inferiority trial)中,因全分析集中包括依从性不良者,所得结论一般并不保守,会减少估计的处理效应。

(三) 安全性分析集

安全性分析集(safety set,SS)是用于分析药物安全性的数据分析集。与全分析集和符合方案分析集的定义范围不同的是,安全性分析集通过安全性指标判断受试者能否被选中。药物安全性评价的常用指标为生命体征、实验室检查、心电图检查和不良事件发生情况等。

实际工作中,安全性分析集包括所有经过随机化分组、接受过一次或以上药物治疗的受试者。在进行安全性分析时,只要患者用过≥1 次药物,就应当研究其不良事件或不良反应,不管此患者是否包括在符合方案分析集中,这是为了能全面反映药物的安全性。

二、假设检验与样本

在药物临床试验中,研究者关心的不仅是试验药与对照药的疗效是否有差别,还需要评价其差别的大小是否具有临床意义。而传统的差异性假设检验关注的是两组的差别有无统计学意义,往往难以满足临床实际中需要评价疗效差别的要求。因此,在临床试验中建立了有别于传统的检验假设,根据临床研究的目的和对照的类型,可分为:非劣效性试验、优效性试验和等效性试验。

非劣效性试验、优效性试验和等效性试验与传统的假设检验最大的差别就是考虑了临床意义,以具有临床意义的界值 Δ 来进行假设检验,因此如何确定 Δ 的大小至关重要。一般来说,界值不能依赖于生物统计学专业人员单独指定,由临床专家和统计学家联合确定比较合适。而且界值的确定必须在试验设计阶段完成并在试验方案中阐明。如有修订,则必须在揭盲之前进行并陈述理由,一旦揭盲,不得更改,否则很容易陷入"数字游戏"危险。

样本量的估计原则是在保证"研究结果"具有一定可信度($1-\alpha$)及把握度($1-\beta$)的前提下,估算出能够达到"主要研究目标"所需要的"最少样本数",以便通过样本研究结果来推断总体特征。如果考虑到失访(或丢失、脱落),可以根据不同情况增加 $10\% \sim 20\%$ 的样本量,但是这一比例不能够太大。如果失访率超过 20% 时,可能需要对失访原因、状况等进行分析,在对研究结果下结论时当需慎重,有时失访率太高常会导致研究失败。

对于临床试验中非劣效性试验、优效性试验和等效性试验的假设检验及样本量估计,可咨询药物临床试验统计学家或参考药物临床试验统计学专著。

(许林勇)

第三章

各类精神疾病药物临床试验设计规范与实施

第一节 抗精神病药

一、概述

精神分裂症(schizophrenia)是一组病因未完全阐明的,以个性改变,思维、情感、知觉和行为分裂,精神活动与环境不协调为主要临床特征的一类常见的精神疾病。其临床表现可分为阳性症状和阴性症状。阳性症状主要是指幻觉、妄想、言语及行为紊乱;阴性症状包括社交退缩、感情淡漠、快感缺失等。此外,精神分裂症的认知损害(工作记忆、信息加工、注意力/警觉、学习、推理和社会认知)也很常见。阴性症状和认知损害在当前抗精神病药治疗中通常很难获得良好的疗效。

抗精神病药是指能够缓解精神分裂症症状并能够预防精神病性症状复发的一类治疗药物,其治疗目的可分为:①急性期治疗,主要是缓解阳性症状;②维持疗效以维持症状持续缓解和预防再次发作。

二、短期试验

(一) 研究目的

抗精神病药的确证性临床试验的主要研究目的是证明药物对精神分裂症整体症状的治疗作用。同时,根据药理学机制特点,可以将阳性症状、阴性症状或认知功能障碍作为关键次要研究目的。在证明了药物对整体症状具有治疗作用的基础上,可以进一步分析是由哪个症状群的改善而主导了治疗作用的产生。也可以验证证明药物对精神分裂症某一种或几种症状群(阳性症状、阴性症状、认知功能障碍、严重兴奋与攻击行为等)的治疗作用。因此,将精神分裂症作为适应证,在短期研究中证明试验药物对疾病整体或主要症状的疗效(如阴性症状或认知症状)。

(二) 研究人群

研究人群的诊断应符合《美国精神障碍诊断与统计手册》第 5 版(DSM-5,也可用 DSM-Ⅳ版)或《国际精神与行为障碍分类标准》(目前是 ICD-10 版),建议用 DSM-5 精神分裂症的诊断标准,并使用结构化的评估工具如 SCID-Ⅰ(DSM-Ⅳ轴Ⅰ障碍临床定式检查执行手册)进行诊断评定。记录相关资料(共病,物质滥用),历史人口学特征和详细的现病史(疾病持续时间、急性加重的持续时间和次数,诊疗经过和既往的治疗结果)。通常,建议选择初次发作或多次发作、处于急性发作或恶化期且目前未接受抗精神病药治疗的患者。如果必须选择正在接受抗精神病药治疗的患者,应设计足够时间的导入期对既往使用的药物进行清洗。

需要排除带来混杂因素如共病或联合用药的患者。因此排除标准应当明确且合理,一般包含以下内容:除精神分裂症之外有其他符合 DSM-5 标准的精神疾病;有脑器质性疾病史或合并症如帕金森综合征;有癫痫病史(除外幼年时的发热惊厥史);有恶性肿瘤病史或合并症;有严重的或不稳定的心血管、肝脏、肾脏、血液、内分泌等疾病或可能干扰试验评估的疾病;近 1 年诊断为酒精或物质依赖;存在自伤或伤害、攻击他人的行为或风险;有恶性综合征(NMS)病史;对试验药物或相关药物有过敏史;使用过长效抗精神病药;系统使用过氯氮平;妊娠期或哺乳期妇女;接受过电休克疗法(electroconvulsive therapy,ECT)或者系统心理治疗等。Ⅱ期和Ⅲ期临床试验暂时不纳入 18 岁以前发病的早发精神分裂症和 60 岁以上的老年患者。

急性期患者(存在丰富的阳性症状)与慢性期患者相比,通常可能显示出更大的药物治疗反应。因此,如果在疾病不同阶段的患者都被纳入相同的临床研究,应当使用分层随机以确保不同类型的患者在治疗前均匀分布。建议至少 20%患者的疾病史在 5 年之内。入选标准应该根据症状的严重程度定义研究人群。症状严重程度可以采用国际通用的有效测量尺度,例如阳性和阴性症状评定量表(the positive and negative syndrome scale,PAN-SS),并且应对总分及阳性症状分量表评分进行入组设定。通常,建议 PANSS 总分≥70分且≤120 分。

特殊人群的研究:对于精神分裂症,无须为老年人群设计专门的试验。但应提供针对这一人群的有效剂量和安全性信息。由于精神分裂症不是幼儿的疾病,所以无须在幼儿中进行该适应证的专门的研究,但需要评价在青少年中的有效性和安全性,在成人的临床试验获得了安全有效性的确切证据后方可进行。不建议在缺乏成人安全有效性数据时,直接在儿科人群中开展抗精神病药临床试验。由于筛选标准、评价标准及安全性监测等方面难以达到充分一致,不建议在成人确证性临床试验中同时纳入儿科人群患者。

(三) 研究设计

1. 筛选与导入期 随后的筛选,定性和定量基线评估应该在短暂的导入期中进行。之前的抗精神病药应该被洗脱,通常在足够时间的单盲安慰剂导入期内逐渐减少剂量,以消除之前的治疗而不明显恶化症状。通常几天的时间适合导入。安慰剂反应者不应该从随机化中排除。在某些情况下,筛选、基线评估、随机化和研究治疗开始尽量在 1 天之内完成,尤其是重症患者。

2. 研究周期　短期疗效确证研究首选设计为 6 周或 8 周的临床试验。其原因是对于抗精神病药,通常只有在治疗 6 周后才能观察到稳定的疗效以及对阴性症状的部分作用。对于与已上市抗精神病药特性相似的药物,如果考虑缩短研究时间(如 4 周),但在 4 周尚没有达到最大疗效,则这种设计有可能得到阴性结果,而且也不利于验证疗效的稳定性。对于具有新型作用机制(与现有的抗精神病药不同)和/或针对不同领域如治疗阴性症状或认知症状的新化合物而言,应相应延长研究时间。

3. 研究设计　根据研究目的、试验设计类别、评估指标等合理选择对照药。如果采用优效设计,对照药可以是阳性药或安慰剂,如果采用非劣效设计,对照药应包括阳性药和安慰剂(包括三臂试验)。阳性对照药建议选择药理学机制相似的上市药物。

交叉设计不适用于精神分裂症患者的临床试验。确证性试验应采用双盲、随机、平行对照试验。试验方案应提供阳性对照药的选择依据,通常选择临床药理学特性与试验药物相似的阳性对照药。如果试验药物属于其某分类中的第一个新药,则适合的阳性对照药可以是目标适应证已获批的上市药品。如果没有被批准用于所选目标人群的药品,则应选择临床治疗指南中的"金标准"药物作为阳性对照药。

如果研究的目的是证明试验药物与阳性对照药相比的非劣效性,则建议采用安慰剂、试验药物和阳性对照药三组设计。为保证试验的灵敏度,应证明与安慰剂相比的优效性。

另外,如果能证明试验药物优效于一种已被充分认证的阳性对照药,则可以采用试验药物与阳性对照药比较的两组试验设计。

样本量的设计应根据统计学检验的要求并结合药物临床试验的要求。

（四）疗效指标

短期试验主要疗效终点应该是精神分裂症的整体症状与基线比较的改变。这一指标可采用为末次评估时的 PANSS 量表终点症状评分与基线值之差。结果应从统计学显著性和临床意义两方面进行考虑。报告症状评分达到预先设定的改善标准的患者比例也是很重要的疗效指标(例如 PANSS 减分率≥50% 的有效率)。因此,疗效结果应该进行有效率分析。同时还应记录在治疗过程中病情恶化的患者比例。作为灵敏度分析,建议按照获得轻度和显著改善的患者比例额外进行有效率分析。其他可以选择的次要疗效指标有:各评价点 PANSS 量表总分、PANSS 阳性症状评定量表评分、PANSS 阴性症状评定量表评分、临床总体印象严重度量表(CGI-S)、临床总体印象改善量表(CGI-I)、简明精神病评定量表(brief psychiatric rating scale,BPRS)等与基线值的变化。

（五）安全性评价指标

包括:不良事件(AE)及不良反应(adverse drug reaction,ADR)的发生率;锥体外系症状的评定,可选用锥体外系症状评定量表(ESRS)、Simpson-Angus 量表(SAS)、静坐不能量表(BARNES)等;实验室检查、生命体征及体格检查、体重及 12 导联心电图等。确定的不良反应应按与其相关的治疗时间、治疗剂量、恢复时间、患者年龄及其他有关因素进行描述。精神疾病药物研究中使用的不良反应量表应进行标准化。临床观察还应当提供相应的实验室检查和心电图记录等作为辅助说明。临床试验过程中发生的所有不良事件均应完整记录并对药物不良反应、退出和治疗期间死亡的患者分别进行分析。尤其应注意自杀、抗精神病药恶性综合征和猝死的可能性。如果发生意外过量和有意自我中毒情况,应提供临床表现和治疗评估的全部资料。还应当特别观察与试验药物类别和多个受体作用位点相关的可能不良反应,应特别注意抗多巴胺能、抗组胺能、5-羟色胺和 α-肾上腺素能的不良反应。

(1)神经科不良事件:应当用专门设计的量表对锥体外系不良反应进行评估。在清洗期,应尽量区分急性和迟发性锥体外系反应。任何发现都需通过与至少 1 个阳性对照药的比较结果进行证明。最好每种药物都有 1 个以上的剂量组,并且需阐明对照药和剂量的选择依据。此外,该方法可用于因中断治疗导致不良反应(特别是锥体外系反应)增加的患者。迟发性运动障碍(tardive disorder,TD)不良反应一般发生在治疗后期。这可能需要在说明书中进行说明。任何发现都需与上述锥体外系反应一样进行证明,应对与治疗时间的关系进行分析。

(2)精神科不良事件:根据不同类型的研究药物及药物与不同受体间的相互作用对认知的效用,应对反应时间和/或机械操作以及镇静程度进行研究。任何发现通常都必须基于专门的研究。

(3)血液学不良事件:特别注意中性粒细胞减少、粒细胞减少、再生障碍性贫血的发生情况。

(4)内分泌系统不良事件:特别注意对性功能的影响、泌乳现象、男性乳房发育和体重增加发生的情况。应对神经内分泌学参数(如催乳素水平)进行研究。

(5)心血管系统不良事件:应观察直立性低血压和药物对心脏的影响,如 Q-T 间期离散度等心血管事件。

(6)代谢综合征风险因素:定期对体重指数(BMI)、糖代谢和脂肪代谢等指标进行监测。

(7)恶性综合征(NMS):已报道所有抗精神病药均可能产生恶性综合征。因此,应全面研究并报告这些可能发生的病例。在临床试验中不能排除试验药物引起 NMS 的可能性。因此,即使试验中没有发生 NMS 的病例,也应在说明书中提示存在发生 NMS 的可能性。

(六) 合并治疗

为了临床试验的外部效度,试验期间允许限制性使用治疗不良反应的药物,治疗基础疾病的药物以及某些催眠药物。对于这些药物的使用应该设置相应的使用条件、使用时间及 1 个可接受的剂量上限。对于联合用药的排除标准应该是合理的,试验药之外的抗精神病药、心境稳定剂、抗抑郁药、抗焦虑药、抗癫痫药以及其他干扰试验的药物应该被排除在外。

在试验期间合并治疗方法如电休克疗法(ECT)和系统性心理治疗等应该禁止使用。标准化的心理治疗、心理教育、支持或咨询可作为辅助治疗,但是它们的使用应该预先在方案中定义并且记录在试验报告中。对治疗的影响应该在病例中讨论。

设计案例:研究布南色林治疗精神分裂症的安全性与有效性,进行以利培酮为阳性对照的随机、双盲双模拟、平行对照治疗8周的临床试验。

试验步骤分为3步:筛选清洗期(第−14~−1天)、治疗期(第1~56天)、渐减观察期(第57~70天)。筛选清洗期内,停用既往治疗药(抗精神病药)。抗精神病药的清洗期最少24小时。

研究对象入选标准为:①符合DSM-Ⅳ-TR精神分裂症诊断标准的精神分裂症患者;②取得知情同意时年龄≥18岁且<65岁的患者;③筛选时的PANSS总评分为70~120分;④筛选时,PANSS阳性症状分量表7项中,至少有1项评分为4分以上;⑤从筛选至治疗期结束可住院的患者;⑥患者的监护人签署知情同意书。

排除标准:①筛选前30天之内服用过其他试验用药品;②筛选评价前56天之内服用过长效抗精神病药;③规范服用过2种抗精神病药或氯氮平,且效果不佳;④服用过6mg/d剂量的利培酮,且医师判断该剂量未能使精神症状得到改善;⑤筛选时服用的抗精神病药剂量(换算为氟哌啶醇剂量)超过12mg/d;⑥筛选前28天之内服用过氯氮平;⑦由于四肢残疾、不能行走等导致难以评价药物所致不良事件的;⑧有严重的心血管、肝脏、肾脏、血液、内分泌等疾病或者上述疾病的既往史;⑨有恶性肿瘤或既往史;⑩有艾滋病病毒(HIV)感染史或合并艾滋病,丙型肝炎病毒抗体阳性,乙型肝炎病毒HBsAg、HBeAg及HBcAb均呈阳性,或HBsAg阳性,且GOT或GPT高于正常值上限,或GOT或GPT达正常值上限的2倍及以上;⑪有癫痫等痉挛性疾病、脑器质性疾病或既往史(除外幼年时的发热惊厥史);⑫帕金森病患者;⑬HbA1c≥8.0%;⑭收缩期血压≤80mmHg;⑮有恶性综合征、水中毒及麻痹性肠梗阻或既往史;⑯身体虚弱,伴有脱水或营养不良;⑰有药物过敏史或合并症(有药物导致的过敏反应、发疹、荨麻疹等过敏反应既往史);⑱筛选前1年之内有酗酒或滥用药物史;⑲孕妇,或怀疑正在妊娠,或哺乳期的妇女,试验期间不能采取适宜避孕措施的患者;⑳曾有自杀行为或现有强烈自杀倾向的患者;㉑有攻击性行为的患者;㉒对利培酮成分过敏的患者;㉓随机前无法完成至少1天药物清洗的患者;㉔筛选前30天以内接受过电休克疗法(ECT)或者系统性心理治疗的患者;㉕筛选前连续住院超过3个月的患者;㉖研究者认为不适宜的其他患者。

确认受试者筛选合格后,将受试者随机分为2组。试验组为布南色林组,服用布南色林片(8~24mg/d)和利培酮模拟片(2~6片/d),对照组为利培酮组,服用利培酮片(2~6mg/d)和布南色林模拟片(2~6片/d)。连续服药至少8周。布南色林组初始剂量为8mg/d,利培酮组初始剂量为2mg/d;第8~14天为强制增量期,第15天开始,研究者可根据疗效和安全性在规定的范围内增减剂量。

在渐减期内,研究者综合考虑受试者的情况,如认为有必要逐渐减少剂量至零,可设置渐减期,并收集渐减期的安全性信息,渐减期最长不超过14天。渐减期后选用有效抗精神病药进行维持治疗。

禁止合用的药物及食物:抗精神病药;心境稳定剂、抗抑郁药、抗焦虑药及抗癫痫药;其他试验用药品;CYP3A4阻断药(唑类抗真菌药、HIV蛋白酶阻断剂等),不包括外用药;治疗中枢神经系统疾病的中药;肾上腺素;盐酸脱氧麻黄碱;西柚汁或含贯叶连翘成分的食品。

禁止合用的治疗方法:从清洗期开始到治疗期结束或终止后的精神症状评价时为止,禁止采用电休克疗法(ECT)和系统性心理治疗等。

限制使用的合用药物

(1)EPS治疗药:①如在清洗期之前一直服用EPS治疗药,则在清洗期内需要停止服用。②如停用EPS治疗药后(如以前未服用EPS治疗药,则在治疗期开始后),发生了EPS或原有症状恶化,则可以给予EPS治疗药(苯海拉明≤50mg/d,苯海索≤10mg/d,异丙嗪≤200mg/d)。但是在这种情况下,只允许服用1种药物,且剂量应在规定范围内。如服药后无效,则可服用规定的其他药物。③如在治疗期内对新发生的EPS给予治疗药,则在给药之前应进行SAS评价。

(2)激越症状治疗药:从清洗期到治疗期结束,禁止服用激越症状治疗药。但是,如果给予试验药品后受试者出现需要控制的激越症状,则在研究者认为有必要的情况下,可向受试者提供:劳拉西泮≤3mg/d。在这种情况下,应在PANSS、CGI-S、CGI-I、SAS、BARNES评价的12小时以前进行给药。

(3)安眠药:从清洗期到治疗期结束为止,禁止服用安眠药。但是,如果给予试验用药品后受试者出现失眠或原有失眠症状加重,则在研究者认为有必要的情况下,可向受试者提供唑吡坦≤10mg/d,佐匹克隆≤7.5mg/d,扎来普隆≤10mg/d中的一种。在这种情况下,给药剂量应在规定范围内,且应在PANSS、CGI-S、CGI-I、SAS、BARNES评价的12小时以前进行给药。

禁止合用的治疗:从清洗期开始到治疗期结束或终止后的精神症状评价时为止,禁止采用电休克疗法(ECT)和系统性心理治疗等。

主要疗效指标为:与基线相比,治疗结束时的PANSS总评分的变化量。次要疗效指标为:①与基线相比,治疗结束时的PANSS分量表评分变化量;②与基线相比,治疗结束时的PANSS 5因子模型评分变化量;③与基线相比,治疗结束时的PANSS症状评分变化量;④与基线相比,各评价期的PANSS症状评分变化量;⑤与基线相比,治疗结束时的CGI-S评分变化量;⑥各评价期CGI-I评分。

安全性评价指标为:①不良事件(AE)及不良反应(ADR);②EPS的发生比例;③治疗结束时的SAS(Simpson-Angus scale)总评分变化量;④治疗结束时的静坐不能量表(BARNES)总评分变化量;⑤治疗结束时EPS治疗药的联用比例;⑥治疗结束时的血清催乳素(PRL)浓度变化量;⑦临床实验室检查值、生命体征、体重及12导联心电图。

三、长期试验

(一) 研究目的

由于精神分裂症为慢性病程,需要维持治疗以保持症状持续缓解并预防疾病复发,因此需要进行长期临床试验以证明药物的维持疗效与预防疾病复发的疗效。

(二) 研究人群

为急性期治疗获得疗效进入维持期治疗的患者,可以是急性期治疗试验的延续,为扩展期(extension phase)研究。

(三) 研究设计

有几种研究设计可以选择,平行对照(安慰剂和/或阳性对照药)设计或随机撤药设计。

平行对照试验:可以是短程试验的延续,即扩展试验(extension studies)。首选使用阳性对照药的平行组试验。如果试验目的是证实非劣效性,则阳性对照药应为在精神分裂症的维持治疗中已明确疗效的药物。考虑到疾病的自然病程,此类试验的期限应为 12 个月,并充分论证试验的灵敏度。在平行对照试验中,主要疗效终点与短期试验相同,即终点的症状评分与基线评分之间的差值。由于治疗失败造成的脱落率也可以作为一项重要的次要终点指标。

另一种方法是随机撤药试验设计,随机撤药试验分为两个阶段。

第一阶段:所有受试者均服用试验药物,采用开放、非对照设计,建议持续治疗 12 周(包括滴定导入期和至少 6~8 周的剂量稳定期)。

第二阶段:符合要求的受试者进入双盲期,随机分入试验药组或安慰剂组,观察两组的复发情况。受试者持续接受治疗直至达到预先规定的复发标准或预先规定的研究结束标准,如在观察到多少起复发事件之后结束试验或在期中分析结果阳性(试验药组优于安慰剂组)的情况下结束试验。

从稳定期进入双盲期时,受试者须符合以下标准:稳定期内剂量无变化;没有复发事件;PANSS 总分<70 分(根据研究目的允许相应调整);和/或 PANSS 量表中与研究目的相关的(或相关性强的)症状群的单项评分≤3 分(根据研究目的允许相应调整)。应该有足够长的随机治疗时间,以确保有足够数量的症状加重患者(复发事件率),达到与阳性对照药或安慰剂对比有合理的统计学把握度要求。

第三种方法是为期 6 个月的两组设计的安慰剂对照试验。设计此类试验时应考虑一些可能存在的困难,如招募受试者主要为慢性病患者的伦理学问题及可能的高脱落率。因此在试验方案中应事先规定缺失数据的处理方法。

在平行对照和随机撤药试验中,应分析至预先规定时间点症状加重的患者比例。

在有些情况下,如果短期临床试验的剂量-反应关系数据不充分,可能需要使用多个剂量的试验药物进行长期治疗的剂量探索。

(四) 疗效指标

主要指标为复发率与复发时间。次要指标可以为社会功能水平,社会经济学指标等。

复发(relapse):是指在经过一段没有或几乎没有症状的时间后,主要精神病性症状的重新出现。

复发时间:指自症状缓解到首个复发事件发生的时间。在随机撤药试验中,指自随机分组至双盲期治疗中首个复发事件发生的时间。方案中应对复发事件及复发给出明确的可操作性的量化标准。

如复发是指出现以下任一情况:

(1)住院治疗(复发前未住院,由于精神分裂症症状恶化而住院)。

(2)增加门诊就诊频率或需要紧急干预。

(3)需要改变治疗方案。

(4)出现有临床意义的异常行为,如伤人、自杀或自伤等。

(5)PANSS 总分变化:如果随机时 PANSS 总分>40 分,在 1 周内连续两次评估中,PANSS 总分均较随机时增高 25%;如果随机时 PANSS 总分≤40 分,在 1 周内连续两次评估中,PANSS 总分均较随机时增高 10 分及以上。

(五)安全性指标

主要为药物的长期耐受性和安全性指标,如:EPS、TD、体质量、糖脂代谢指标,心、肝、肾功能指标等。

设计案例:一项随机双盲试验旨在评估棕榈酸帕利哌酮延迟成人精神分裂症患者复发时间的疗效和安全性。

研究人群为年龄 18~65 岁,PANSS 总分<120 分且诊断为精神分裂症(符合 DSM-Ⅳ)至少 1 年的患者。主要的排除标准为:按 DSM-Ⅳ 诊断为精神分裂症以外的其他疾病;具有明显的自杀风险或攻击行为;近 3 个月内有物质依赖史;治疗抵抗者(2 个足够的疗程,至少 4 周的抗精神病药治疗无效);28 天内使用过任一 4 周的长效抗精神病药或者 5 周内使用过利培酮长效注射针剂;基线前 2 天使用过口服抗精神病药、心境稳定剂或者其他处方或非处方药;妊娠或哺乳期妇女,或计划妊娠者。

治疗方案:筛查和口服耐受性测试期(口服 4~7 天的帕利哌酮缓释剂);9 周过渡期(把之前的抗精神病药换为棕榈酸帕利哌酮长效针剂,第 1、8 天 50mg 注射后,改为每个月注射一次可变剂量的棕榈酸帕利哌酮 25mg、50mg 或 100mg 的长效针剂);24 周维持治疗期(PANSS 总分≤75 分的稳定期患者前 12 周接受可变剂量的棕榈酸帕利哌酮注射治疗,后 12 周接受维持剂量的棕榈酸帕利哌酮注射治疗);双盲期(维持治疗期结束后,病情稳定的患者按照 1∶1 随机分入安慰剂组和棕榈酸帕利哌酮组,进入 52 周的双盲观察期)。主要疗效指标是双盲期患者首次出现复发的时间与复发率。次要疗效指标包括阳性和阴性症状评定量表(PANSS)总分,临床总体印象严重度量表(CGI-S)评分和个人及社会功能量表(PSP)评分自双盲期基线至终点的变化。此外还进行安全性评估。

四、对急性激越症状疗效的评价

(一) 研究目的

将精神分裂症急性激越症状作为治疗适应证,在急性期验证试验药物对急性激越靶症状的疗效。

(二) 研究人群

对研究对象的临床症状标准进行入组标准的规定,选择急性发作期的患者,对 PANSS 量表中兴奋症状因子五个条目的总分及每个条目的评分标准进行规定。如国外一项药物试验研究肌内注射阿立哌唑对精神运动性激越的安全性与有效性,研究对象的入选标准为:PANSS 量表兴奋因子总分≥15 分、并且至少有一个条目的评分在 3 分以上。此外,也可以加用 PANSS 量表总分作为辅助标准。

(三) 研究设计

试验周期一般根据试验药物的药动学和药效学确定,一般为 24~72 小时。对疗效指标测量应选择在试验周期的多个时间点进行,如研究肌内注射阿立哌唑对精神运动性激越的治疗药物试验,在治疗后的 30 分钟、60 分钟、90 分钟、2 小时、4 小时、6 小时和 24 小时进行疗效评估。另一项试验研究国产甲磺酸齐拉西酮治疗精神分裂症急性激越症状的安全性与有效性,研究周期为 72 小时,分别于治疗前,治疗后 2 小时、6 小时、24 小时、48 小时及 72 小时进行疗效评估。

研究设计应采用阳性对照研究,激越症患者病情严重,故不采用安慰剂对照。

(四) 疗效指标

主要疗效指标一般为阴性和阳性症状评定量表兴奋因子评分(PANSS-EC),次要疗效指标可采用疗效指标为 PANSS 总分、行为活动评定量表(BARS)、激越/冷静评估量表(ACES)等。

(五) 安全性指标

对安全性的评价必须要评定:不良事件(AE)及不良反应(ADR),锥体外系反应可以采用锥体外系副作用量表(SAS),其他的安全不良反应量表(TESS)。

设计案例:研究甲磺酸齐拉西酮治疗精神分裂症急性激越症状的安全性与有效性,采用以氟哌啶醇注射液为对照的随机单盲试验,试验周期为 3 天。

研究对象入选标准为:①符合中国精神障碍分类与诊断标准第 3 版(CCMD-3)精神分裂症或分裂样精神障碍的诊断标准。②PANSS 总分≥60 分(1~7 分制)。③PANSS 兴奋因子 5 个条目的总分必须≥14 分(1~7 分制),而且至少有一个条目的评分≥4 分(1~7 分制)。④获得受试者,或家属,或监护人,或法定代理人的书面知情同意。⑤首发或症状急性恶化的住院精神分裂症患者。排除标准:①有躯体及神经系统器质性疾病者。②按 CCMD-3 诊断标准,诊断有酒精、药物滥用或依赖者。③妊娠或哺乳期妇女,或计划妊娠者。

试验组入组后即给予甲磺酸齐拉西酮注射液 10~20mg 肌内注射,4~6 小时后可重复使用;甲磺酸齐拉西酮总量不超过 40mg/d,每日注射不超过 3 次。对照组入组后即给予氟哌啶醇注射液 5~10mg 肌内注射,4~6 小时后可重复使用,氟哌啶醇总量不超过 30mg/d,每日注射不超过 3 次。采用 PANSS、PANSS-EC 的变化评定疗效。于治疗前,治疗后 2 小时、6 小时、24 小时、48 小时及 72 小时各评定 1 次,以 PANSS-EC 作为主要评价指标,并以 PANSS-EC 的减分率判定疗效。减分率(%)=(治疗前评分−治疗后评分)/治疗前评分×100%,疗效分 4 级,规定 PANSS-EC 减分率≥80% 为临床痊愈,≥50% 为显效,≥30% 为好转,<30% 为无效。采用不良反应量表(TESS)、锥体外系副作用量表(SAS)评定药物的副作用。

五、对阴性症状疗效的评价

(一) 研究目的

精神分裂症随着病程的延长与复发,部分患者会出现明显的阴性症状,阴性症状与社会功能损害关系密切,目前尚缺乏显著有效的药物。如果专门提出治疗精神分裂症患者阴性症状的药物注册申请,则应针对以阴性症状为主的患者设计临床试验,验证治疗阴性症状的疗效与病情稳定的时间。

(二) 研究人群

为保证研究对象为阴性症状患者而非抑郁症状或锥体外系症状(EPS)患者,入选标准应包括:

(1)以阴性症状为主且症状持续存在,可以规定阴性症状分量表总分和阴性症状条目分。

(2)情感淡漠和言语贫乏是当前阴性症状的核心表现。

(3)精神分裂症病情持续超过 6 个月,尤其是阴性症状。

应该排除:

(1)重症抑郁患者;试验中应该选择抑郁评分较低的患者。

(2)明显混杂锥体外系症状和认知障碍的受试者。

(3)明显依从性差或滥用药物的受试者。

(三) 研究设计

研究设计多采用加载试验设计(也称增效治疗试验),在基础药物治疗之上加用治疗阴性症状的药物,可以考虑安慰剂对照或阳性对照。

研究治疗阴性症状的药物的试验周期应比短期试验的周期长,才能观察到对阴性症状的治疗作用。试验周期至少在 12 周以上,有的试验周期甚至更长(FDA 要求观察 6 个月)。

（四）疗效指标

主要疗效指标应采用已经过验证的量表（如 PANSS 阴性症状分量表、阴性症状量表 SANS 或其他量表）检验阴性症状的改善情况，以终点与基线的评分之差表示；还应提供有效率；建议以社会功能改善作为关键的次要终点指标。

（五）安全性指标

评价不良事件，也要分析加载药物与基础药物之间相互作用的不良事件。

设计案例：一项实验研究 N-乙酰半胱氨酸作为利培酮的辅助用药治疗慢性精神分裂症患者阴性症状的有效性，该试验为 12 周的随机、双盲、安慰剂对照研究。

入选标准为：符合 DSM-5 精神分裂症诊断标准，PANSS 量表总分≥60 分且阴性症状评分≥20 分的慢性精神分裂症患者（病程至少 2 年）。排除标准为：符合 DSM-5 其他精神障碍的诊断标准；严重的抑郁患者，定义为汉密尔顿抑郁量表-17 项（HDRS-17）评分≥14 分或者 PANSS 量表抑郁项目评分≥4 分；前 1 周内使用过任何口服抗精神病药或者前 1 个月内使用过任何长效抗精神病药；前 2 周内接受过 ECT 治疗。其他的排除标准有：严重的躯体或神经系统疾病；酒精或物质（尼古丁除外）依赖；精神发育迟滞（智商<70）；无法交流；有 N-乙酰半胱氨酸或利培酮过敏史；妊娠或哺乳期妇女。

入选的患者随机接受 N-乙酰半胱氨酸（2g/d）或者安慰剂治疗，此外使用利培酮（最大剂量 6mg/d）治疗 12 周。每 2 周进行 PANSS 量表评分，主要疗效指标为 PANSS 量表阴性症状项目基线与终点评分之差。次要疗效指标为 PANSS 量表其他项目和 PANSS 量表总分基线与终点的评分之差。

六、对认知症状疗效的评价

（一）研究目的

精神分裂症患者具有认知损害症状，认知损害症状是独立的一组症状，也与患者的社会功能损害关系密切。认知症状需要用特异的认知评价工具进行评价，单独申请药物对精神分裂症患者认知功能的治疗注册，应进行专门的研究。对于入选的患者人群，应明确定义所采用的认知功能相关指标和范围。

（二）研究人群

研究人群入选标准首先应考虑临床状态和症状入选标准：①患者应该在一段特定的时间（至少 2 个月）是临床稳定的；②维持当前的抗精神病药达到特定的一段时间（至少 6 周），在之前 2~4 周内没有抗精神病药剂量的变化；③幻觉或妄想程度没有超过中重度（即简明精神病评定量表幻觉行为或其他异常的思维内容评分<5），阳性的思维形式障碍没有超过中重度（即简明精神病评定量表的思维障碍评分<4），尽可能少的抑郁和锥体外系症状（EPS）。

（三）研究设计

研究设计可采用加载试验设计,在基础药物治疗之上加用治疗认知症状的药物,可以考虑安慰剂对照或阳性对照。

要验证对精神分裂症认知功能的疗效,应设定较长的研究周期。例如一项评价雷洛昔芬作为辅助用药治疗绝经后精神分裂症妇女的认知症状的双盲、随机、安慰剂对照研究,研究时间为12周,其结果显示雷洛昔芬组患者在记忆和执行功能的某些方面与对照组存在显著差异。

（四）疗效指标

根据在试验终点时认知功能量表评分与基线之差来评价药物对认知功能的疗效。无论使用何种工具,如果是试验量表中仅特定的某几项评分降低,不能认为是药物有效。应明确试验结果与患者功能的关联性。主要疗效指标可以采用MATRICS共识认知成套测验(MATRICS consensus cognitive battery,MCCB)。MCCB是改善精神分裂症认知的评估与治疗研究(the measurement and treatment research to improve cognition in schizophrenia,MATRICS)项目创建的一组测验,已被证实有良好的心理测量特征,包括多种临床试验的可靠性、实际运作的临床相关性和行为治疗的敏感性。美国FDA推荐MCCB作为评价临床试验中精神分裂症患者认知功能的"金标准"。

此外,可以使用其他的量表作为联合主要疗效评价指标。因为在MCCB执行的过程中和其在新药临床试验的应用中存在一些缺陷:MCCB测试包括了7个心理维度及10项分测验,因此其测验时间较长,为1~1.5小时,慢性患者的依从性可能会差。MATRICS于2008年推荐了联合能力测验(co-primary measures)。在临床中可采用两种方法来实施联合能力测验。一种方法是应用功能能力(functional capacity)的标准化测验,来特异性评估受试者在日常生活中关键任务的能力实施情况。功能能力的评估是在门诊进行的模拟活动,而非在社区中,很少受其他因素干扰,并不代表现实中的实际情况,所以适合应用于改善认知功能药物的临床研究。另一种方法是认知功能的访谈性评估(interview-based measures),这是由患者来评定自己的认知活动,或者由监护人提供受试者认知水平的印象。这种测量具有较高的表面效度,通过认知药物治疗,可能会在短时间内发生变化。

MATRICS推荐使用两种功能能力测验,即马里兰社会能力评估测验(MASC)和加利福尼亚大学圣地亚哥分校基于操作的评估(UPSA)。MASC用于评估社会功能,主要包括交谈能力、非语言能力和有效性内容。UPSA是一个角色扮演测验,用于评估基本生活技能中五个领域的功能状态。这些领域包括领悟力/计划性、财务能力、沟通能力、活动性和家务处理能力。受试者应用道具来演示如何进行日常活动,检查者根据其实际表现进行评估。同时,还有两个访谈性测验被加入MATRICS心理测量及标准化研究(MATRICS-PASS)中,包括精神分裂症认知功能评定量表(SCoRS)和精神分裂症认知功能临床总体印象量表(CGI-CogS)。

（五）安全性指标

评价不良事件,也要分析加载药物与基础药物之间相互作用的不良事件。

设计案例：一项 12 周、多中心的随机双盲临床试验比较两个剂量的 AL-108（5mg/d 与 30mg/d，鼻内给药）与安慰剂治疗精神分裂症患者持续的认知功能障碍的有效性和安全性。

入选标准：符合 DSM-Ⅳ-TR 诊断标准精神分裂症的诊断；年龄在 18~60 岁、病情稳定的住院或门诊患者；患者在前 2 个月接受下面第二代抗精神病药之一的治疗：利培酮、奥氮平、喹硫平、齐拉西酮或阿立哌唑，在前 1 个月没有剂量的变化，和/或在前 3 个月注射维持剂量抗精神病药（氟奋乃静癸酸盐、氟哌啶醇癸酸盐）；患者需符合下面的症状标准：简明精神病评定量表（BPRS）中幻觉引起的行为或不寻常的思维内容条目评分<5 分，简明精神病评定量表概念紊乱条目评分<4 分，Simpson-Angus 量表（SAS）总分<6 分，卡尔加里抑郁量表（CDS）总分<10 分；患者需具有参加神经认知测试的能力及韦氏成人阅读测试评分>6 分。

主要的排除标准：服用第一代抗精神病药（氟奋乃静、氟哌啶醇）或氯氮平治疗；在上个月内符合 DSM-Ⅳ诊断标准中酒精或物质滥用（除了尼古丁）的诊断或者在过去 6 个月内符合 DSM-Ⅳ诊断标准中酒精或物质依赖（除了尼古丁）的诊断；受试者有过明显的头部受伤/创伤史，符合以下定义的一个或多个：意识丧失（LOC）超过 1 小时、头部受伤导致反复发作性癫痫、明确的损伤认知后遗症、损伤后认知康复；临床上有意义的躯体或神经系统疾病等。

筛选之后患者进入为期 2 周的稳定阶段：期间将进行基线神经心理和症状的评估。2 周内持续稳定的患者将随机接受 AL-108 低剂量（5mg）、高剂量（30mg，鼻内给药）或安慰剂治疗，并与患者当前的第二代抗精神病药或注射第一代抗精神病药联合使用。

主要疗效指标为 MCCB，次要疗效指标为 UCSD，基于操作的技能评估（UPSA）和精神分裂症认知量表（SCoRS）。

七、难治性精神分裂症

（一）研究目的

单药用于难治性精神分裂症患者需独立的申请，只有充分证据证实了对普通精神分裂症有效的化合物才可以考虑这一适应证。为支持将适应证的范围扩展至难治性患者，应额外进行至少一项临床试验。虽然在普通精神分裂症患者的临床试验中对难治性患者亚组进行分析可以提供有用的支持性数据，但不足以获得批准增加该适应证。

难治性患者临床试验的设计主要不同点在于对受试人群的定义和对照药物的选择。申请人应阐明阳性对照药的选择依据。此类试验设计的主要目的是证明与阳性对照药（在患者的第 2 次治疗中疗效反应不佳的药物）相比的优效性，或与氯氮平（已批准用于难治性精神分裂症）相比的非劣效性。对于精神分裂症，鉴于难以确保试验的灵敏度，因此一般倾向于进行优效性试验而不是非劣效性试验。以证明优效于非典型抗精神病药为主要目的,以氯氮平单药治疗作为阳性对照的 3 组试验设计可以显示治疗作用的大小,比两组设计更为合适。

（二）研究人群

难治性精神分裂症定义为至少已经使用过两种不同抗精神病药的足量、足疗程治疗(包括一种非典型抗精神病药),有肯定的治疗依从性并且没有应用过作用于中枢神经系统的违禁药物,但仍没有达到令人满意的改善。应阐明入组试验的患者确为难治性患者且显示至少有过一次治疗失败。

如果已经证实了对难治性精神分裂症患者的短期疗效,则不需要进行长期试验,因为可以从普通精神分裂症的研究中外推出维持治疗的疗效。

（三）研究设计

采用阳性对照设计。目前此类研究的周期一般在 12 周以上,有的研究周期长至 18 周,如一项研究比较奥氮平与氯氮平治疗难治性与治疗不敏感的精神分裂症患者的疗效性。经 18 周的治疗后,结果显示两种药物在 PANSS 量表总分、有效率、CGI-S 等疗效指标的差异。

（四）疗效指标

主要疗效指标可以选用末次评估的症状评分(PANSS 量表)与基线值之差,其他疗效指标可以选择:终点 PANSS 量表总分、临床总体印象严重度量表(CGI-S)、临床总体印象改善量表(CGI-I)、简明精神病评定量表(BPRS)等较基线变化。

（五）安全性指标

评价不良事件。

设计案例:一项研究评估氯氮平与高剂量奥氮平治疗难治性青少年精神分裂的安全及有效性。

入选标准为:10~18 岁的青少年;符合 DSM-Ⅳ精神分裂症或分裂情感障碍的诊断标准;经过至少两种非典型抗精神病药治疗后没有达到令人满意的改善;基线简明精神病评定量表(BPRS)总分≥35 分并且至少有一个精神病性条目(概念紊乱、猜疑、幻觉行为、不寻常思维内容)评分在"中度"以上。

排除标准为:既往诊断为精神发育迟滞(IQ 总分<70);对推荐的治疗有严重的不良反应史;存在严重的和不稳定的躯体疾病;妊娠妇女;经氯氮平系统治疗失败(300mg/d 或更高的剂量维持至少 12 周)和/或高剂量奥氮平系统治疗失败(20mg/d 或更高的剂量维持至少 8 周)。

入选的患者进入 12 周的随机双盲试验期,随机接受可变剂量的氯氮平或者高剂量的奥氮平(增至 30mg/d)。主要疗效指标为有效率(定义为基线至终点简明精神病评定量表总分减分率在 30%以上)和临床总体印象改善量表(CGI-I)评分为"1"(改善极其明显)或"2"(改善较明显)的比例。

八、长效针剂

精神分裂症是一种需长期服用抗精神病药治疗的慢性复发性疾病。治疗依从性差和中断率高是长期治疗的常见问题。抗精神病药肌内注射长效针剂(long-acting injection, LAI)具有持续给药特征,可提高精神分裂症患者的治疗依从性。

确证性试验应采用双盲、随机、平行对照试验。阳性对照药通常选择临床药理学特性与试验药物相似的阳性对照药,如利培酮长效针剂。抗精神病药研究人群的入排标准基本与口服抗精神病药一致。研究长效针剂对于急性期精神分裂症患者的治疗作用,其研究周期一般在 12 周以上。疗效指标的选择与口服抗精神病药一致:主要疗效指标为研究终点 PANSS 量表总分较基线的变化。次要疗效指标可以选择临床总体印象严重度量表(CGI-S)评分、临床总体印象改善量表(CGI-I)、PANSS 量表分量表评分、个人及社会功能量表(PSP)评分及有效率等。安全性评价要考察长效针剂的短期与长期安全性,长期安全性包括 TD,代谢综合征,反跳/撤药现象/依赖性,性功能障碍方面的考察。

设计案例:棕榈酸帕利哌酮长效针剂治疗精神分裂症的安全及有效性。该试验是为期 13 周的随机双盲活性对照平行组研究,旨在评估棕榈酸帕利哌酮长效针剂(每个月 1 次)与利培酮长效针剂(每 2 周 1 次)治疗成人精神分裂症患者的非劣效性。

入选标准为:年龄 ≥ 18 岁;符合 DSM-Ⅳ 精神分裂症的诊断标准;病程至少 1 年;PANSS 量表总分在 60~120 分;体重指数在 17~40kg/m² 。主要的排除标准为:按 DSM-Ⅳ 诊断为精神分裂症以外的其他疾病;在筛选期与基线之间 PANSS 量表总分下降 ≥ 25 分;筛选前 3 个月内根据 DSM-Ⅳ 诊断为活性物质依赖;治疗抵抗者(2 种不同的抗精神病药足够疗程治疗失败;临床有效耐受剂量维持至少 6 周);既往或现存的任何有意义的或者不稳定的系统疾病。

其他的排除标准有:具有明显的自杀风险或暴力行为;既往注射过棕榈酸帕利哌酮或者任何其他不允许的治疗药物(心境稳定剂);6 个月内接受过其他试验药物、生物或医疗仪器治疗;妊娠或哺乳期妇女,或计划妊娠者。

入组的精神分裂症患者(1 220 例)随机接受可变剂量的棕榈酸帕利哌酮(50~150mg 肌内注射,不补充口服制剂)或可变剂量的利培酮长效针剂(25~50mg,补充口服利培酮)治疗。主要疗效指标为最后一次随机化后 PANSS 量表总分较基线的变化。

次要疗效指标包括:临床总体印象严重度量表(CGI-S)评分、个人及社会功能量表(PSP)评分、社会功能缺陷筛选量表(SDSS)总分、PANSS 量表总分与 PANSS 量表因子分自双盲期基线至终点的变化及有效率(PANSS 量表总分减少 30% 以上患者百分率)。

(李乐华　赵靖平)

第二节 抗 抑 郁 药

一、抑郁障碍

(一) 概述与研究目的

抑郁障碍(depressive disorder)是一种以显著而持久的心境低落为主要临床特征的心境障碍,可伴有焦虑和运动性激越,严重者可出现木僵、自杀行为或幻觉妄想等精神病性症状。多数患者有反复发作倾向,部分患者在疾病发作间歇期可有残留症状或转为慢性病程,造成显著的心理社会功能障碍。此外,中国的抑郁障碍疾病总负担到 2020 年已增至 7.3%,成为仅次于心脏病的第二大疾病,与此同时,其药物治疗效果却不尽人意,有效率最高不及 60%,有迫切的新药研发开展临床试验需求。

目前抗抑郁药(antidepressants)包括经典抗抑郁药和新型抗抑郁药两大类。前者主要指杂环类(HCAs),包括三环类(TCAs)和四环类,尽管疗效肯定,但其安全性颇受质疑,尤其在过量中毒时致死率较高。后者按作用机制划分为如下几类:选择性 5-羟色胺(5-HT)再摄取抑制剂(SSRI);选择性 5-HT 及去甲肾上腺素(NE)再摄取抑制剂(SNRI);NE 及特异性 5-HT 能抗抑郁药(NaSSA);选择性 NE 再摄取抑制剂(NRI);5-HT 拮抗剂和再摄取抑制剂(SARI);NE 和多巴胺(DA)再摄取抑制剂(NDRI);选择性 5-HT 再摄取激活剂(SSRA);可逆性单胺氧化酶抑制剂(rMAOI)等。新型抗抑郁药在疗效和安全性上均获得了认可,且大多数药物每日 1 次的给药方案及初始剂量等于治疗剂量的优势,更使其成为目前一线治疗药物。

抗抑郁药因需求量大而成为全球药物研发的热点领域之一。抗抑郁药的临床试验除了要遵循药物临床试验的一般规律以外,还要考虑疾病和药物自身所具有的特点及其对临床试验的影响(例如有明显自杀倾向者一般不宜纳入临床试验),并结合国家药品监督管理局(NMPA)发布的临床相关指导原则和国际人用药品注册技术协调会(The International Council for Harmonisation of Technical Requirements for Pharmaceuticals for Human Use,ICH)指导原则进行设计实施。原则上,为确证和评价治疗抑郁障碍药物的疗效,必须进行随机、双盲、安慰剂平行对照试验,采用主要临床终点变化以证明药物疗效和安全性。因为抑郁障碍的治疗具有较高和可变的安慰剂效应,阳性药物与安慰剂之间的疗效差异与既往相比日趋缩小,在试验药物与阳性对照药物比较的非劣效性试验设计中,很难直接比较试验药与对照药治疗抑郁障碍的结果。因此,不能选择非劣效性试验设计作为证明新药疗效的唯一试验证据;有必要同时设立安慰剂对照作为参照,以保证检出临床试验的灵敏度。安慰剂的使用还有助于阐明疾病特征和药物不良反应。在安慰剂对照设计的基础上,同时使用一种有良好循证证据的阳性药物作为对照,即"三臂(3-arms)"试验设计。试验方案中应提供阳性对照药物的选择依据,通常选择临床药理学特性与试验药物相似的阳性对照药。如果试验药物属某药物分类中的首个产品,则阳性对照药可以是一种临床应用广泛、有循证证据的抗抑郁药,建议参考临床治疗指南。如已有原研药品,建议作为对照首选。

有时,使用安慰剂可能存在伦理学上的争议,特别是在急性发作期和/或门诊患者中进行试验时;但另一方面,如果批准一种无法提供确切疗效证据的治疗抑郁障碍的新药上市,在伦理上也是不能接受的。因此必须依据试验目的权衡利弊,以选择最适宜的试验设计方案。若采用三臂试验设计,在试验中应采取必要措施降低安慰剂对受试者可能造成的安全性风险,例如限制试验的持续时间(一般情况下 6~8 周)、严密随访以及在患者病情严重恶化时允许退出试验并及时接受标准治疗。应严格执行退出标准、停药规则,并准备抢救药物和措施。

理想的抑郁障碍全程治疗,包括急性期治疗、巩固期治疗和维持期治疗,旨在控制症状和预防复燃/复发。一般急性期治疗推荐 6~8 周,巩固期治疗推荐 6 个月。如果拟申请"预防抑郁障碍复发"适应证,须进行针对性的长期临床试验。但应注意,不同患者的发作持续时间存在差异,因此未强制要求 6 个月为疗程的截止时间点,而更为关注证实本次发作期间的疗效和/或预防下一次发作的疗效。若要证明维持期预防复发的疗效,应设计更长的观察时间。

对急性期疗效的持续作用(包括预防复发的疗效)必须通过至少一项为期不少于 6 个月的随机撤药试验或扩展试验予以证明。此类试验要求将使用试验药物治疗足够时间后有效的患者重新随机接受试验药物或安慰剂治疗。每个治疗阶段的持续时间不同。通常,第一个治疗阶段采用开放、非对照设计,选择持续治疗 8~12 周,而(重新)随机分组后的治疗期为 6 个月。治疗期持续时间取决于入选患者的类型和治疗时间,目前尚不明确最佳的治疗持续时间。此类设计方案必须包括预防疾病并发症(尤其是自杀风险)的措施,例如进行密切监测和及时使用补救药物,或对病情恶化的患者进行适当的治疗。这类试验在停药或撤药时需特别注意区别复燃与撤药反应的症状。还要进行有效病例数和缓解病例数的分析,并充分论证其临床意义。针对抑郁发作的患者,应使用哥伦比亚-自杀严重程度评定量表(Columbia-suicide severity rating scale,C-SSRS)密切监测自杀观念和行为的程度以及使用抗抑郁药治疗后发生的变化(改善或者恶化)。不推荐进行安慰剂对照的扩展试验,因为存在风险,其结果也存在争议。

对于预防复发的特定患者人群,疗程取决于其复发率。临床试验中应纳入有过多次重性抑郁发作史的患者,在计划试验持续时间和试验的把握度(power)时应考虑近期复发率。建议采用包括安慰剂对照和阳性药物对照的三臂平行试验设计,安慰剂可以作为内部质量控制的标准,保证研究结果的可靠性。

(二) 研究人群

1. 诊断标准　抑郁障碍的临床试验应采用国际公认的分类系统对其进行诊断分类,建议整个药物研发期间采用相同的分类系统。目前有 ICD 系统和 DSM 系统两种。其中,

DSM 系统的"重性抑郁障碍(major depressive disorder,MDD)"诊断名称强调了单纯的抑郁发作,消除了影响诊断的混杂因素,保证患者的同质性和均一性,有利于受试者的均质入组。所以当前国际上有关抑郁障碍的临床试验大多采用 DSM-5 诊断系统。

抑郁障碍的症状可分为核心症状、心理症状群和躯体症状群三方面;对抑郁障碍的诊断要求存在抑郁心境或对日常活动丧失兴趣和愉快感,伴有至少 2 项(ICD 系统)或 4 项(DSM 系统)的其他抑郁症状。通常,这些核心症状可因患者而不同,要求几乎每天的大部分时间出现,持续至少 2 周,并伴有严重的心理痛苦体验以及社会功能损害。而临床研究的筛查工具建议采用《简明国际神经精神障碍访谈检查》(Mini-International neuropsychiatric interview,MINI)或 DSM-5 的 SCID 定式临床检查,这两项诊断工具均能较全面地排除其他精神疾病。

在抑郁障碍的诊断过程中,应记录抑郁发作的严重程度和详细病史(如总病程和本次病程、发作缓解的持续时间、发作次数、既往治疗效果)等更多的描述性内容,在入选标准中应规定所使用量表的划界分值,如"中度及中度以上"的标准是汉密尔顿抑郁量表-17 项(Hamilton rating scale for depression,HAMD-17)评分≥18 分,蒙哥马利-艾斯伯格抑郁量表(Montgomery-Åsberg depression rating scale,MADRS)评分≥22 分,临床总体印象量表(CGI)评分≥4 分。需要注意的是仅依靠抑郁症状评定量表评分进行诊断是不充分的,量表评分结果不能等同于诊断。量表评分结果可将抑郁障碍分为轻度、中度和重度。因为难以证明试验药物对轻度抑郁障碍患者的疗效是否属于安慰剂效应,拟申请"治疗抑郁障碍"的注册药物临床试验通常入选中度及中度以上抑郁障碍患者,以证明试验药物有可接受的获益/风险比。此类受试者具有较广泛的就医及服药人群代表性,符合我国临床医疗实践,同时也避免了试验中过度的安慰剂效应对药物安全有效性评价的影响。关于确定适应证人群的剂量范围和对不同抑郁严重程度的疗效,应该选择临床状况一致性(同质性)较好的受试人群。尽管部分早期临床试验可在住院抑郁障碍患者中进行,但为了具有更好的目标人群代表性,还应考虑入选门诊抑郁障碍患者。

2. 排除标准 应对患者的精神障碍共病情况进行筛查。药物的作用是特异性针对抑郁障碍的,而不是对共病的治疗效果,这一点很重要。为了在相对"纯净"的抑郁障碍人群中研究新药品的疗效,应除外患有以下精神障碍的患者:现患精神疾病或精神疾病史(精神分裂症、妄想症等)、双相情感障碍、边缘型人格障碍、强迫障碍、社交焦虑障碍、现患饮食障碍或近期有饮食障碍病史(最近 6 个月内)、现有酒精或药物滥用情况或近期有滥用史(最近 6 个月内)。

另外,有明显自杀倾向者一般不宜纳入临床试验。难治性抑郁通常会被排除在外,除非适应证为难治性抑郁的临床试验。其他的共病精神障碍也应该进行记录和描述(包括严重性评估)。伴随的精神科治疗应进行洗脱(包括药物和物理治疗)。

3. 基线特征 应记录以下描述性参数:发病时的年龄,疾病的持续时间和严重程度,是否存在共病,抑郁障碍及抑郁相关障碍(如双相情感障碍)家族史,是否存在自伤、自杀或激越行为,功能损害的程度,先前治疗的结局。即使不存在严重的焦虑,也应使用通用焦虑量表对焦虑症状进行记录。对于失眠症状也应该给予特别重视。这一点在证实该药品是否具有镇静安眠作用时尤其重要。

(三) 研究设计

1. 药效学 抑郁障碍与复杂神经系统的细胞和分子结构或功能的改变可能有关,可采用动物模型筛选治疗抑郁障碍的药物。对抑郁障碍患者已开展多项脑结构和功能研究(如使用磁共振或计算机断层扫描成像进行的激活研究、电生理研究、神经内分泌通路研究等)、基因组学、蛋白质组学和代谢组学研究,但这些研究尚不能明确阐明抑郁障碍的发病机制。针对抗抑郁药不良反应的特点,鼓励同时进行认知、反应时间或睡眠的研究。

2. 药动学 应进行常规的药动学研究,特别是在量-效关系研究中对个体的血药浓度进行研究。具体参考《化学药物临床药代动力学研究技术指导原则》。

3. 剂量-反应研究 通过临床试验探索有效剂量或剂量范围,提供试验药物具有明确抗抑郁疗效的证据。有时,为确定临床的有效剂量范围以及最佳剂量,可使用至少 3 种不同剂量的试验药物进行固定剂量的平行、对照试验。一般还需要增加与安慰剂组和阳性对照组的研究。

确定老年患者的安全剂量范围至关重要,因为老年患者的药动学和/或药效学特性有可能与成人患者存在差异。因此,通常应进行老年抑郁障碍患病人群的药动学研究和剂量探索研究以确定安全剂量范围。由成人患者的给药剂量推测老年患者的给药剂量应提供可靠的试验数据支持。

根据成人疗效和安全性数据外推儿童和青少年有效性及安全性是不合适的,应在儿童或青少年患者人群中开展独立的临床试验,一般分别单独进行儿童和青少年试验,该人群具有较高的自杀风险,在试验中应特别注意对自杀的评估和防范。如果某试验既包括儿童又包括青少年,应按年龄段进行分层,样本量计算应考虑能够充分证明每一个年龄段的疗效和安全性。

4. 治疗的验证性研究 确证性临床试验通常在确定剂量与剂量范围的基础上采用随机、双盲、平行组设计。基于抑郁障碍的疾病特点,必须进行足够长时间的双盲试验以证明试验药物对急性期疗效能够维持一次抑郁发作的始终。短程试验的持续时间通常需要 6~8 周(如果能明确区别阳性药与安慰剂可以至少需要 4 周,某些试验的持续时间须达到 8 周)。长程试验以证明减少复发的作用为目的,观察期通常不少于 6 个月(6 个月并非是强制规定的截止时间点,建议根据药物特征和研究目的,确定合理的观察期)。症状改善可以用基线与治疗后的体征和/或症状的量表评分间差值(变化值或变化率)表示,也可以用有效者的比例(有效率)表达。

可以采用随机撤药试验设计观察维持疗效,分为两个阶段,第一阶段所有受试者均服用试验药物,采用开放、非对照设计,建议维持治疗 8~12 周,随后进入第二个阶段,将治疗有效的患者随机分配到试验药物组或安慰剂组,观察两组的复发情况。此类试验通常包括患者恶化(复燃)率和/或复燃出现的时间两种疗效指标。选择何种指标作为主要疗效指标与所选标准的临床相关性取决于入选患者的类型和试验目的,应在试验方案中论证其合理性。分析时应仔细考虑因病例脱落可能引起的偏倚,以及因处理脱落的统计分析方法可能引起的偏倚。

(四)有效性评价

临床痊愈是抑郁障碍的治疗目标。在临床试验中,治疗抑郁障碍药物的有效性评价指标包括基于主要疗效指标(量表评分)的减分值、减分率、有效率、缓解率和复发率(预防复发)。治疗抑郁障碍的疗效应使用专门的评定量表进行评价。有效性评价工具应经过验证并具有良好的信效度,利于对疗效进行可靠的解释。

有效(response)是指抑郁症状减轻,以主要疗效指标改善50%来衡量。对于抑郁障碍,通常定义量表减分率≥50%为有效(有临床意义的疗效)。如果使用其他"有效"定义,必须在试验方案中阐明定义的合理性。"早期起效"则通常定义为治疗2周末量表减分率≥20%。

缓解(remission)是指治疗后抑郁症状完全消失或仅有很少残留。通常以治疗后量表评分达到某个数值定义为缓解(临床缓解),如汉密尔顿抑郁量表-17项(HAMD-17)≤7分或蒙哥马利-艾斯伯格抑郁量表(MADRS)≤12分,如果使用其他"缓解"定义,必须在试验方案中阐明定义的合理性。

复燃(relapse)是指本次抑郁发作结束前,在缓解较长一段时间后出现有临床意义的抑郁症状加重,被视作是最近一次发作的一部分;复发(recurrence)是指患者在临床痊愈后,有临床意义的抑郁症状和体征的再次出现,被视作是新的一次发作的开始。

基于主要疗效指标(量表评分)计算所得的有效率、缓解率和复发率通常作为关键次要疗效指标,是评价药物疗效的支持性依据。

1. 主要疗效指标 用于主要疗效指标评估的经典量表包括 HAMD-17 和 MADRS。这两个量表在中国人群中具有良好的信效度,已广泛应用于在中国抑郁障碍患者中开展的药物临床试验。需要注意,这两个量表在评估维度方面有所差别,需根据具体的试验目的予以选择。近年来,抑郁症状快速评定量表-16项(QIDS-C16)也越来越多地应用于疗效评估中,它的优势是拥有相匹配的患者自评量表,两者配合能够直观反映出评分员他评和患者自评间的吻合程度。临床试验方案设计应事先阐明使用哪种量表作为主要疗效终点评估的工具。

2. 次要疗效指标 由于抑郁障碍患者的特殊性,能够相对准确地评估自身情绪状态,近年来,抑郁症状快速评定量表-16项(QIDS-SR16)、临床治愈评估和情感量表(REMIT)、9条目患者健康问卷抑郁量表(PHQ-9)等自评量表也越来越多地应用于疗效评估中。更加真实、相对客观是这些自评量表的优势。此外,根据需要,还可使用临床总体评价量表如临床总体印象量表(CGI)、认知功能评定量表、性功能评价量表、生活质量评价量表或社会功能评价量表等作为次要疗效终点的评价指标。

(五)安全性评价

1. 一般建议

(1)精神方面不良事件:在抑郁障碍患者临床试验所报告的不良事件中占有很大的

比例。这些事件可能与疾病本身有关,也可能与试验药物有关。为探索药物对疾病严重程度不良影响的风险,可以同时记录治疗期间发生病情恶化的患者比例。

(2)反跳/撤药现象/依赖性:停止药物治疗时可能发生反跳和/或撤药现象,试验设计应包括对这些现象的研究。在某些短程和长程临床试验中,对治疗需要突然中断的受试者应进行适当时间的随访;而在其他试验中可能更适合逐渐中断治疗,这取决于试验药物的作用机制。应选择适宜的时间点对发生反跳和/或撤药现象进行评估。为研究新药发生药物依赖的可能性或有可能发生药物依赖的适应证时,需进行动物研究。根据动物研究的结果决定是否需要进行进一步的人体试验。

(3)对认知功能的不良影响:应使用经过验证的评定量表监测试验药物对认知功能的不良影响。部分疗效评估量表中也包含有认知功能评估的项目;还应对反应时间、驾驶和镇静作用等影响程度进行评估。在青少年人群中,应从安全性和疗效两个角度去讨论试验药物与诸如记忆、学习、学校表现等具体问题的关系。

(4)代谢风险因素:必要时采用标准实验室定期对体重指数(BMI)、糖代谢和脂肪代谢等指标进行监测。应充分描述试验药物的代谢特征,并与安慰剂和阳性对照药进行比较。

(5)血液学不良事件:应特别关注中性粒细胞减少、粒细胞缺乏症和再生障碍性贫血的发生率。

(6)心血管不良事件:由于此类药物已知对心血管系统的影响,应积极地密切监测试验药物的心血管不良事件。应观察直立性低血压或心律失常(其导致晕厥或意识丧失)等不良事件,监测试验药物对 Q-T/Q-Tc 间期延长的影响。

(7)锥体外系症状(EPS):与精神分裂症患者相比,抑郁障碍患者使用抗精神病药时更易发生急性 EPS,其迟发性运动障碍的发生率也较高。因此,如果使用抗精神病药作为难治性抑郁患者的增效治疗试验时,应评估 EPS 发生的情况。应使用经过验证的专门的评定量表定期评估 EPS 的严重程度。应探索试验药物给药剂量与 EPS 发生之间的量-效关系。在清洗期,应评估已经存在的 EPS,以便与试验药物引起的 EPS 相鉴别。迟发性运动障碍(TD)一般发生在治疗后期。在抗精神病药增效临床试验中可能无法验证试验药物导致 TD 的风险,因此,即使试验中没有发生 TD 的病例,也应在说明书中提示存在发生 TD 的可能性。

(8)长期安全性:评价无生命威胁条件下长期治疗药物临床安全性的相关要求,安全性评价应包括一定数量和代表性人群暴露试验药物的长期安全性数据。

2. 特异性不良事件

(1)性功能障碍:应特别关注试验药物对性功能和性欲的影响,还应研究与催乳素相关的神经内分泌学指标;密切监测试验药物对青少年人群生长发育和性成熟的影响。

(2)自杀风险:已报道青少年和年轻成人使用抗抑郁药后自杀观念和行为的发生率有所增加,因此应使用经过验证的评分量表,如国际自杀预防试验(InterSePT)评估自杀观念的量表(InterSePT scale for suicidal thinking)或哥伦比亚-自杀严重程度评定量表(C-SSRS),应对自杀患者的陈述或行为进行描述性总结,监测从自杀观念到死亡的自杀事件发生率,定期评估使用试验药物后突然发生自杀观念和行为的可能性。

(3)激活综合征(activation syndrome,AS):抗抑郁药引起 AS,包括激惹、焦虑、躁狂、失眠、惊恐的五维症状,可能是导致自杀风险增加的机制,应该在治疗过程中(尤其是初期治疗阶段)予以特别关注,早发现、早干预,避免悲剧发生。目前,除了 2011 年 Trivedi 创制的 16 项简明关联症状跟踪表(concise associated symptoms tracking scale,CAST16)外,国内外尚无其他针对 AS 的评估量表。

3. 暴露于临床安全性评估(包括长期安全性)的人群范围 指符合人群暴露指南(ICH EIA)的大量具有代表性的抑郁障碍患者人群。其他适应证下的相关数据也可以用作当前适应证的支持性安全性数据。

(六)合并治疗

方案设计和实施中必须详细记录既往用药情况和合并用药。应该洗脱相关药物以消除影响。必要时考虑提供紧急情况下使用的急救药物。

如果在治疗开始时必须使用抗焦虑药或镇静催眠药改善睡眠症状,应规定治疗失眠药物的种类和使用时间与剂量,可进行分层设计,并分析对疗效的影响。

通常认为,心理咨询、心理教育、社会支持和支持性心理治疗可作为辅助治疗,这些治疗可能会增加安慰剂效应,应预先在试验方案中明确规定,并予以详细记录,在结果分析时应讨论其对疗效的影响及可能的中心间效应影响。而改良电休克治疗(modified electro-convulsive therapy,MECT)、经颅磁刺激(transcranial magnetic stimulation,TMS)、迷走神经刺激(vagus nerve stimulation,VNS)等神经调控治疗、系统性心理治疗(包括认知行为治疗、动力性心理治疗等)在临床上广泛使用或开始使用,有些疗效较为肯定,且个体差异明显,尽量不作为治疗抑郁障碍药物临床试验中的合并治疗。

设计案例: 草酸艾司西酞普兰片治疗抑郁障碍有效性和安全性的随机、双盲、阳性药物平行对照的多中心临床试验(方案摘要)

1. 研究目的

(1)主要目的:评价草酸艾司西酞普兰治疗抑郁障碍的有效性,并与西酞普兰比较。

(2)次要目的:评价草酸艾司西酞普兰治疗抑郁障碍的安全性,并与西酞普兰比较。评价草酸艾司西酞普兰治疗抑郁障碍伴随焦虑的疗效。

2. 研究设计 本研究采用随机、双盲、西酞普兰平行对照、多中心的临床试验。受试者经筛选合格后入组,随机进入试验组(草酸艾司西酞普兰 10~20mg/d)或对照组(西酞普兰 20~40mg/d),观察时间为 6 周。采用分层随机法,随机比例为 1:1。

3. 病例数 目标病例为 200 例(试验组 100 例,对照组 100 例),准备入组 240 例。

4. 入组标准

(1)住院或门诊患者。

(2)符合 CCMD-3 有关抑郁障碍或抑郁发作诊断标准。

(3)年龄 18~65 岁,男女不限。

(4)筛查和基线的汉密尔顿抑郁量表-17 项(HAMD-17)评分≥18 分。

(5)体检、实验室及心电图检查无具有临床意义的异常(除外那些临床上已稳定 3 个月以上的疾病)。

(6)受试者本人或其监护人签署书面知情同意书。

5. 排除标准

(1)有严重自杀倾向。

(2)伴有明显的或不稳定的心、肝、肾、内分泌、血液等内科疾病。

(3)有癫痫病史者(儿童高热惊厥除外)。

(4)1 年内有酒精和药物依赖情况。

(5)继发于其他精神疾病或躯体疾病的抑郁发作。

(6)双相障碍,快速循环发作。

(7)哺乳期、妊娠期或有可能在试验期间怀孕的妇女。

(8)有严重药物过敏史。

(9)心电图检查异常或实验室结果异常(GPT 大于正常值上限的 1.5 倍),且有临床意义。

(10)在 30 天内参加过其他药物临床试验。

(11)随机前 4 周内服用过单胺氧化酶抑制剂。

(12)随机前停用其他精神疾病药物(允许合用的催眠药除外)未达 3 个半衰期。

(13)不能按医嘱服药。

(14)基线与筛选比较,HAMD 总分下降≥25%。

(15)过去半年内用 ECT 治疗。

(16)既往用西酞普兰正规治疗无效。

6. 剂量及给药方法

(1)规格:草酸艾司西酞普兰 10mg/片;(消旋)西酞普兰 20mg/片。

(2)给药剂量

1)试验组:草酸艾司西酞普兰 10mg/d(1 片),每日 1 次。2 周末,如疗效不佳(HAMD 减分率<30%或研究者认为有必要增加剂量),且对药物耐受性好,草酸艾司西酞普兰可调整剂量至 20mg/d(2 片),每日 1 次。

2)对照组:西酞普兰片 20mg/d(1 片),每日 1 次。2 周末,如疗效不佳(HAMD 减分率<30%或研究者认为有必要增加剂量),且对药物耐受性好,西酞普兰可调整剂量至 40mg/d(2 片),每日 1 次。

(3)给药方法:两种药均口服。

7. 合并用药

(1)可合用药物:可以合用治疗失眠常规剂量的唑吡坦、佐匹克隆、咪达唑仑、阿普唑仑、氯硝西泮及艾司唑仑,睡前服用,连续用药时间小于 1 周。另用于控制躯体疾病的必需药物,需记录合用药物的原因、剂量和起止时间。

(2)禁止应用的治疗:整个研究期间不允许合并任何其他抗精神病药、抗抑郁药、抗躁狂药及抗焦虑药(除合用药物中允许的以外);可给予患者支持性心理治疗,但不允许进行对试验有影响的系统心理治疗,例如认知领悟、行为治疗等。禁用电痉挛治疗或改良电痉挛治疗。

8. 疗效评定 以 HAMD 总分减分作为主要疗效评定指标,以 HAMD 总分≤7 分为临床痊愈,HAMD 减分率≥50% 为有效,HAMD 减分率<50% 为无效。次要疗效指标为HAMA 和 CGI 评分的变化。

9. 安全性评定 安全性评定包括生命体征及体检、不良事件记录、实验室和 ECG 检查等。

10. 统计分析 统计分析数据集:根据意向性分析(ITT)的基本原则,定义如下:

(1)全分析集(FAS):针对所有经随机化分组,已使用试验药物并至少完成一次疗效随访的病例。对主要指标缺失值的估计,采用最接近的一次观察值进行结转(LOCF)。

(2)符合方案分析集(PPS):所有符合试验方案、依从性好(实际使用药量占应用药量的80%~120%)、试验期间未服禁止用药、完成 CRF 规定填写内容、临床观察时间至少4 周的患者。

(3)安全性数据集(SS):所有随机化后至少接受一次治疗的受试者。

二、难治性抑郁障碍

(一)概述与研究目的
在日常诊疗实践中常见到难治性抑郁障碍(treatment-resistant depression,TRD)的临床现象,从评价角度考虑,当使用至少两种不同(药理机制)的抗抑郁药,经足够剂量和足够疗程治疗,同时确定有良好治疗依从性,但仍未获得有临床意义的好转/改善时,即可认定为 TRD。

在临床中建立了针对 TRD 的治疗规范,包括对初始诊断的再评价,当对 TRD 没有可纠正的原因时通过更换其他抗抑郁药对初始治疗方法进行优化、增效策略(如合并使用锂盐和其他心境稳定剂、非典型抗精神病药等),甚至使用非典型抗精神病药单药治疗也在考虑范围内。

(二)研究人群
1. 诊断标准 符合前述抑郁障碍诊断标准,且当使用至少两种不同(药理机制)的抗抑郁药,经足够剂量和足够疗程治疗,同时确定有良好治疗依从性,但仍未获得有临床意义的好转/改善的患者。在诊断之前必须明确几个问题:药物是否达到治疗量,治疗时间是否充足(一般为6周及6周以上),是否遵医嘱服药,是否合并内科疾病或其他共病。难治性的抑郁障碍分级,见表3-1。

表 3-1 难治性的抑郁障碍分级

等级	标准
0	未经单一充分的药物治疗
1	一种药物充分治疗无效
2	在 1 的基础上,用另一种不同作用机制的药物充分治疗无效
3	在 2 的基础上,用三环类抗抑郁药充分治疗仍无效
4	在 3 的基础上,用单胺氧化酶抑制剂充分治疗仍无效
5	在 4 的基础上,用一疗程的电休克治疗无效

目前普遍认为:难治性的等级越高,治疗的困难越大,从开始治疗到最终找到有效方案而使症状缓解的时间和过程也越长,所消耗的医疗资源也就越多。

需要注意的是,在增效治疗试验中,应纳入对单药治疗部分有效的患者,而不应纳入完全无效的患者。在试验方案中需对"部分有效"的判定标准进行明确规定并提供依据。

2. 排除标准 难治性抑郁障碍患者共患其他精神疾病和其他躯体疾病的概率较高,应对患者的共病情况进行仔细筛查,在相对"纯净"的难治性抑郁障碍人群中研究新药品的疗效。应除外患有以下精神障碍的患者:现患精神疾病或精神疾病史(精神分裂症、妄想症等)、双相情感障碍、边缘型人格障碍、强迫障碍、社交焦虑障碍,现患饮食障碍或近期有饮食障碍病史(最近 6 个月内),现有酒精或药物滥用情况或近期有滥用史(最近 6 个月内)。同样,有明显自杀倾向者一般不宜纳入临床试验。注意患者是否存在内分泌疾病(特别是甲状腺功能低下)、结缔组织病、维生素缺乏及病毒感染,这些躯体疾病也属于排除之列。其他共病的精神障碍也应该进行记录和描述(包括严重性评估)。伴随的精神科治疗应进行洗脱(包括药物和物理治疗)。

临床研究的筛查工具建议采用《简明国际神经精神障碍访谈检查》(MINI),能快速、相对全面而有效地了解患者合并其他精神疾病的情况。

3. 基线特征 与前述抑郁障碍临床试验受试者的基线特征大致相同,需要特别关注是否存在共病(如焦虑障碍、恶劣心境、物质依赖及甲状腺功能低下)、抑郁障碍及抑郁相关障碍家族史,功能损害的程度,先前治疗药物的剂量、疗程和结局。

(三)研究设计

1. 药效学 难治性抑郁障碍与复杂神经系统的细胞和分子结构或功能的改变可能有关,可采用动物模型筛选治疗难治性抑郁障碍的药物,但目前此类动物模型相对较少。已开展的多项脑结构和功能研究、基因组学、蛋白质组学、免疫组学和代谢组学研究尚不足完全阐明难治性抑郁障碍的发病机制。

2. 药动学 应进行常规的药动学研究。特别是在量-效关系研究中对个体的血药浓度进行研究。具体参考《化学药物临床药代动力学研究技术指导原则》。

3. 剂量-反应研究　通过临床试验探索有效剂量或剂量范围,提供试验药物具有明确抗难治性抑郁障碍疗效的证据。为确定临床的有效剂量范围以及最佳剂量,可使用至少3种不同剂量的试验药物进行固定剂量的平行、阳性对照试验。

4. 治疗的验证性研究　确证性临床试验通常在确定剂量/剂量范围的基础上采用随机、双盲、平行组设计。基于难治性抑郁障碍的疾病特点,必须进行足够长时间的双盲试验以证明试验药物的疗效能够维持一次抑郁发作的始终。根据试验的设计类型不同(如换药策略、联合策略、强化策略等),试验的持续时间通常需要8~12周。症状改善可以用基线与治疗后的体征和/或症状的量表评分间差值(变化值或变化率)表示,也可以用有效者的比例(有效率)表达。

难治性抑郁障碍的试验设计与其他试验设计的不同之处主要是对照药的选择和患者人群的定义。前者可有几种选择,如单药治疗、在原治疗基础上加载(add-on)或增效(augmentation)治疗。应充分论证阳性对照药选择的合理性。试验设计的主要目的是证明优于阳性对照药(依据该药物既往治疗的提示,预计对难治性抑郁障碍患者人群没有充分疗效)。在患者难治性抑郁障碍人群中,仅证明疗效优于安慰剂不足以支持申请TRD适应证。

可以采用随机撤药试验设计观察维持疗效,通常包括患者恶化(复燃)率和/或复燃出现的时间两种疗效指标。选择其一作为主要疗效指标与所选标准的临床相关性取决于入选患者的类型和试验目的,应在试验方案中论证其合理性。分析时应仔细考虑因病例脱落可能引起的偏倚,以及因处理脱落的统计分析方法可能引起的偏倚。

(四) 有效性评价

与前述抑郁障碍不同,难治性抑郁障碍的治疗目标通常是临床有效。有效性评价指标包括基于主要疗效指标(量表评分)的减分值、减分率、有效率、缓解率和复发率(预防复发)。

1. 主要疗效指标　可用于主要疗效指标评估的经典量表包括HAMD-17和MADRS。QIDS-C16也可以应用于疗效评估中。它的优势是拥有相匹配的患者自评量表,两者配合能够直观地反映出评分员他评和患者自评间的吻合程度。临床试验方案设计应事先阐明使用哪种量表作为主要疗效终点评估的工具。

2. 次要疗效指标　近年来,QIDS-SR16、REMIT、PHQ-9等自评量表越来越多地应用于疗效评估,更加真实、相对客观是这些自评量表的优势。此外,由于难治性抑郁障碍的临床试验可能涉及更多的增效策略和联合策略,药物之间的相互作用会增加,可以根据需要,使用相关副作用量表监测副作用。还可使用临床总体评价量表如临床总体印象量表(CGI)、认知功能评定量表或社会功能评价量表等作为次要疗效终点的评价指标。

（五）安全性评价

与抑郁障碍药物试验的安全性评价相似，在使用其他药物增效试验时要评价基础药物与增效药物的不良事件，以及药物相互作用的不良事件。

三、强迫障碍

（一）概述与研究目的

强迫障碍（obsessive-compulsive discorder，OCD）是一种异质性、慢性和失能性的焦虑障碍。DSM-5 中，OCD 的特征包括强迫观念和或强迫行为；其中，强迫观念是指反复或持续出现的想法、意念、图像，症状为强迫行为与自身意愿违背，常引起显著的焦虑及痛苦；强迫行为是重复动作（如洗手、检查）或意念行为（如祷告、计数、默读），患者感觉受到强迫观念的驱使，或必须根据规则严格执行。强迫行为耗时（通常一天内>1 小时）或引起显著的痛苦或社会、职业及其他领域功能损害。OCD 患者中其他精神障碍的终身共病率为 75%~84%。最常见的伴发精神障碍为严重抑郁障碍，其他焦虑障碍（广泛性焦虑症、社交焦虑障碍、惊恐障碍），物质滥用和进食障碍。

在 20 世纪 80 年代早期，OCD 被认为是一种难治性疾病。此后一直假设 5-HT 和 DA 在此病的发病机制中起到了作用。抗抑郁药中的 SSRI 和氯米帕明对 40%~60% 的 OCD 患者可能有效，抗精神病药对部分病例也体现出一些作用（但没有强迫障碍适应证），而安慰剂效应为 5%~20%，但是这些药物的长期疗效尚不明确。

OCD 治疗药物的临床试验除了要遵循药物临床试验的一般规律以外，还要考虑疾病和药物自身所具有的特点及其对临床试验的影响，并结合 NMPA 发布的临床相关指导原则和 ICH 指导原则进行设计实施。特别关注的是由于 OCD 的高共病率，临床试验设计的重点是证实该药物的效果是特异性针对 OCD 的，而不是对继发于共病的强迫症状的治疗效果。任何形式的外部非药物支持或建议应在试验方案中事先进行定义，在研究过程中应保持一致。对于 OCD，需除外有明确疗效的系统心理治疗如认知行为疗法（cognitive behavioral therapy，CBT）。

（二）研究人群

1. 诊断标准　OCD 的诊断是根据国际公认的分类系统来进行的，最适用的是 DSM 系统的标准。也可使用其他的分类系统（如 ICD 系统），但必须经过验证。诊断可以由有资质的精神科医师作出，并用结构性诊断面谈（如 SCID、MINI）进行确认。另外，入选标准应建立在经过证明的划界分基础之上，并且使用经过验证的量表，如耶鲁-布郎强迫量表（Yale-Brown obsessive compulsive scale，Y-BOCS）和 The National Institute of Mental Health Obsessive-compulsive（NIMH-OC）来评估 OCD 的严重程度。

2. 排除标准　应对患者的精神障碍共病情况进行筛查。为了在相对"纯净"的 OCD 人群中研究新药品的疗效，应除外患有以下精神障碍的患者：现患精神疾病或精神疾病史（精神分裂症、妄想症等）、双相情感障碍、边缘型人格障碍、社交焦虑障碍，现患进食障碍或近期有进食障碍病史（最近6个月内），现有酒精或药物滥用情况或近期有滥用史（最近6个月内）。另外，目前或近期有严重的抑郁发作（最近6个月内）也最好除外。若研究的药物具有抗抑郁特性，则目前或近期抑郁发作（最近6个月内）的患者必须除外。其他共病的精神障碍也应该进行记录和描述（包括严重性评估）。伴随的精神科治疗应进行洗脱（包括药物和物理治疗）。

3. **基线特征**　应记录以下描述性参数：发病时的年龄、疾病的持续时间和严重程度、是否共患抽搐伴发症、是否有 OCD 及 OCD 相关障碍家族史、强迫观念的类型、是否存在强迫行为、功能损害的程度、先前治疗的结局。即使不存在严重的抑郁，也应使用经过验证的量表对抑郁症状进行记录。对于焦虑症状也应给予特别的重视。这一点在已证实该药品具有抗抑郁和/或抗焦虑作用时尤其重要。

（三）研究设计

1. **药效学**　可以进行一系列测试来评估药品的主要和/或次要药效学作用以及副作用，但这些测试结果仅供参考，因为目前尚无人类 OCD 的特异性模型。可以用于治疗 OCD 的药品评估测试，如认知和反应时间测试，包括职业和精神能力的测试。

2. **药动学**　通常的药动学研究根据人类药动学研究指南进行。尤其在剂量-反应研究中，血浆浓度水平可提供一定信息。与酒精和其他中枢神经系统药物的相互作用也应该进行研究。

3. **剂量-反应研究**　剂量范围的研究最好使用对照、平行固定剂量的设计来进行，至少使用 3 种剂量，以确定最低有效剂量和最佳剂量。在合理性得到证实的情况下，也可使用其他方法来开展剂量范围研究。一般情况下，加用一个安慰剂组和一个活性对照组。在剂量-反应研究中结合药动学研究可用于选择合适的剂量，当药物的药动学变异很大时，应当选择更大范围的剂量，或根据药动学协变量（如体重、体重指数、肾功能等）对剂量组进行个体化处理，或进行血药浓度对照研究。

4. **治疗的验证性研究**

（1）短期试验：为了评估 OCD 药物的效果和安全性，推荐使用传统的平行组、双盲、随机、安慰剂对照试验。在治疗的验证性研究中，最好使用 3 组、安慰剂对照的平行组试验设计。对照药物的选择及其剂量应根据该对照药物的安慰剂对照试验的证据进行证实。与其他疾病一样，使用安慰剂治疗 OCD 患者可能存在伦理学问题，尤其是因为短期试验的持续时间相对较长，且对这一疾病存在有效的治疗方式。不过，若是 OCD，安慰剂对照的试验似乎尚可接受，因为没有证据表明 OCD 是一种进行性疾病，而且已经过验证的治疗方式的效果不佳。既往关于 OCD 的部分试验中，研究药物相对于安慰剂并没有表现出优越性。

不推荐设置安慰剂导入期，因为它可能会削弱研究结果的普适性。在既往关于 OCD 的试验中，对治疗的应答存在延迟性。应用 SSRI 和氯米帕明治疗大约 8 周后才可出现明显疗效。这表明为了明确证实疗效，短期试验的周期应该至少为 8 周，最好为 10~14 周（注意这一时间中并未包含滴定期）。

（2）长期试验：由于 OCD 的慢性病程，至少应该有一项设计良好的研究能够证实长期的疗效。若疗效结果是以病情加重的患者数量和/或到这一事件发生的时间来表示，则可在扩展期对应答者再次随机分组，通过随机撤药研究（randomised withdrawal study，RWS）来进行。

证明药物维持作用的最佳设计是随机撤药研究，还有平行对照（安慰剂和/或阳性对照药）设计。在 RWS 设计中，通常用病情恶化（复发）的患者数和/或发生病情恶化（复发）的时间来表示疗效，两个疗效标准都值得注意，都应提交。应慎重分析患者脱落（非疾病复发所致）引起的可能偏倚，并考虑与之相关的统计方法。必须在方案中对病情恶化或复发加以定义，应该定义为临床相关的症状加重，并在一次或多次访视时用有效的评定量表进行评分。使用这一试验设计的重点是，将复发定义为根据严重程度标准量表的测定，具有临床意义的变化。在关于 OCD 的长期试验中，脱落率可能很高，可能导致偏倚。因此对于脱落情况应进行详细记录。对于 OCD，维持治疗的最短时间应为 6 个月。

（四）有效性评价

1. 主要疗效指标　应提前对量表、结局测定和分析方法的选择进行指定。推荐的主要疗效测定标准是关键量表的评分相对于基线值的变化。对关键量表的选择应合理，其对于变化的可靠性、正确性和敏感性必须已知。目前关于 OCD 症状改善的可接受的量表包括 Y-BOCS 和 NIMH-OC。Y-BOCS 最好用于主要终点。研究者应提前接受一致性培训，使之达到并保持评分的可靠，必要时在研究过程中也可接受一致性再培训。

症状的改善应该以基线值和治疗后得分的差异进行记录，也应该按照应答者的比例和/或发生缓解的患者比例进行表述。应答者是指在主要结局量表评分中相对于基线值发生具备临床意义的降低的患者。对于应答者的定义应该根据其具备的临床意义进行验证。

2. 次要疗效指标　当 Y-BOCS 用作主要终点时，可以将 NIMH-OC 用作次要终点。由于 OCD 可以显著地影响到整体社交能力（如关系、工作等），因此使用独立于疾病特异性量表的总体评价量表来测定社交和职业能力是很有帮助的。它可能为治疗的临床意义提供更多信息。选择量表时应该有一定依据，且使用的量表必须经过验证，如功能大体评定量表（他评量表）和席汉残疾量表（自评量表）。若对于目标人群已得到验证的话，也可使用生活质量量表。

（五）安全性评价

1. 一般建议　对于确定的不良事件应该密切监测，并列出与治疗时间、剂量和/或血药浓度水平的关系，恢复时间，年龄和其他相关变量等特征。所有的不良事件都应该进行完整记录，并对药物不良反应、脱落和试验中死亡的患者单独进行分析。由于 5-HT 和 DA 似乎在该病的病理生理过程中发挥了作用，因此与这些神经递质系统有关的可能副作用应该进行研究，最好使用特异性的量表（如 5-HT 能综合征、锥体外系症状量表）。与其他神经递质系统（如 NE 能、胆碱能和组胺能受体）的相互作用也应该进行监测。

如有必要，应将合适的化验结果作为临床观察的补充。对于儿童/青少年和老年人需要进行特殊监测。关于意外过量或故意中毒的临床特征和治疗方法的任何信息均应提供。

代谢风险因素:必要时采用标准实验室方法定期对体重指数(BMI)、糖代谢和脂代谢等指标进行监测。应充分描述试验药物的代谢特征,并与安慰剂和阳性对照药进行比较。

血液学不良事件:对于粒细胞缺乏症,再生障碍性贫血和血小板计数减少应该给予特别重视。

心血管不良事件:如果药品属于具有心血管作用的种类或者研究中的阳性对照药具有这类特性(如氯米帕明),则应该给予心律不齐和传导障碍特别关注,尤其是 Q-T 间期延长。

2. 特异性不良事件

(1)反跳/撤药现象/依赖性:停止药物治疗后,可能发生反跳/撤药现象,应当进行研究。短期和长期研究的设计中应至少包含 1 次停止治疗后的访视,以评估是否发生撤药和反跳症状。对于新的候选化合物,至少应该在 1 个短期试验和 1 个长期试验中整合入 1 个短期的撤药期,如可以在随机撤药研究中对患者进行一定周期的随访,以检测可能出现的反跳和撤药症状。研究新型化合物产生依赖的可能性,或者有迹象表明可能发生依赖时,需要进行动物实验研究。OCD 的慢性病本质导致了发生依赖风险的增加。根据动物研究的结果,可能需要进行人体内研究。

(2)精神方面不良事件:也需要对精神疾病副作用(如抑郁、躁狂、幻觉)进行监测。对自杀风险及激活综合征应该进行密切监测(详见抑郁障碍药物治疗的安全有效性部分)。对于企图自杀或者已进行的自杀行为尤其应该予以重视。

(3)性功能障碍:由于 OCD 的治疗中常使用抗抑郁药,需要特别关注试验药物对性功能和性欲的影响。应研究与催乳素相关的神经内分泌学指标;密切监测试验药物对青少年人群生长发育和性成熟的影响。

(4)对认知功能的不良影响:根据所研究药品的种类和与各种受体可能的相互作用,应当研究对其认知、反应时间和/或驾驶的影响以及镇静程度。应使用经过验证的评定量表监测试验药物对认知功能的不良影响。在青少年人群中,应从安全性和疗效两个角度去讨论试验药物与诸如记忆、学习、学校表现等具体问题的关系。

3. 暴露于临床安全性评估(包括长期安全性)的人群范围 指符合人群暴露指南(ICH EIA)的大量具有代表性的 OCD 患者人群。其他适应证下的相关数据也可以用作当前适应证的支持性安全性数据。

(六)儿童和青少年人群的研究特点

OCD 在 6 岁即可起病。儿童 OCD 与成人有所不同,强迫观念有所不同,强迫行为更常见,但儿童往往没有自知力。因此,需要对儿童开展独立研究,对儿童和青少年的研究必须在药物取得成人适应证后进行。此外,由于儿童和青少年 OCD 共病情况较多,如共病抽动障碍、ADHD、双相障碍及其他焦虑障碍。这些共病最好予以排除。最好由经过良好训练的儿童精神疾病医师来进行诊断。

可采用 DSM 最新版本的诊断标准进行诊断。应使用特定有效的评定量表,如 CY-BOCS。因研发的药物可能对儿童和青少年的认知、学习、生长发育、内分泌功能造成影响,儿童和青少年患者中的不良事件资料可能不同于成人。在不良事件报告中应采用与年龄相符的实验室正常值以及临床评价方法。在确定药物对骨骼、行为、认知、性功能和免疫系统的成熟与发育的可能作用时,必须进行长期研究和监测(患者长期接受治疗或者接受治疗后的一段时间内)。儿童和青少年尤其容易出现"行为"症状和精神病不良事件,因此,在试验过程中应该对激惹、敌意、激越和自杀相关事件(如自杀意图,自残和自杀企图)进行密切监测。

一般情况下,在药物获准上市时儿科数据是有限的。因此,上市后监测和/或长期随访研究尤其重要。在这类患者人群中进行研究时,应有充分的药动学研究支持。

(七) 合并治疗

同样,OCD 的方案设计和实施中必须详细记录既往用药情况和合并用药。应该洗脱相关药物以消除影响。必要时考虑提供紧急情况下使用的急救药物。如果在治疗开始时必须使用抗焦虑药或镇静催眠药,可进行分层设计,并分析对疗效的影响。对心理咨询、心理教育、社会支持和支持性心理治疗应预先在试验方案中明确规定,并予以详细记录,在结果分析时应讨论其对疗效的影响及可能的中心间效应影响。系统性心理治疗,特别是认知行为治疗的疗效较为肯定,且个体差异明显,尽量不作为治疗强迫障碍药物临床试验中的合并治疗。

设计案例:某药 3 种固定药物剂量治疗成人强迫障碍疗效、安全性、耐受性、随机、双盲、帕罗西汀对照的平行组研究。

1. 研究目的

(1)主要目的:研究某药(3 种固定剂量)治疗成人强迫障碍的疗效,与帕罗西汀相比的非劣效性与安全性评价。

(2)次要目的:采用 NIMH-OC、CGI 严重程度、席汉残疾量表(Sheehan disability scale, SDS)中的平均改善值评价药物的有效性,采用脱落率、治疗中出现的不良事件、生命体征和实验室分析信息,评价药物和对照药的安全性和耐受性。

2. 研究计划

(1)研究过程:为期 12 周的随机、双盲、帕罗西汀对照研究。研究分 3 个阶段:筛查期、双盲急性治疗期及药物递减期。

1)筛查期:第一阶段包括 3~21 天的筛查期。筛查期最短为 3 天,最长为 21 天。

筛查包括回顾病史和精神检查,OCD 病史包括发病时的年龄、疾病持续时间和严重程度、是否存在抽搐伴发症、OCD 及 OCD 相关障碍家族史、强迫观念的类型、是否存在强迫行为、功能损害的程度、先前治疗的结局等。作为筛查过程的一部分,将进行全面的精神科评估,包括:《简明国际神经精神障碍访谈检查》(MINI)及安全性、疗效评价工具的评估。

服用苯二氮䓬类药物的患者必须在基线前至少14天完成苯二氮䓬类药物的递减。

所有入组标准,包括安全性和实验室分析,必须在随机化入组之前进行核实。不符合入组标准或者符合排除标准的患者应退出研究。

2)基线:基线(研究第-1天)评估包括安全性及疗效评价工具的评估。

3)双盲急性治疗期:第二阶段是为期12周的双盲急性治疗期,可在第7、14、28、42、56、70、84天安排访视,每次访视允许±3天窗口,但要注意控制总治疗期,每次访视窗口为与基线的比较,每次访视完成疗效及安全性评估。

4)药物递减期:如果没有其他临床指征,完成84天研究或提前退出研究的受试者应逐渐减少药物剂量,一般持续2周,可安排2次访视(第91天和第98天)。

5)随访期:可在停药后1周(第105天)安排一次随访期。

(2)脱落:对于在急性双盲期内第14天后终止研究的患者,在患者末次访谈时进行各项检查。早期终止研究的患者可以选择是否进入药物递减期。

(3)有关设计与对照讨论:选择帕罗西汀作为对照的原因是该药是一种能确实有效治疗OCD的SSRI。

3. 研究人群

(1)入组标准

1)年龄18周岁以上的男性或女性门诊患者,根据最新DSM诊断标准符合强迫障碍。

2)所有女性在访谈1时妊娠试验必须是阴性的。育龄期妇女(未手术绝育且为月经初潮之后到绝经后1年)必须不在哺乳期;根据尿液妊娠试验,入组时妊娠试验为阴性;同意在研究期间及最后一次使用研究药物后1周,使用可靠的避孕措施。

3)在筛查和基线时临床总体印象-严重程度(CGI-严重程度)分数须≥4。

4)筛查及基线,患者Y-BOCS分数必须≥16分(如为单纯的强迫思维或强迫行为为≥10分),NIMH-OC≥7。

5)在基线,席汉残疾量表(SDS)总体功能评分必须≥12。

(2)排除标准

1)与研究有直接关系的研究点人员及他们的直系亲属。

2)在过去30天内,参加过其他临床试验项目。

3)除了OCD以外,目前存在任何符合DSM最新诊断系统的诊断。

4)存在人格障碍或反社会行为病史,研究者判断其会影响患者对研究方案的依从性。

5)过去6个月内有过任何精神活性物质滥用或依赖。

6)任何成瘾药物或禁用药物尿检阳性。注意:如果患者在筛查时可能没有经过适当的洗脱期造成禁用药物尿检阳性,可以在基线进行复查。如果复查显示母体化合物阳性,该患者将被排除。

7)基线前14天用过苯二氮䓬类药物或巴比妥类药物。

8)患者有严重的自杀风险,或者研究者认为按照患者的躯体或精神状况,完成研究的风险较大。

9)患者存在严重的躯体疾病,包括任何心血管功能、肝功能异常(伴或不伴酒精滥用),泌尿、呼吸、血液、内分泌或神经系统疾病或具有临床意义的实验室检查异常。入组前6周内或研究期间任何时候开始进行心理治疗,改变心理治疗或其他非药物治疗的强度。

10)在基线前30天内使用过单胺氧化酶抑制剂(MAOI)或氟西汀治疗,或者在研究期间或停用研究药物5天内可能需要使用 MAOI。

11)使用2种或2种以上足量抗强迫药物治疗,仍然无效。

12)妊娠或哺乳期妇女。

13)总体而言,本研究禁止合用主要作用于中枢神经系统(CNS)的药物。必须排除任何干扰疗效安全指标评估的药物。

4. 合并治疗及依从性

所有合并用药,包括患者在研究期间服用的禁用药物,均应记录在病历中。

允许间断使用扎来普隆(最多 10mg/d)、唑吡坦(最多 10mg/d)、佐匹克隆(最多 7.5mg/d)或水合氯醛(最多 1 000mg/d),睡前服用,最多每周3次,总共不超过9次。应该建议患者在预定访谈前夜不要使用这些镇静催眠药,在研究过程中也不要增加咖啡因或尼古丁的用量。

依从性可通过直接询问和计数退还药物来评估。研究结束时,所有未用的药物均应退还申办方。每次访谈的依从性规定为服用剂量为那段时间内处方的研究药物剂量的 80%~120%。

5. 疗效评估

(1)疗效评估工具选择

1)主要疗效评估工具:Y-BOCS。

2)次要疗效评估工具:NIMC-OC、CGI 严重程度、席汉残疾量表。

(2)疗效评估方法　对于每位受试者,尽量保证每次访视由同一名工作人员进行各评分量表的评估。

1)Y-BOCS、NIMH-OC:在筛选,基线,第7、14、21、28、42、56、70、84 天或提前退出研究时进行。

2)HAMA、HAMD-17:在筛选,基线,第7、14、21、28、42、56、70、84 天或提前退出研究时进行。

3)CGI 严重程度:在筛选,基线,第7、14、21、28、42、56、70、84 天或提前退出研究时进行。

4)席汉残疾量表(患者自评):在基线,第28、56、84 天或提前退出研究时进行。

(3)疗效导出指标

1)有效率:Y-BOCS 量表分从基线到终点的减分率至少为35%。

2)缓解率:终点时 Y-BOCS 量表<12 分(如为单纯的强迫思维或行为 Y-BOCS 量

表<6)。

3)功能性缓解:终点时 SDS 分数≤5。

4)改善:终点时 CGI-改善程度评分≤2(明显改善)。

6. 安全性评估

(1)安全性变量:通过体格检查、生命体征测定、哥伦比亚-自杀严重程度评定量表、实验室检查、心电图记录并收集不良事件及严重不良事件。

(2)安全性评价方法

1)全身体格检查:在筛选、研究第 84 天或提前退出研究时进行。

2)身高:仅在筛选时进行。

3)血压、脉搏、体温、体重:在筛选,基线,第 7、14、21、28、42、56、70、84 天或提前退出研究时以及药物减量期(第 91、98 天)及随访期(第 105 天)进行。

4)哥伦比亚-自杀严重程度评定量表:在筛选,基线,第 7、14、21、28、42、56、70、84 天或提前退出研究时以及药物减量期(第 91、98 天)及随访期(第 105 天)进行,以评估自杀相关的事件(行为和/或意念)。在任何一次访谈中,患者有自杀或非自杀性的自我伤害行为被发现,必须完成自我伤害随访表。如果研究中患者出现自杀相关事件,研究医师应该进行全面评估并提供适当的医疗。

5)心电图:12 导联心电图在筛选,第 14、28、56、84 天或提前退出研究时进行。

6)实验室检查:血常规、生化、大小便常规(女性包括尿妊娠试验)在筛选、研究第 84 天或提前退出研究时进行。尿液药物筛检及甲状腺功能检查仅在筛选时进行。

7)血药浓度标本(PK):可根据前期研究数据决定血药浓度标本收集时间,如发生严重不良事件怀疑与研究药物相关或过量服药时可收集。

8)收集所有不良事件及严重不良事件:从签署知情同意书开始,根据规定收集所有不良事件及严重不良事件。

9)其他:如前期药理实验发现其他可能相关副作用,应安排进行相应监测。

(王 刚 赵靖平)

第三节 心境稳定剂

一、双相障碍

(一) 概述与研究目的

双相障碍(bipolar disorder)一般是指临床上既有躁狂或轻躁狂发作,又有抑郁发作的一类心境障碍。由于在心境障碍的长期自然病程中,始终仅有躁狂或轻躁狂发作者非常少见(约 1%),且这些患者的家族史、病前人格、生物学特征、治疗原则及预后等与兼有抑郁发作的双相障碍临床特征相似,ICD-10 及 DSM-5 也将其列入双相障碍。双相障碍包括双相障碍 I 型和双相障碍 II 型。双相障碍 I 型:至少有 1 次躁狂性发作或混合发作。患者常常会发生 1 次或多次严重抑郁发作。双相障碍 II 型:至少有 1 次严重抑郁发作且伴有至少 1 次轻躁狂发作,从未有过躁狂发作。双相障碍一般呈发作性病程,躁狂和抑郁常以反复循环、交替往复或不规则等多样形式出现,但也可以混合方式存在。双相障碍患者受疾病困扰而遭受着极大的痛苦。当疾病发作时,患者的职业功能、日常社交活动、人际关系等多方面功能明显受损。加之双相障碍与其他精神障碍的共病率很高,疾病负担明显增加。

经典的双相障碍治疗药物是心境稳定剂,常用的药物是锂盐与丙戊酸盐。近年来,抗精神病药特别是第二代抗精神病药在心境障碍的治疗中也得到广泛使用,它们通常用于:①伴精神病性特征者;②快速循环发作;③难治性双相病例;④其他,如伴严重激越或攻击行为者。第二代抗精神病药中已经有一些药物获得了双相障碍躁狂发作急性期治疗的适应证。尽管学者们认为抗抑郁药治疗双相障碍弊多利少,在临床实践中,仍然有部分双相障碍患者使用了抗抑郁药。

某种药物为获得双相障碍的适应证,需要验证其对双相障碍急性期治疗的疗效和长期预防治疗的疗效。因为药物作用机制不同和所设对照药物治疗谱不同,其试验目的是不同的。当能够证明其合理性时,某种药物获得某种特定的适应证是可以被接受的。例如,某种药物仅对双相障碍的某一发作相(例如治疗急性躁狂发作)有效,明确它对双相障碍的另一种发作相是否有影响(如导致躁狂相转为抑郁相),以及预防躁狂或抑郁发作也是很重要的。因此,即使在仅仅验证药物"治疗急性期"的适应证时,也有必要关注长期或维持治疗的数据。换言之,研发某种药物用于治疗"双相障碍"的适应证,该适应证既包括治疗躁狂/抑郁发作,又包括预防躁狂/抑郁发作。批准上市许可时,也可以将治疗躁狂与预防躁狂/抑郁发作分开考虑。另外,由于双相障碍患者往往存在依从性问题,建议进行依从性监控,并对是否使用违反试验规定的精神活性物质进行筛查。

目前,用于治疗双相障碍的药物主要包括心境稳定剂、抗精神病药和抗抑郁药三大类。通常认为,单药治疗或联合用药均可作为双相障碍患者的治疗选择。心境稳定剂和具有心境稳定作用的抗精神病药作为双相障碍的基础治疗药物,同时,允许抗抑郁药等其他药物作为增效治疗药物联合用药。

因此,双相障碍治疗药物的确证性临床试验的研究目的包括 4 种情况:

(1)证明单药(试验药)对双相障碍双相发作(躁狂发作和抑郁发作)均具有治疗作用。

(2)证明单药(试验药)对双相障碍单相发作(躁狂发作或抑郁发作)具有治疗作用。

(3)证明联合用药(试验药与基础治疗药物合用)对双相障碍双相发作(躁狂发作和抑郁发作)均具有治疗作用。

(4)证明联合用药(试验药与基础治疗药物合用)对双相障碍单相发作(躁狂发作或抑郁发作)具有治疗作用。

这四种情况均需要对药物控制急性期发作相症状的治疗作用,以及预防双相障碍反复发作的治疗作用进行研究。

对轻躁狂的治疗作用可通过对躁狂的治疗作用外推获得。对轻躁狂的治疗作用可以不作为独立研究目的。

(二)研究人群

1. 诊断标准 在 DSM 和 ICD 系统中对双相障碍的诊断标准均有详述,诊断标准的应用使得双相障碍的诊断有据可循。目前大多数双相障碍的临床试验首选 DSM-5 的诊断标准。

患者应该根据疾病严重程度进行分类,入选标准中应规定所使用量表的划界分,量表评分结果不能等同于诊断。应记录详细的病史,包括双相障碍病程、本次发作病程、恶化次数,以及既往治疗效果等。

2. 排除标准 应对患者的精神障碍共病情况进行筛查,排除患有以下精神障碍的患者:现患精神分裂症、抑郁障碍、边缘型人格障碍、强迫障碍、社交焦虑障碍,现患进食障碍或近期有进食障碍病史(最近 6 个月内),现有酒精或药物滥用情况或近期有滥用史(最近 6 个月内)。

另外,有明显自杀倾向者一般不宜纳入临床试验。难治性双相障碍通常会被排除在外,除非是将其作为适应证进行临床试验。其他共病的精神障碍也应该进行记录和描述(包括严重性评估)。伴随的精神科治疗应进行洗脱(包括药物和物理治疗)。

3. 基线特征 应记录以下描述性参数:发病时的年龄,疾病持续时间和严重程度,是否存在共病,心境障碍家族史,此次发病的临床相,是否存在自伤、自杀或激越行为,功能损害的程度,先前治疗的结局等。对于失眠的症状应该给予特别重视。这一点在证实该药品具有镇静安眠作用时尤其重要。

4. 特殊人群试验

(1)老年人群:老年人群双相障碍在临床中并不少见。建议根据临床需求和药物特点等,考虑在双相障碍治疗药物的临床试验中纳入部分老年人或者单独开展老年人群临床试验的必要性和可能性。老年患者的药动学和/或药效学特性有可能与年轻成人患者存在差异。老年患者的给药剂量,需有可靠的研究数据予以支持。

(2)儿童人群:不建议在<6 岁的儿童中开展双相障碍治疗药物的临床试验。应首先在成人中开展确证性临床试验,证明药物治疗成人双相障碍安全有效,之后,可以考虑扩展适应证范围至儿童,儿童的自杀风险是已知的精神科药物安全性风险之一,在双相障碍治疗药物的临床试验中应重视对受试者自杀风险的监测。

(三)研究设计

1. 药效学 针对于双相障碍的躁狂发作机制尚无特定的研究模型,可以进行多种试验。根据药物不良反应类型,有必要进行认知、反应时间等方面的研究。

2. 药动学 对于双相障碍的药物,可具体参考《化学药物临床药代动力学研究技术指导原则》。

3. 剂量-反应研究 双相障碍的躁狂发作和抑郁发作的药物剂量范围研究可采用至少 3 个剂量组对照、滴定和/或固定剂量设计,从而确定临床有效剂量范围的下限以及最佳治疗剂量。测定血浆药物浓度对于药物剂量的研究有所帮助。研究预防躁狂/抑郁发作的新药用于长期治疗的最佳剂量时可以考虑设计多个剂量组。

应当研究药物与酒精以及其他中枢神经活性药物之间药效学相互作用。具体根据新药的代谢特点决定是否需要进行药物相互作用研究。可以参考《药物相互作用研究指导原则》。

4. 治疗的验证性研究 应采用随机、双盲、平行对照的研究设计。可以设定阳性药物和安慰剂作为对照来评价药物疗效,试验中采用安慰剂作为长期治疗可能存在伦理学问题,需要权衡利弊。

(1)治疗躁狂发作:选择双相 I 型躁狂发作的患者,急性期治疗研究需要持续 4~6 周。请参考上述剂量-反应研究,阳性对照药物的选择对于验证药物治疗躁狂发作的疗效非常重要。需要说明阳性对照药物选择的合理性。

(2)预防躁狂/抑郁发作:选择双相 I 型躁狂发作的患者,首选安慰剂和阳性药物对照研究(三臂研究)。通过这种方法既可以证实新药的疗效,也可以评价相关的获益/风险。如果只设定阳性药物作为对照,需要充分考虑检测敏感度的问题。由于双相障碍病程多变,以及抑郁和躁狂症状复发的慢性化特点,因此有必要进行长期研究(至少持续 1 年)。

(3)治疗双相障碍抑郁发作:可选择双相 I 型抑郁发作和双相 II 型抑郁发作的患者,通常建议汉密尔顿抑郁量表-17 项(HAMD-17)评分≥18 分,或蒙哥马利-艾斯伯格抑郁量表(MADRS)评分≥22 分。治疗观察期不少于 6 周。

研究药物的治疗方式可以是单一治疗或联合治疗。对于单一治疗的适应证,为了观察是否出现抑郁转躁狂的现象,患者需要在基线前的相当长一段时间内停用锂盐或其他心境稳定剂,且这些患者不能对锂盐耐药(接受锂盐系统治疗时出现急性躁狂的发作),否则会达不到适应证的要求(能够治疗双相抑郁但不会引起转躁狂)。

在药物批准上市之前,需要进行用于治疗单相抑郁和双相抑郁的研究。在两者中均获得阳性结果的研究结论,比仅在双相研究中获得阳性结果而在单相抑郁研究中获得阴性结果的研究结论更具有说服力。急性期研究应当持续 6~8 周。推荐进行包括一种安慰剂和一种活性对照药的三臂试验。需要证实疗效在双相抑郁障碍中的维持作用,3~6个月是足够的。

抑郁转为轻躁狂或躁狂被认为是一个重要的安全问题。需要预先定义转躁狂的标准,以便于不会仅仅关注典型的躁狂发作。转相的发生率需要与对照药物和安慰剂进行比较。

(四)有效性评价

药物的疗效应当通过评定量表进行评价。通过检测评定量表的质量指标(信度、效度、灵敏度)来证明所选评价工具(评定量表)的合理性。在评价病情改善情况时,有必要制定一些特定的评定工具。此外,还需要进行总体评价。

1. 主要疗效指标 对于躁狂发作,可用于主要疗效指标评估的经典量表为杨氏躁狂评定量表(Young manic rating scale,YMRS)。它是信度和效度得到公认的评价工具。欧洲的 Bech-Rafaelsen 躁狂量表(BRMAS)虽未被广泛使用,但也具有良好的信度和效度。这些评定量表均可在躁狂发作急性期和持续治疗的研究中用于评价病情改善情况。两个量表有许多相似之处:均在 1978 年左右编制,均有 11 个条目,评定采用会谈与观察相结合的方式,由经过使用量表训练的精神科医师进行临床精神检查后,综合家属或病房工作人员提供的资料进行评定。一次评定需 10~20 分钟。评定的时间范围一般规定为最近 1 周。

对双相抑郁疗效的评估,使用信度好的抑郁量表(如 HAMD、MADRS)进行评定。

对于快速循环发作,上面提到的量表均可以使用。目前的患者数据不足以给出更多的建议。但是,因快速循环发作被定义为一年至少发作 4 次,主要疗效标准可以考虑定义为有临床意义的循环次数减少。

症状的改善应通过基线和治疗后量表评分的变化来证明,同时,也应通过“有效标准”进行评定,如:量表分变化改善到某个百分比的患者所占的比例(根据所纳入患者的类型而定)。目前,有效标准尚未明确,故不能确定多少程度的进步被认为是具有临床意义的改善。一般情况下,躁狂发作对治疗的反应要比抑郁障碍或精神分裂症起效更快,疗效更显著,需要在试验前预先明确有效标准。终点指标的选择应该明确,与临床相关的预期疗效应通过症状的减轻程度来定义,并在试验方案中参照其他相似数据或现有文献资料进行讨论。

2. 次要疗效指标 总体评定量表(如 CGI)评分可以作为次要终点指标。虽然这种量表总体上对疗效变化的幅度大小并不灵敏,但是可以通过这个量表对临床相关疗效的整体印象给予评价。生活质量量表、心境作图(life-chart methodology)也可以作为次要终点的指标。此外,QIDS-SR16、REMIT、PHQ-9 等自评量表也越来越多地应用于疗效评估中。

(五)安全性评价

1. 一般建议 应记录在试验过程中出现的所有不良事件,讨论其与治疗时间、治疗剂量、恢复时间、患者年龄及其他有关因素的关联性,并对药物不良反应、脱落和治疗过程中死亡病例进行单独分析。提供有关意外服药过量或蓄意中毒临床表现和治疗措施方面已有的信息。注意根据不同受体的活性特点,对所研究药物潜在的不良反应进行评价。情况适宜时,首选特定的评定量表。特别关注抗多巴胺能、抗胆碱能、抗组胺能、5-羟色胺能、α 肾上腺素能、GABA 系统介导的不良反应。在临床观察资料的基础上,结合相关的实验室检查和心电图记录。

(1)内分泌系统不良事件:应特别注意甲状腺功能异常、性功能障碍、泌乳、男性乳房发育和体重增加。根据新药的药理特性,有必要对神经内分泌相关指标(例如催乳素)进行研究。

(2)心血管系统不良事件:应特别注意心律失常和传导障碍,尤其是 Q-T 间期延长以及一系列散发的对心脏方面的影响。

（3）血液系统不良事件：应特别注意粒细胞缺乏症、再生障碍性贫血以及血小板计数减少。

（4）消化系统不良事件：应特别注意恶心、呕吐和腹泻。

（5）泌尿系统不良事件：应特别注意尿频和肾功能障碍。

（6）其他不良反应：记录可能出现的其他不良反应，如脱发、抽搐、肝功能异常或高氨血症等。

2. 特异性不良事件

（1）迟发性运动障碍（TD）：是一种通常在抗精神病药治疗中出现较晚的不良反应。应当在产品特征概要（summary product characteristics，SPC）中说明发生这种不良反应的可能性。与其他类型的 EPS 相同，针对申请中涉及 TD 不良反应的药物必须有与阳性对照药的比较结果的支持。需要注意，在洗脱期，应该区分出之前已经存在的 TD。

（2）反跳/撤药现象/依赖性：停止药物治疗后，可能发生反跳/撤药现象，应当进行研究。短期和长期研究的设计中应至少包含 1 次停止治疗后的访视，以评估是否发生撤药和反跳症状。对于新的候选化合物，至少应该在 1 个短期试验和 1 个长期试验中整合入 1 个短期的撤药期，例如可以在随机撤药研究中对患者进行一定周期的随访，以检测可能出现的反跳和撤药症状。研究新型化合物产生依赖的可能性，或者有迹象表明可能发生依赖时，需要进行动物实验研究，根据研究结果，可能需要进行人体内研究。

（3）精神方面不良事件：也需要对精神病副作用（如抑郁、躁狂、幻觉）进行监测，特别注意治疗过程中的转相风险，对自杀风险及激活综合征应该进行密切监测（详见抑郁障碍药物治疗的安全有效性部分）。对于企图自杀或者已进行的自杀行为尤其应该予以重视。

（4）对认知功能的不良影响：根据研究药品的种类和与各种受体的可能相互作用，应当对认知、反应时间和/或驾驶的影响以及镇静程度进行研究。应使用经过验证的评定量表监测试验药物对认知功能的不良影响。在青少年人群中，应从安全性和疗效两个角度去讨论试验药物与诸如记忆、学习、学校表现等具体问题的关系。

（5）恶性综合征（NMS）：应报告发生 NMS 的病例。在临床试验中不能排除试验药物引起 NMS 的可能性。因此即使试验中没有发生 NMS 的病例，也应在说明书中提示存在发生 NMS 的可能性。在试验过程中对其应采取特定的诊断及处理方法，同时应随访患者直至确诊。

（六）合并治疗

当合并使用可能影响治疗结果的药物时，应该详细记录，并评估其对疗效的影响。

在双相抑郁期和维持期，联合心理教育、认知行为治疗、人际与社会节奏疗法等心理治疗均可以有效降低双相障碍患者的疾病复发率、减少住院次数和药物使用量，可以稳定情绪、增强社会功能和治疗依从性。对于联合心理教育，应预先在试验方案中明确规定并予以详细记录，在结果分析时应讨论其对疗效的影响，还应仔细评估这些治疗可能带来的研究中心间效应影响。认知行为治疗能有效防止双相障碍复发，人际与社会节奏疗法可有效改善双相障碍患者的抑郁症状,尽量不作为治疗双相障碍药物临床试验中的合并治疗。

二、急性躁狂发作

(一) 概述与研究目的

治疗双相Ⅰ型的急性躁狂发作,目前常用的是心境稳定剂和/或第二代抗精神病药治疗的方法。第一代抗精神病药仅用于急性躁狂发作阶段(轻躁狂发作不推荐使用),躁狂症状缓解后可考虑停用。

要评价药物治疗急性躁狂发作的疗效,推荐进行为期 3~4 周的三臂对照研究,当药物起效时,有必要设定多次评估。另外,在本次发作中虽应用的药物已起效,但仍需要继续使用药物维持疗效,推荐通过为期 12 周的研究来证明急性期产生的疗效是否能够持续控制躁狂发作。在这个阶段,使用安慰剂作对照很困难。因此,可选择一种阳性对照药物。在选择阳性对照药物时,需考虑检验灵敏度的问题。

在躁狂发作治疗中,除了单药治疗,有时采用联合治疗。应注意在开展联合治疗之前应首先完成相关药物间相互作用研究。应当对临床试验中发生躁狂转为抑郁相的病例进行相关研究。转相(如症状改变)的标准需要在研究方案中预先定义。针对特定的适应证(如伴有精神病性症状)需进行另外的研究。

(二) 研究人群

1. 诊断标准　目前大多数临床试验首选 DSM-5 双相障碍躁狂发作的诊断标准。通常将杨氏躁狂评定量表(YMRS)评分≥13 分作为入组标准之一。

2. 排除标准　对患者的精神障碍共病情况进行筛查,除外患有以下精神障碍的患者:现患精神分裂症、抑郁障碍、边缘型人格障碍、强迫障碍、社交焦虑障碍,现患进食障碍或近期有进食障碍病史(最近 6 个月内),现有酒精或药物滥用情况或近期有滥用史(最近 6 个月内)。

另外,有明显冲动、自杀倾向者一般不宜纳入临床试验。其他共病的精神障碍也应该进行记录和描述(包括严重性评估)。伴随的精神科治疗应进行洗脱(包括药物和物理治疗)。

3. 基线特征　在评价治疗急性躁狂疗效的短期试验中,优先考虑仅有一次躁狂发作的患者。在开始试验前,患者最好停用治疗躁狂的药物。理想状态下,当患者达到基线状态要求时,应已经持续一段时间停止使用锂盐或其他心境稳定剂,以避免出现反跳现象。并且,需要排除对锂盐耐药的患者(接受锂盐治疗时出现急性躁狂发作)。

在开始治疗时,患者的基线症状最好保持相对稳定。通常采用安慰剂清洗期的方法来排除"安慰剂有效者"可能会影响整个试验的结果。因此,剔除安慰剂有效者时,需要给予合理的解释。

(三) 研究设计

1. 药效学　针对躁狂发作机制尚无特定公认的模型,可以进行多种试验。根据药物不良反应类型,有必要进行认知、反应时间等方面的研究。

2. 药动学　对于治疗躁狂发作的药物,尚无特殊的要求。具体参考《化学药物临床药代动力学研究技术指导原则》。

3. 剂量-反应研究　躁狂发作的药物剂量范围的研究可采用至少3个剂量组对照、滴定和/或固定剂量设计,从而确定临床有效剂量范围的下限以及最佳治疗剂量。测定血浆药物浓度对于药物剂量的研究有所帮助。研究预防躁狂发作的新药用于长期治疗的最佳剂量时可以考虑设计多个剂量组。

4. 治疗的验证性研究　一种合理的试验设计包括为期4周的试验药物与安慰剂和阳性药物对照研究,随后进行为期9周的试验药物与阳性药物的两组对照研究。该研究中至少设计两个评估时间点,一个设在4周,比较阳性药物和试验药物与安慰剂的治疗结果;另一个设在12周,比较阳性药物和试验药物的治疗结果。对照药物的选择将取决于试验药物,并证明其合理性。如果要评价药物的起效时间,则需要进行频繁的评估。

在躁狂发作治疗中,经常采用抗精神病药与心境稳定剂联合治疗,或者在治疗的开始阶段使用一种药物,而后再加用另一种药物。对于新药,除了需要进行上面所提到的安慰剂对照研究之外,同样需要在临床条件下对联合治疗的有效性和安全性进行研究,如:在6~12周的时间内比较新药单药治疗,另一种合适药物单药治疗,以及两者合用的情况。

(四) 有效性评价

1. 主要疗效指标　YMRS和BRMAS是信度和效度得到公认的测量工具,可以用于躁狂发作急性期的研究,评价躁狂症状严重程度。对于急性躁狂患者,其治疗起效时间是一个重要的指标,应进行相关研究。

可以使用抑郁量表,如HAMD-17、MADRS,对由躁狂相转为抑郁相的患者进行评估。

2. 次要疗效指标　总体评定量表评分可以作为次要终点指标,可以通过这个量表对临床相关疗效的整体印象给予评价。生活质量量表、心境作图、服药依从性、转相发生率也可以作为次要终点的指标。

(五) 安全性评价

参见本节双相障碍。

(六) 合并治疗

当合并使用可能影响治疗结果的药物时,应详细记录,并评估其对疗效的影响。由于疾病本身的特点,在躁狂发作急性期实施心理治疗的可能性较小,如联合心理教育,应预先在试验方案中明确规定并予以详细记录,在结果分析时应讨论其对疗效的影响。

设计案例

方案名称:丙戊酸半钠肠溶片治疗躁狂发作的有效性和安全性的多中心、随机、双盲双模拟、阳性药平行对照临床试验方案。

申办方(略)

试验中心(略)

临床试验分期:Ⅱ期。

适应证:躁狂发作。

试验目的:评价丙戊酸半钠肠溶片治疗躁狂发作的疗效和安全性。

试验设计:多中心、随机、双盲双模拟、阳性药平行对照试验。

病例总数:根据统计学计算。

研究药物:丙戊酸半钠肠溶片。

实验组治疗方案:起始剂量 500mg/d,每日给药 2 次。第 3 天达 1 000mg/d;第 1 周末,达到 1 500mg/d。此后,研究者根据病情和丙戊酸半钠的血药浓度调整剂量在 1 000~2 000mg/d。要求丙戊酸半钠血药浓度在 50~125μg/ml。共给药 12 周。

对照药物:碳酸锂片。

对照组治疗方案:起始剂量 500mg/d,每日给药 2 次。在第 3 天可达到 1 000mg/d,第 1 周末,可达到 1 500mg/d。此后,研究者可以根据病情和血锂浓度,调整剂量在 1 000~2 000mg/d。要求血锂浓度的范围在 0.8~1.2mmol/L,共给药 12 周。

试验分组:随机按 1:1 比例进入 2 组,每组各? 例(由统计学家根据验证模型计算)。

疗程:12 周。

主要疗效指标:杨氏躁狂评定量表(YMRS)。

次要疗效指标:简明精神病评定量表-A(BPRS-A),汉密尔顿抑郁量表(HAMD),临床疗效总评量表(CGI),受试者平均用药剂量比较。

安全性指标:两种治疗药物治疗前后体格检查和生命指征的变化以及实验室检查指标的变化;治疗时出现的不良事件,进行两组不良事件发生率比较。

统计分析:疗效指标、安全性指标。

研究期限:18 个月。

三、预防躁狂/抑郁发作

(一) 概述与研究目的

双相障碍呈发作性病程,间歇期的长短不一,可从数个月到数年。随着年龄增长和发作次数的增加,正常间歇期有逐渐缩短的趋势。虽然双相障碍可有自限性,但如果不加以治疗,复发几乎是不可避免的。

维持期治疗中,单药治疗是理想的用药策略,然而很少有患者能够到达目标疗效,并且与联合用药相比疗效欠佳。主要临床发作相是影响治疗选择的主要因素。锂盐预防躁狂发作的效果较好,预防抑郁发作的效果不及预防躁狂发作。对双相抑郁发作,拉莫三嗪可能有比较好的治疗与预防发作的疗效。丙戊酸盐也广泛应用于双相障碍的预防复发治疗中。非典型抗精神病药奥氮平和阿立哌唑具有抗躁狂预防复发作用,阿立哌唑尤其与锂盐或丙戊酸盐联合治疗时对预防躁狂发作有效。另外,喹硫平作为单药及联合锂盐或丙戊酸盐,均可以有效防止躁狂和抑郁发作。锂盐长期联合拉莫三嗪的治疗效果优于锂盐单药治疗。

预防躁狂/抑郁发作的研究人群应为症状完全缓解的双相障碍Ⅰ型患者。为了证明药物预防复发的作用,推荐在研究中纳入高复发率的双相障碍患者。为便于当躁狂/抑郁症状出现时可以将疾病复发与复燃相鉴别,入选患者在研究开始前的一段持续时间内应无躁狂/抑郁症状。

（二）研究人群

1. 诊断标准　目前大多数临床试验首选 DSM-5 双相障碍的诊断标准。为了便于评估入选患者在研究开始前的一段持续时间内应无躁狂/抑郁症状,为此,很多研究规定患者的基线 HAMD-17 评分<7 分并且 YMRS 评分<6 分,且患者末次发作后临床症状控制,病情稳定。

2. 排除标准　对患者的精神障碍共病情况进行筛查,除外患有以下精神障碍的患者:现患精神分裂症、抑郁障碍、边缘型人格障碍、强迫障碍、社交焦虑障碍,现患进食障碍或近期有进食障碍病史(最近6个月内),现有酒精或药物滥用情况或近期有滥用史(最近6个月内)。

另外,有明显冲动、自杀倾向者一般不宜纳入临床试验。其他共病的精神障碍也应该进行记录和描述(包括严重性评估)。伴随的精神科治疗应进行洗脱(包括药物和物理治疗)。

3. 基线特征　研究人群应包括症状完全缓解的双相障碍Ⅰ型患者。推荐在研究中纳入具有高复发风险的双相障碍患者。要求入选患者在研究开始前的一段持续时间内应处于无(轻)躁狂/抑郁症状的稳定期。双相障碍复发的相关因素包括个体因素、药物因素、治疗依从性等。体现在以下几方面①个体因素:起病年龄早、共病其他精神疾病、伴精神病性症状、残留心境症状、频繁发作病史、使用抗抑郁药。女性双相障碍患者复发还与产后、围绝经期有关。②药物因素:由于双相障碍病理机制和部分药物作用机制不明,目前对于双相障碍药物临床作用仍不够理想,还与当前药物不正确使用有关。因此需要了解药物不同作用和副作用方面的机制,进行有效的药物选择和合并治疗。③治疗依从性因素:治疗依从性与对药物满意度、单药治疗、高学历、恐惧疾病复发呈正相关。与疾病因素(物质使用、住院治疗史、精神病性症状、对疾病自知力下降)、药物因素(不良反应、无可觉察的每日效应、药物常规治疗困难)、患者态度(认为药物是不必要的、对待药物的负性态度、觉察到药物对体重的改变、觉察到与生活目标的冲突)呈负相关。

（三）研究设计

1. 剂量-反应研究　研究新药用于长期治疗的最佳剂量时可以考虑设计多个剂量组,从而确定临床有效剂量范围的下限以及最佳治疗剂量。测定血浆药物浓度对于药物剂量的研究有帮助。

2. 治疗的验证性研究　为确证药物长期治疗有预防复发的疗效,需要开展至少持续1年的长期研究。注意:研究持续时间应根据纳入患者的临床特点不同(如不同的复发风险)而异,以能够证明药物具有预防复发作用为准。

长期试验中应设定安慰剂对照和/或合理的对照药(如锂盐)。需要明确说明对照药选择的合理性,并且仔细考虑其可能带来的风险。因研究设计所需(如以复发为研究终点),在研究过程中被观察到出现复发的患者,应给予适当的治疗补偿。

(四)有效性评价

1. 主要疗效指标　研究中出现躁狂或抑郁发作患者的比例和出现躁狂或抑郁发作的时间,对于评价药物预防复发的疗效均很重要。两者均应进行统计分析。应保证有足够数量的患者,以便观察躁狂或抑郁的复发情况。研究者应使用在急性期研究时使用过的评定量表对复发情况进行评分。

在试验前应明确躁狂和抑郁发作症状稳定、前驱期症状、复发的标准,并在试验方案中参照其他相似数据或现有文献进行讨论。通常双相障碍的复发,是指在一次或多次访视中用有效的量表进行评分时,再次出现符合诊断标准的躁狂或抑郁症状。

2. 次要疗效指标　总体评定量表评分可以作为次要终点指标,可以通过这个量表对临床相关疗效的整体印象给予评价。生活质量量表、心境作图、服药依从性也可以作为次要终点的指标。

(五)安全性评价

参见本节双相障碍。

(六)合并治疗

当合并使用可能影响治疗结果的药物时,应该详细记录,并评估其对疗效的影响。在维持期,联合心理教育、认知行为治疗、人际与社会节奏疗法等心理治疗均可以有效降低双相障碍患者的疾病复发率,减少住院次数和药物使用量,可以稳定情绪、增强社会功能和治疗依从性,尽量不作为治疗双相障碍药物临床试验中的合并治疗。如联合心理教育,应预先在试验方案中明确规定,并予以详细记录,在结果分析时应讨论其对疗效的影响。

四、难治性双相障碍

(一)概述与研究目的

世界精神病学会(The World Psychiatric Association,WPA)对难治性抑郁障碍的定义,是通过某一标准药物的使用对治疗反应进行界定。难治性躁狂症定义为以经典抗躁狂药(如锂盐或传统抗精神病药)治疗1个月以上(因躁狂病程通常比抑郁病程更短)未能获效的病例。而难治性双相障碍则应从预防循环发作次数加以考虑,即经心境稳定剂治疗后仍不能使循环发作次数减少到治疗前的1/2或以上者可视为难治性双相障碍。由于这一定义是从预防循环发作角度加以界定的,因此它不仅包含了双相障碍Ⅰ型、Ⅱ型,还包含了混合型、快速循环型等复发频率较高、病相摇摆不定、预防极为困难的病例。

混合型的治疗要点同躁狂发作。双相障碍快速循环型(RC)被看作双相障碍中的恶性病程形式,其治疗较为困难。由于其每一次发作均可自发缓解,治疗的焦点在于阻断其反复循环发作。治疗要点包括几方面:①如果是药物促发的RC,尽可能停用抗抑郁药,有可能使 15% 的 RC 者病程缓解。对 RC 者(不论自发或促发)继续使用抗抑郁药,可使 95% 患者的病程进一步恶化(循环发作更增多)。②应用足够剂量的心境稳定剂,如丙戊酸盐或卡马西平。锂盐作为传统的心境稳定剂对双相障碍有效,但对 RC 却不能阻断或预防其反复发作。③激素类如甲状腺素、雌激素,以及非典型抗精神病药,如氯氮平、利培酮及奥氮平先后在临床单用或与其他心境稳定剂合用,能阻断或减少 RC 循环发作。④对于一切治疗均无法阻止发作者,电休克治疗应是最后有效手段。一旦缓解应停用电休克,继续原药物治疗观察。

(二) 研究人群

1. **诊断标准**　尽管 DSM、ICD 均为目前临床常用的诊断工具,但临床试验时应采用国际公认的疾病分类系统,首选 DSM 诊断标准。患者应首先符合双相障碍的诊断标准,同时满足如前所述的难治性的标准。在诊断之前必须明确几个问题:药物是否达到治疗量,治疗时间是否充足,是否遵医嘱服药,是否合并内科疾病。对于难治性双相障碍的诊断和治疗,全面的病史收集尤为重要,特别是临床症状学特征、既往的治疗过程及效果、病程特征等,应详细记录。

2. **排除标准**　难治性双相障碍患者共患其他精神疾病和其他躯体疾病的概率较高,应对患者的共病情况进行仔细筛查,在相对"纯净"的难治性双相障碍人群中研究新药品的疗效。应除外患有以下精神障碍的患者:现患精神疾病或精神疾病史(精神分裂症、妄想症等)、抑郁障碍、边缘型人格障碍、强迫障碍、社交焦虑障碍,现患进食障碍或近期有进食障碍病史(最近 6 个月内),现有酒精或药物滥用情况或近期有滥用史(最近 6 个月内)。同样,有明显自杀倾向者一般不宜纳入临床试验。注意患者是否存在内分泌疾病(特别是甲状腺功能低下)、结缔组织病、维生素缺乏及病毒感染。其他共病的精神障碍也应该进行记录和描述(包括严重性评估)。伴随的精神科治疗应进行洗脱(包括药物和物理治疗)。

临床研究的筛查工具建议采用《简明国际神经精神障碍访谈检查,MINI》或 DSM-5 的 SCID,能快速、相对全面而有效地了解患者合并其他精神疾病的情况。

3. **基线特征**　与前述双相障碍临床试验受试者的基线特征大致相同,需要特别关注是否存在共病(如焦虑障碍、恶劣心境、物质依赖及甲状腺功能低下),双相及相关障碍家族史,功能损害的程度,先前治疗药物的剂量、疗程和结局。

(三) 研究设计

1. **药效学**　难治性双相障碍与复杂神经系统的细胞和分子结构或功能的改变可能有关,可采用动物模型筛选治疗的药物,但目前尚无特定的动物模型。根据药物不良反应类型,有必要进行认知、反应时间等方面的研究。

2. **药动学**　应进行常规的药动学研究。具体参考《化学药物临床药代动力学研究技术指导原则》。

3. **剂量-反应研究**　通过临床试验探索有效剂量或剂量范围,提供试验药物具有明确抗难治性双相障碍疗效的证据。为确定临床的有效剂量范围以及最佳剂量,可使用至少 3 种不同剂量的试验药物进行固定剂量的平行、阳性对照试验。

应当研究药物与其他中枢神经活性药物之间的药效学相互作用,具体根据新药的代谢特点决定是否需要进行药物相互作用研究,可以参考《药物相互作用研究指导原则》。

4. 治疗的验证性研究 确证性临床试验通常在确定剂量/剂量范围的基础上采用随机、双盲、平行组设计。基于难治性双相障碍的疾病特点,必须进行足够长时间的双盲试验以证明试验药物的疗效能够维持一次心境发作的始终。根据试验的设计类型不同(如换药策略、联合策略、强化策略等),试验的持续时间通常需要12周。阳性对照药物的选择对于验证药物的疗效非常重要。需要说明阳性对照药物选择的合理性。症状改善可以用基线与治疗后的体征和/或症状的量表评分间差值(变化值或变化率)表示,也可以用有效者的比例(有效率)表达。

难治性双相障碍的试验设计与其他试验设计基本相同,不同之处主要是对照药的选择和患者人群的定义。前者可有几种选择,如单药治疗、在原治疗基础上加载或增效治疗。应充分论证阳性对照药选择的合理性。试验设计的主要目的是证明优于阳性对照药(依据该药物既往治疗的提示,预计对难治性双相障碍患者人群没有充分疗效)。在难治性双相障碍患者人群中,仅证明疗效优于安慰剂不足以支持申请其适应证。可以采用随机撤药试验设计观察维持疗效,通常包括患者恶化(复燃)率和/或复燃出现的时间两种疗效指标。

(四)有效性评价

1. 主要疗效指标 与前述双相障碍不同,难治性双相障碍的治疗目标通常是临床有效。有效性评价指标包括基于主要疗效指标(量表评分)的减分值、减分率、有效率、缓解率和复发率(预防复发)。可用于主要疗效指标评估的经典量表包括躁狂量表YMRS和BRMAS,抑郁量表HAMD和MADRS。QIDS-SR、Patient Health Questionnaire-9(PHQ-9)也可以用于评估。快速循环发作被定义为一年至少发作4次,主要疗效标准可以考虑定义为有临床意义的循环次数减少。

2. 次要疗效指标 近年来,QIDS-SR16、REMIT、PHQ-9等自评量表越来越多地用于疗效评估。相对客观是这些自评量表的优势。此外,由于难治性双相障碍的临床试验可能涉及更多的增效策略和联合策略,药物之间的相互作用会增加,可以根据需要,使用相关副作用量表监测副作用。还可使用临床总体评价量表(如CGI)、认知功能评定量表或社会功能评价量表等作为次要疗效终点的评价指标。

(五)安全性评价

参见本节双相障碍。

(六)合并治疗

当合并使用可能影响治疗结果的药物时,应该详细记录,并评估其对疗效的影响。联合心理教育、认知行为治疗、人际与社会节奏疗法等心理治疗均可以有效降低双相障碍患者疾病复发率、减少住院次数和药物使用量,可以稳定情绪、增强社会功能和治疗依从性,尽量不作为治疗难治性双相障碍药物临床试验中的合并治疗。

设计案例(方案摘要):安慰剂对照、固定剂量研究评价拉莫三嗪长期预防双相障碍Ⅰ型成人抑郁、躁狂、轻躁狂或混合发作的复发和/或复燃的有效性和安全性。

临床试验分期:Ⅲ期。

适应证:双相障碍Ⅰ型。

试验目的:评价在双相障碍Ⅰ型受试者中,拉莫三嗪预防情感障碍复发/复燃的有效性和安全性。

试验设计:为多中心、双盲、安慰剂对照临床试验。

研究由4个阶段组成:筛查期(<2周)、开放治疗期(不超过16周)、随机双盲期(不超过36周)和随访期(最后一次给药后的14天)。开放治疗期中,受试者接受逐渐剂量递增的拉莫三嗪单一药物治疗或者联合药物治疗,剂量增至200mg/d。开放治疗期内允许根据需要合并使用其他精神疾病药物,以治疗心境障碍,但进入双盲期前至少1~2周应停用。开放治疗期的治疗持续时间为6~16周,具体取决于受试者达到稳定剂量所需的时间。从开放治疗期第7周开始,拉莫三嗪单药治疗200mg/d超过1周且符合有效标准(定义为CGI-S量表得分≤3持续至少4周)的受试者可进入研究的随机双盲期。开放治疗期治疗16周结束时,不符合拉莫三嗪有效标准的受试者将退出研究。随机化前,受试者需接受拉莫三嗪单药治疗(200mg/d)至少1周。符合随机化要求的受试者按1:1接受拉莫三嗪200mg/d或安慰剂双盲治疗36周。流程图如下:

流程	筛查期	开放治疗期		随机双盲期	随访期
治疗		拉莫三嗪递增至200mg/d	拉莫三嗪单药200mg/d	拉莫三嗪200mg/d 安慰剂组	
时间	-14天	6~16周	至少1周	36周	治疗后14天

受试者总数:大约416例双相障碍受试者经过6~16周开放治疗期治疗后,符合要求的受试者将被随机化(拉莫三嗪分散片与安慰剂之比1:1)进入维持期治疗,在中国大约设20个研究中心。

入组标准-开放治疗期:

1. 能够与研究者、研究工作人员进行有效沟通及填写研究相关材料,能够理解知情同意书,并在进行任何研究评估之前签署书面的知情同意书。

2. 男性或女性,门诊或住院患者,年龄≥18岁。

3. 根据DSM-Ⅳ诊断标准,无精神病性表征,受试者在最近60天内被诊断如下疾病:

(1)双相障碍Ⅰ型,最近一次发作为抑郁(296.5x)。

(2)双相障碍Ⅰ型,最近一次发作为轻躁狂(296.40)。

(3)双相障碍Ⅰ型,最近一次发作为躁狂(296.4x)。

(4)双相障碍Ⅰ型,最近一次发作为混合型(296.6x)。

4. 受试者被诊断为双相障碍Ⅰ型,最近一次发作为抑郁(296.5x)必须满足以下标准:

(1)3年内至少有一次根据DSM-Ⅳ诊断标准明确记录躁狂、轻躁狂或混合发作。

(2)最近/正在发作的抑郁持续时间2周以上,且不超过12个月。

(3)正在发作抑郁的患者,筛查期的HAMD-17总分不低于18分。

5. 双相障碍Ⅰ型,最近一次发作为轻躁狂(296.40)、躁狂(296.4x)或混合型(296.6x)

(1)3年内至少有一次根据DSM-Ⅳ诊断标准明确记录的躁狂、轻躁狂或混合发作和一次抑郁发作。

(2)躁狂发作至少1周(除非住院)、轻躁狂发作至少4天或混合发作至少1周,但是都不超过12个月。

(3)如果患者的躁狂发作是首次或者正在发作的,杨氏躁狂评定量表前11项至少10分以上。

(4)如果患者的混合发作是首次或者正在发作的,杨氏躁狂评定量表前11项总分至少10分以上,而且HAMD-17总分在18分以上。

排除标准-开放治疗期:

1. 符合DSM-Ⅳ快速循环标准,在入选前12个月内有>4次躁狂、轻躁狂、混合性或抑郁发作。

2. 有显著的DSM-Ⅳ轴Ⅱ诊断,提示双相障碍用药物治疗无效或对方案依从性有影响。

3. 当前或既往符合双相障碍除外的其他DSM-Ⅳ轴Ⅰ诊断或接受过相应治疗(包括神经性厌食症或神经性贪食症),或过去2年内曾诊断为心境恶劣。

4. 有精神病性症状。

5. 经哥伦比亚-自杀严重度评定量表基线评估以及研究者判断,受试者存在自杀风险,或在筛选前6个月内有自杀行为/企图。

6. IQ<70或者被怀疑智力发育迟缓。

7. 入选前12个月内有物质滥用或依赖史(DSM-Ⅳ所定义的物质类别,不包括尼古丁和咖啡因但包括酒精)或筛查过程中违禁药物(不包括大麻类或可卡因)尿检阳性。

8. 进入开放期前4周内服用过氟西汀;前2周内服用过含雌激素的口服避孕药或其他激素类药物;基线访视前7天内服用过洛匹那韦/利托那韦或阿扎那韦/利托那韦。

9. 根据研究者判断有临床意义的实验室检测结果(包括心电图、血液学、生化以及尿液检查等),或根据研究者判断该疾病或临床情况不适合进入本项研究(如急性、慢性心、肾、肝、肿瘤或脑血管疾病），可能导致安全性方面的顾虑或影响拉莫三嗪代谢对安全性或疗效的评估形成干扰。

10. 目前或被诊断患有癫痫。

11. 病理性肥胖，即体重指数（BMI）>35[BMI=体重（kg）/身高的平方（m²）]。

12. 单次或平均 QTcB 或 QTcF>450 毫秒；或者在束支传导阻滞受试者中 QTc>480 毫秒。

13. 肝功能不全史；GPT 或 GOT≥2×ULN；ALP 或总胆红素>1.5×ULN（仅有总胆红素>1.5×ULN 但是直接胆红素<35% 可除外）；或研究者认为不适于参加本项研究的情况。

14. 受试者对拉莫三嗪或者其成分过敏，或对抗癫痫药有皮疹反应，或对多种药物有频繁和/或严重的过敏反应。

15. 筛选前 6 个月内参加过任何有关拉莫三嗪的研究，或筛选前 4 周内曾经使用过拉莫三嗪。

16. 目前或在过去 30 天内曾经参与其他与目前疾病不相关的临床研究，或在过去 3 个月内曾经参加过与目前疾病相关的临床研究。

17. 筛选访视前 3 个月内启用系统心理治疗，或计划在本研究期间启用系统心理治疗。

18. 妊娠期或哺乳期女性，或计划在研究期间妊娠的女性，或不同意采用以下避孕方式（如避孕套、注射孕激素、一种可靠的避孕隔膜、性伴侣进行输精管切除术或不性交）的患者。

入组/排除标准-随机双盲期：入选随机双盲期的受试者除必须符合上述入组/排除标准外，还必须符合以下标准。

1. 入组标准　每位在开放治疗期完成了 6~16 周治疗的受试者必须符合以下入组标准才能进入随机双盲期：

（1）200mg/d 单药治疗至少 1 周。

（2）随机双盲前至少连续 4 周 CGI-S 得分≤3。

（3）依从性好：75%~125%（含）。

2. 排除标准　在开放治疗期内完成 6~16 周治疗的受试者如果符合以下 1 项或多项排除标准则不能进入随机双盲期，应退出研究：

（1）有精神病性症状。

（2）在开放治疗期需要药物（如锂剂）治疗躁狂或混合发作。

（3）随机化前尿液分析显示违禁药物或酒精滥用/依赖者。

（4）开放治疗期最后 1 周内拉莫三嗪剂量发生变化。

合并用药和非药物治疗：在进入随机双盲期之前，所有其他用于精神疾病治疗的药物都必须停用。在随机双盲前必须完成洗脱期。开放治疗期内，允许根据需要短期（每周 2~3 次，持续时间<2 周）使用水合氯醛（最多 1g/d）、劳拉西泮（最多 4mg/d）、氯

硝西泮(最多 6mg/d)、艾司唑仑(最多 2mg/d)或奥沙西泮(最多 90mg/d),以控制激越、烦躁、失眠和敌意行为。在随机双盲前至少 2 周停用所有其他精神病药物(前 3 周停用锂剂)。至少在随机双盲前 1 周必须用拉莫三嗪 200mg/d 单药治疗,不能合用其他药物。

随机双盲期内不能使用除以下几类的其他精神病药物:

在随机双盲期的前 2 周,允许根据需要短期(每周 2~3 次,持续时间<2 周)使用水合氯醛(最多 1g/d)、劳拉西泮(最多 4mg/d)、氯硝西泮(最多 6mg/d)、艾司唑仑(最多 2mg/d)或奥沙西泮(最多 90mg/d),以控制激越、烦躁、失眠和敌意行为。同时不允许使用任何抗抑郁或抗躁狂的药物,但是不包括甲状腺激素,溴隐亭,β 受体拮抗药和钙通道阻滞剂等。

如果研究者认为受试者达到了随机双盲开始到需要进行干预(添加药物或电休克治疗)的时间(TIME),即试验终点的标准,则可以用以下一种或几种精神病药物:抗抑郁药、抗精神病药(加或不加抗胆碱能药)、苯二氮䓬类(超过以上列举的剂量)、抗惊厥药/心境稳定剂。此时应当停用研究用药。

在开放期和随机双盲期,受试者都不能开始正式的心理治疗或认知行为治疗。进入开放治疗期之前至少 3 个月已接受正式心理治疗或认知行为治疗的患者,需在研究期间继续这些治疗。

在开放期和随机双盲期不应当接受其他形式的躯体治疗,包括光疗和剥夺睡眠的治疗。

主要终点:随机阶段内从随机双盲开始到需要进行干预(添加药物或电休克治疗)的时间(TIME),包括对抑郁、躁狂、轻躁狂及混合相的复燃和复发的干预。

TIME 是指从进入随机双盲期到研究者认为需要开始对受试者处方任何精神疾病药物或电休克治疗抑郁、躁狂、轻躁狂以及混合相的复燃和/或复发的时间。

次要终点:

1. 因躁狂、轻躁狂或混合相复发需要干预的时间(TIMan)。

2. 因抑郁相复发或复燃需要干预的时间(TIDep)。

3. 研究的未复发病例(TIME-SIS)。

4. 临床总体印象严重程度和改善(CGI-S 和 CGI-I)评分与随机双盲基线相比的平均变化。

5. 汉密尔顿抑郁量表-17 项(HAMD-17)总分与随机双盲基线相比的平均变化。

6. 杨氏躁狂评定量表(YMRS)总分与随机双盲基线相比的平均变化。

7. 总体评价量表(GAS)总分与随机双盲基线相比的平均变化。

8. 体重与随机双盲基线相比的变化。

安全性指标:安全性变量包括常规不良事件监测、自杀风险评估、实验室评价和体检,以确定:

1. 出现不良事件的患者比例。

2. 因不良事件退出的患者比例。

3. 自杀风险评估 哥伦比亚-自杀严重程度评定量表(C-SSRS)。

安全性评价:基线时和治疗期间每次访视时进行常规不良事件监测。研究者有责任监察参加本研究的受试者安全;对任何看似不寻常的事件,有责任提醒相关工作人员,即使不寻常的事件可能对受试者产生意外的益处时,也应如此。

在本研究过程中,研究者有责任对受试者予以适当的医疗关注。

研究者有责任通过选择适当的医学手段,随访严重的或导致受试者终止治疗的不良事件。必须随访患者,直到该事件缓解或得到解释。随访的频率由研究者决定。

统计分析:统计分析采用3个分析集:全分析集(FAS)、符合方案分析集(PPS)和安全性分析集(SS)。

1. 全分析集 是指接受至少1个剂量的研究用药且至少有1次基线后有效性评价的所有随机化的受试者组成的人群。

2. 符合方案分析集 是指包含在全分析集中,但也符合以下标准的所有受试者组成的分析集:

(1)排除标准方面没有大的方案违背。

(2)药物治疗期中漏服的研究用药不超过连续3天。

(3)对于FAS和PPS,疗效指标缺失采用上次观测数据接转(LOCF)。

(4)组间疗效比较采用FAS和PPS两个分析集计算。

(5)PPS与FAS分析之间的各种差异将在临床报告中讨论,但以FAS的结果为主。

3. 安全性分析集 是指接受至少1个剂量研究用药的所有受试者组成的人群。这不包括安慰剂导入期给予的安慰剂。

分析主要内容:

1. 病例分布情况 包括各中心完成病例情况和各分析集病例分布情况,脱落或剔除病例列表。

2. 基线情况 基线人口学和基线资料用适当的统计指标进行汇总分析或列表,对于计量资料,计算平均值、标准差、中位数、最小值和最大值。对于计数资料,计算频率和百分比。

3. 疗效分析 两组疗效比较的检验类型为优效性检验。主要疗效指标TIME和次要疗效指标TIDep,TIMan采用Cox模型进行分析,模型中包括中心、基线严重程度得分和组别等因素;次要疗效指标是HAMD、YMRS、CGI-S和CGI-I、GAS评分改变分布情况,采用方差分析或秩和检验进行组间比较。

安全性分析:生命体征资料将按组别和随访次数分别描述;对实验室检查指标按组别和随访次数进行描述,并描述治疗前后的变化,如必要则进行两组比较;试验引起的不良事件发生率将按规范术语、与药物的关系和严重程度分别进行描述。

(王 刚 赵靖平)

第四节　抗 焦 虑 药

一、广泛性焦虑症

(一) 概述与研究目的

广泛性焦虑症(generalized anxiety disorder,GAD),是以持续的显著紧张不安,伴有自主神经功能兴奋和过分警觉为特征的一种慢性焦虑障碍,是最常见的一种焦虑障碍。GAD 患者的焦虑症状是多变的,可出现一系列生理和心理症状。典型表现常常是对现实生活中的某些问题过分担心或烦恼,与现实很不相称。患者常具有特征性的外貌,如面肌扭曲、眉头紧锁、姿势紧张,坐立不安,甚至有颤抖,皮肤苍白,汗水淋漓。GAD 很常见,终身患病率为 5%~6%,女性患者是男性的 2 倍,40 岁及以上女性的发病率高达 10%,常与应激事件有关。

GAD 现有的治疗选择包括苯二氮䓬类药物、非苯二氮䓬类药物(如丁螺环酮和坦度螺酮)和抗抑郁药(如帕罗西汀和文拉法辛)。由于苯二氮䓬类药物具有过度镇静、依赖、滥用以及与酒精交叉耐药的缺点,仅限于短期使用(一般不超过 4 周)。由于 GAD 是一种较慢性且容易复发的疾病,短期用药后需延长治疗时间,各种治疗期一般不宜短于 6 个月。

GAD 治疗药物的临床试验除了要遵循药物临床试验的一般规律以外,还要考虑疾病和药物自身所具有的特点及其对临床试验的影响,并结合 NMPA 发布的临床相关指导原则和 ICH 指导原则进行设计实施。特别关注的是由于 GAD 的高共病率,90.4%的患者在其一生中伴发其他疾病(约 17%的 GAD 患者报告有抑郁障碍,在 GAD 患者中也常见其他焦虑症),临床试验设计的重点是证实该药物的效果是特异性针对 GAD 的急性期治疗和预防复发治疗,而不是继发于共病的焦虑治疗效果。任何形式的外部非药物支持或建议应在试验方案中事先进行定义,在研究过程中应保持一致。对于 GAD,需除外有明确疗效的系统心理治疗(如认知行为疗法)。

(二) 研究人群

1. 诊断标准　应依据国际公认的分类系统对疾病进行诊断,最好是最新版的 DSM-5标准。也可用最新版的 ICD 标准。在药品的整个试验过程中应使用同一分类系统。GAD 的特征是过度忧虑和烦恼,只有在明显的社会、职业和功能损害持续至少 6 个月时才能确定诊断。单独使用严重程度等级量表是不够的,它并不等于诊断。诊断应该由富有经验的精神科医师通过结构化面谈(如 SCID、MINI)后予以确定。此外,基于适当的严重程度量表,最低分数可用作入选标准,如汉密尔顿焦虑量表(The Hamilton anxiety rating scale,HAMA)总分≥14 分,且患者 HAMD 严重性分值应较低,如 HAMD 第一个条目<2 分。另外,广泛性焦虑量表(GAD-7)被认为是自评量表中能够精准筛查 GAD 的工具之一。

2. 排除标准 应对患者的精神障碍共病情况进行筛查。为了在相对"纯净"的 GAD 人群中研究新药品的疗效,诊断前需要排除躯体疾病如甲状腺疾病、心脏疾病,应除外患有以下精神障碍的患者:现患精神疾病或精神疾病史(精神分裂症、妄想症等)、双相情感障碍、边缘型人格障碍,现患抑郁障碍或近期内有抑郁发作病史的患者(在研究入选 6 个月内),具有显著和/或严重抑郁症状的患者(不符合 DSM 抑郁障碍诊断标准),有其他焦虑障碍的患者,现患进食障碍或近期有进食障碍病史(最近 6 个月内)者,现有酒精或药物滥用情况或近期有滥用史(最近 6 个月内)者。

3. 基线特征 进一步应记录必要的描述性参数,如严重程度,详细的病史如 GAD 的病程、早先治疗的结果等。对于剂量探索和关键性研究,在临床指征上同质化的研究人群是最为理想的。但是,由于 GAD 患者伴发其他精神疾病的概率较高,保证研究人群的同质性是很困难的。GAD 患者几乎都是门诊患者,所以患者大部分来自门诊患者。

(三) 研究设计

1. 药效学 可进行多种试验,但没有人体 GAD 的特异模型。对认知、反应时间或对睡眠结构的研究,可能会提供有关药物不良反应的信息。

2. 药动学 应进行常规的药动学研究,特别是在剂量-反应研究中可对药物的血浆水平进行研究。此外,一般情况下,应按照药物相互作用研究指南(CHMP/EWP/560/95)的要求,对可能的药动学和药效学相互作用进行研究。对于后者,应研究药物与乙醇、其他中枢神经系统活性药物的相互作用。

3. 剂量-反应研究 可采用对照、平行、固定剂量的研究设计。为尽可能建立临床有效剂量范围的最低剂量和最佳剂量,使用至少 3 个剂量进行研究是必要的。一般情况下,加用一个安慰剂组和一个活性对照组是有益的。

4. 治疗的验证性研究

(1)短期试验:原则上,评价药物的短期(至少 8 周)试验,平行、随机、双盲、安慰剂对照研究是必需的。另外,在 3 臂(组)试验设计中,一般需要以足够的剂量与另一种标准药品进行比较。应对给药剂量和对照药选择的合理性进行说明。活性对照药应选自获准用于该适应证的药品。尽管安慰剂看起来有伦理问题,但由于安慰剂组的效应可能较高而且在不同研究之间变异很大,所以,为明确显示新产品的作用,应用安慰剂是必要的。一般情况下,不推荐设置安慰剂导入期,因为它可能会削弱研究结果的普遍适用性。但是当患者已经接受活性药物治疗时,洗脱期是必要的。

在试验方案中应预先对附加的心理治疗、支持或劝导加以定义,应分析其对治疗结果的影响。正规的心理治疗可能会影响药物作用的强度,应予以排除。

(2)长期试验:除短期试验外,为证明药物在长期用药期间可以维持疗效,需要进行长期研究。证明药物维持作用的最佳设计是随机撤药研究(RWS)。RWS 设计特征是:第一阶段,患者接受药物治疗(通常开放性设计);在第二阶段,依据预先的定义,以第一阶段的有效者/痊愈者为试验对象,随机分配至安慰剂、一或多个活性药物组。开放期的疗程至少 2 个月,可长达 6 个月;随机期的疗程通常为 6~12 个月。在随机治疗期开始,可能需要逐步减少药物剂量,以预防撤药现象。

在 RWS,通常用病情恶化(复发)的患者数和/或发生病情恶化(复发)的时间来表示疗效,两个疗效标准都很重要。必须在方案中对病情恶化或复发加以定义,应为临床相关的症状加重,在一次或多次访视时评定量表的评分增加显示症状恶化。应审慎分析患者脱落(非疾病复发所致)引起的可能偏倚,并考虑与之相关的统计方法。

(四)有效性评价

1. 主要疗效指标 应提前对量表、结局测定和分析方法的选择进行指定。在研究开始前应对研究者进行量表的一致性培训,以保持评估的内部可靠性。如果必要,尚需在研究期间进行一致性再培训。推荐的主要疗效测定标准是关键量表的评分相对于基线值的变化,但也应以有效者和/或痊愈者的比率表示。对关键量表的选择应合理,其对于变化的可靠性、正确性和敏感性必须已知。尽管不是最佳量表,HAMA 已经得到了广泛应用,其总分可用作主要终点。其他适宜而且有效的量表也可使用。

有效者的定义为:主要结果量表分值自基线的降低有临床意义的患者,如将 HAMA 减分率≥50%,CGI-I 评价为“很大改善”或“显著改善”。痊愈定义为:没有或仅残留少数疾病表现的情况,如 HAMA 评分 7 分或以下,CGI-I 评分为 1(无病)。

2. 次要疗效指标 HAMA 精神-焦虑因子、CGI、广泛性焦虑量表(GAD-7)可用作次要终点。其他已确定有效性的量表,如席汉残疾量表(Sheehan disability scale)、生活质量量表(WHO-QoL)也可用作次要终点。

(五)安全性评价

1. 一般建议 应严密监测不良事件,并明确其特征,如与治疗时间的关系、剂量和/或血浆水平、恢复时间、年龄和其他相关参数。应全面记录所有不良事件,分别对药物不良反应、试验期间的脱落和死亡进行分析。

应严密监测所研究药物种类的特征性副作用。鉴于 5-HT 和 DA 似乎在 GAD 的病理生理过程中发挥作用,应研究与这些神经递质系统有关的可能的副作用,最好使用特定的量表。也应监测与其他神经递质系统(如 NE、胆碱能和组胺能受体)的相互作用。必要时应通过适当的试验对临床观察进行补充。

在儿童/青少年和老年患者,需要进行特殊的监测。对于意外过量和蓄意服毒,应提供与其临床特征和治疗措施有关的任何信息。对儿童/青少年应明确对认知、学习、生长发育、内分泌功能的影响。

(1)代谢风险因素:必要时采用标准实验室定期对体重指数(BMI)、糖代谢和脂肪代谢等指标进行监测。应充分描述试验药物的代谢特征,并与安慰剂和阳性对照药进行比较。

(2)血液学不良事件:应特别注意粒细胞缺乏症、再生障碍性贫血和血小板计数减少。

(3)心血管不良事件:如果药物属于与心血管作用有关的类别,或在研究中使用了有心血管作用的活性对照药(如氯米帕明),则应特别注意心律失常和传导障碍,尤其是 Q-T

间期延长。

2. 特异性不良事件

(1)反跳/撤药现象/依赖性:停止药物治疗后,可能发生反跳/撤药现象,应当进行研究。对于新的候选化合物,至少一项短期试验和一项长期试验应设有一个短的撤药期,以观察撤药症状。可在一项随机撤药试验中对试验药物治疗有效的患者突然停止治疗,之后对患者随访一定的时间,以便发现可能反跳和撤药症状。对于新类别的化合物,或者有可能发生药物依赖的指征时,需要动物实验进行研究。GAD 的慢性特征,增加了发生依赖的危险性。基于动物研究的结果,可能需要进行人体研究。

(2)精神方面不良事件:需要对精神病副作用(如抑郁、躁狂、幻觉)进行监测。对自杀风险及激活综合征应该进行密切监测(详见抑郁障碍药物治疗的安全有效性部分)。对于企图自杀或者已进行的自杀行为尤其应该予以重视。

(3)性功能障碍:由于 GAD 的治疗中常常会使用抗抑郁药,需要特别关注试验药物对性功能和性欲的影响。应研究与催乳素相关的神经内分泌学指标;密切监测试验药物对青少年人群生长发育和性成熟的影响。

(4)对认知功能的不良影响:根据研究药品对各种受体的可能作用,应当对认知、反应时间和/或驾驶的影响以及镇静程度进行研究。应使用经过验证的评定量表监测试验药物对认知功能的不良影响。

(六) 合并治疗

GAD 的方案设计和实施中必须详细记录既往用药情况和合并用药。应该洗脱相关药物以消除影响。必要时考虑提供紧急情况下使用的急救药物。如果在治疗开始时必须使用抗焦虑药或镇静催眠药,可进行分层设计,并分析对疗效的影响。

通常认为,心理咨询、心理教育、社会支持和支持性心理治疗可作为辅助治疗,这些治疗可能会增加安慰剂效应,应预先在试验方案中明确规定,并予以详细记录,在结果分析时应讨论其对疗效的影响及可能的中心间效应影响。而系统性心理治疗,特别是认知行为治疗的疗效较为肯定,且个体差异明显,尽量不作为治疗 GAD 药物临床试验中的合并治疗。

设计案例:3 种固定药物剂量治疗成人广泛性焦虑的安全性、疗效、耐受性、随机、双盲、安慰剂对照研究。

1. 研究目的

(1)主要目的:研究某药(3 种固定剂量)治疗广泛性焦虑的急性期疗效及安全性评价。

(2)次要目的:采用 HAMA 焦虑因子分、CGI 严重程度、席汉残疾量表(SDS)中的平均改善值评价药物和安慰剂的有效性,采用脱落率、治疗中出现的不良事件、生命体征和实验室分析信息,评价药物与安慰剂的安全性和耐受性。

2. 研究计划

(1)研究过程:为期 8 周随机、双盲、安慰剂对照研究。研究分 3 个阶段:筛查期、双盲急性治疗期及药物递减期。

A. 筛查期:第一阶段包括 3~21 天的筛查期。筛查期最短为 3 天,最长为 21 天。

筛查包括回顾病史和精神检查。作为筛查过程的一部分,将进行全面的精神科评估,包括:《简明国际神经精神障碍访谈检查》(MINI)及安全性、疗效评价工具的评估。

服用苯二氮䓬类药物的患者必须在基线前至少 14 天完成苯二氮䓬类药物的递减。

所有入组标准,包括安全性和实验室分析,必须在随机化入组之前进行核实。不符合入组标准或者符合排除标准的患者应退出研究。

B. 基线:基线(研究第-1 天)评估包括安全性及疗效评价工具的评估。

C. 双盲急性治疗期:为期 8 周的双盲急性治疗期,可在第 7、14、21、28、42、56 天安排访视,每次访视允许±3 天窗口,但要注意控制总治疗时间,每次访视窗口为与基线的比较,每次访视完成疗效及安全性评估。

D. 药物递减期:如果没有其他临床指征,完成 56 天研究或提前退出研究的受试者应逐渐减少药物剂量,一般持续 2 周,可安排 2 次访视(第 63 天和第 70 天)。

E. 随访期:可在停药后 1 周(第 77 天)安排一次随访期。

(2)脱落:对于在急性双盲期内第 14 天后终止研究的患者,在患者末次访谈时进行各项检查。早期终止研究的患者可以选择是否进入药物递减期。

(3)有关设计与对照:在抗焦虑药的随机临床试验中,双盲、安慰剂对照研究是评估疗效的标准。为了充分评估疗效,往往需要至少 8~12 周的时间。由于焦虑障碍患者对安慰剂治疗有效,所以本研究采用安慰剂作为对照药,尽管这在急性治疗中存在加重患者症状的风险。由于在 GAD 研究中安慰剂的有效率普遍较高,若没有安慰剂对照,则不能认为药物治疗有效。采用安慰剂对照的研究设计对客观评估治疗作用十分重要。另外,没有证据表明,略微推迟有效的治疗会导致患者出现永久性的损害。在临床试验中患者受到密切监护,而且允许随时出于任何原因停止参加研究,包括治疗无效或疗效不充分。因此,在安慰剂对照研究中,这些患者 GAD 症状加重的风险就减到最低。

3. 研究人群

(1)入组标准

A. 年龄 18 周岁以上的男性或女性门诊患者,符合最新 DSM 诊断标准的广泛性焦虑症诊断。

B. 所有女性在访谈 1 时妊娠试验必须是阴性的。育龄期妇女(未手术绝育且为月经初潮之后到绝经后 1 年)必须不在哺乳期;生育年龄女性受试者必须同意在研究期间及最后一次使用研究药物后 1 周,使用可靠的避孕措施。

C. 在筛查和基线时临床总体印象-严重程度(CGI-严重程度)分数须≥4。

D. 筛查及基线,患者 HAMA 分数必须≥14,HAMD-17 第一项<2。

E. 在基线,席汉残疾量表(SDS)总体功能评分必须≥12。

(2)排除标准

A. 与研究有直接关系的研究点人员及其直系亲属。

B. 在过去 30 天内,参加过其他临床试验项目。

C. 除了 GAD 以外,目前存在任何 DSM 最新诊断系统诊断。

D. 存在人格障碍或反社会行为病史,研究者判断其会影响患者对研究方案的依从性。

E. 过去 6 个月内有过任何精神活性物质滥用或依赖。

F. 任何成瘾药物或禁用药物尿检阳性。注意:如果患者在筛查时可能没有经过适当的洗脱期造成禁用药物尿检阳性,可以在基线进行复查。如果复查显示母体化合物阳性,该患者将被排除。

G. 基线前 14 天用过苯二氮䓬类药物或巴比妥类药物。

H. 患者有严重的自杀风险,或者研究者认为按照患者的躯体或精神状况,完成研究的风险较大。

I. 患者存在严重的躯体疾病,包括任何心血管、肝功能异常(伴或不伴酒精滥用),肾脏、呼吸、血液、内分泌或神经系统疾病或具有临床意义的实验室检查异常。入组前 6 周内或研究期间任何时候开始进行心理治疗,改变心理治疗或其他非药物治疗(如针灸或催眠)的强度。

J. 在基线前 30 天内使用过单胺氧化酶抑制剂(MAOI)或氟西汀治疗,或者在研究期间或停用研究药物 5 天内可能需要使用 MAOI。

K. 使用 2 种或 2 种以上足量抗抑郁药和/或苯二氮䓬类药物治疗,即以临床上适宜的剂量治疗至少 4 周,仍然无效。

L. 妊娠或哺乳期妇女。

M. 总体而言,本研究禁止合用主要作用于中枢神经系统(CNS)的药物。必须排除任何干扰疗效安全指标评估的药物。

4. 合并治疗及依从性　禁止合用主要作用于中枢神经系统(CNS)的药物。必须排除任何干扰疗效安全指标评估的药物。所有合并用药,包括患者在研究期间服用的禁用药物,均应记录在病例中。

允许间断使用扎来普隆(最多 10mg/d)、唑吡坦(最多 10mg/d)、佐匹克隆(最多 7.5mg/d)或水合氯醛(最多 1 000mg/d),睡前服用,最多每周 3 次,总共不超过 9 次。应该建议患者在预定访谈前夜不要使用这些镇静催眠药,在研究过程中也不要增加咖啡因或尼古丁的用量。

依从性可通过直接询问和计数退还药物来评估。研究结束时,所有未用的药物均应退还申办方。每次访谈的依从性规定为服用的剂量为那段时间内处方的研究药物剂量的 80%～120%。

5. 疗效评估

(1)疗效评估工具选择:主要疗效评估工具包括 HAMA 焦虑因子分、HAMD-17 焦虑因子分、CGI 严重程度、席汉残疾量表。

(2)疗效评估方法:对于每个受试者,尽量保证每次访视由同一名工作人员进行各评分量表的评估。

A. HAMA、HAMD-17:在筛选,基线,第7、14、21、28、42、56天或提前退出研究时进行。

B. CGI严重程度:在筛选,基线,第7、14、21、28、42、56天或提前退出研究时进行。

C. 席汉残疾量表(患者自评):在基线,第28、56天或提前退出研究时进行。

(3)疗效统计指标

A. 有效率:HAMA焦虑分量表分从基线到终点的减分率至少为50%;HAMD焦虑分量表分从基线到终点的减分率至少为50%

B. 缓解率:终点时HAMA≤7。

C. 功能性缓解:终点时SDS分数≤5。

D. 改善:终点时CGI-改善程度评分≤2(明显改善)。

6. 安全性评估

(1)安全性变量:通过体格检查、生命体征测定、哥伦比亚-自杀严重程度评定量表、实验室检查、心电图记录并收集不良事件及严重不良事件。

(2)安全性评价方法

A. 全身体格检查:在筛选、研究第56天或提前退出研究时进行。

B. 血压、脉搏、体温、体重:在筛选,基线,第7、14、21、28、42、56天或提前退出研究时以及药物减量期(第63、70天)以及随访期(第77天)进行。

C. 哥伦比亚-自杀严重程度评定量表:在筛选,基线,第7、14、21、28、42、56天或提前退出研究时以及药物减量期(第63、70天)以及随访期(第77天)进行以评估自杀相关的事件(行为和/或意念)。在任何一次访谈中,患者有自杀或非自杀性的自我伤害行为被发现,必须完成自我伤害随访表。如果研究中患者出现自杀相关事件,研究医师应该进行全面的评估并提供适当的医疗。

D. 心电图:12导联心电图在筛查,第14、28、56天或提前退出研究时进行。

E. 实验室检查:血常规、生化、大小便常规(女性包括尿妊娠试验)在筛选、研究第56天或提前退出研究时进行。尿液药物筛检及甲状腺功能检查仅在筛选时进行。

F. 收集所有不良事件及严重不良事件:从签署知情同意书开始,根据规定收集所有不良事件及严重不良事件。

G. 其他:如前期药理试验发现其他可能相关副作用,安排进行相应监测。

7. 统计分析 采用ITT或PP分析。

二、惊恐障碍

(一)概述与研究目的

惊恐障碍(panic disorder)是以反复出现显著的心悸、出汗、震颤等自主神经症状,伴以强烈的濒死感或失控感,害怕产生不幸后果的惊恐发作(panic attack)为特征的一种急性焦虑障碍。其起病快,终止也快,表现为持续数分钟或几十分钟的急性症状,发作呈自限性。惊恐障碍的特点是反复、突然、不可预测、强烈的惊恐感觉。据估计,惊恐障碍的终身患病率为2%~4%。其发病呈双峰模式,第1个高峰出现在青少年晚期或成年早期(15~24岁),第2个高峰出现于45~54岁。

在治疗惊恐障碍患者时,临床医师应该考虑患者的偏好、用药和治疗史,以及精神疾病或者躯体疾病的共病。目前临床主要应用认知行为疗法(短期效果同药物治疗相当并有较低的复发率,但该治疗需专科医师进行,且耗时长)、暴露疗法、苯二氮䓬类药物、抗抑郁药等进行治疗。丙戊酸钠也能有效治疗惊恐发作。由于本病容易复发,各种治疗时期一般不宜短于半年;有的病例需维持用药3~5年才能充分缓解。

惊恐障碍治疗药物的临床试验除了要遵循药物临床试验的一般规律以外,还要考虑疾病和药物自身所具有的特点及其对临床试验的影响,并结合NMPA发布的临床相关指导原则和ICH指导原则进行设计实施。特别关注的是由于惊恐障碍的高共病率,临床试验设计的重点为证实该药物的效果是特异性针对惊恐障碍的,而不是继发于共病的治疗效果。任何形式的外部非药物支持或建议应在试验方案中事先进行定义,在研究过程中应保持一致。对于惊恐障碍,需除外有明确疗效的系统心理治疗(如认知行为疗法)。

(二)研究人群

1. 诊断标准　应依据国际公认的分类系统对疾病进行诊断,最好是最新版的DSM-5标准,也可用最新版的ICD标准。在药品的整个试验过程中应使用同一分类系统。

根据ICD-10的诊断标准,惊恐障碍诊断依据为1个月内至少有3次惊恐发作,每次不超过2小时,发作时明显影响日常活动,两次发作的间歇期除害怕再发作外没有明显症状。并有以下特点:发作的情境中没有真正的危险;并不局限在已知或可预料的情境中(参见特定的恐惧症或社交恐惧症);在惊恐发作间歇期几乎无焦虑症状(尽管常会担心下次惊恐发作);不是由生理疲劳、躯体疾病(如甲状腺功能亢进)或物质滥用导致的结果。

单独使用严重程度等级量表评估患者是否能够入选是不够的,它并不等于诊断。诊断应该由富有经验的精神科医师通过结构化面谈(如SCID、MINI)后予以确定。此外,基于适当的严重程度量表,最低分数可用作入选标准。另外,GAD-7同样被认为是自评量表中能够精准筛查惊恐障碍的工具之一。

2. 排除标准　惊恐发作作为一组综合征,可见于多种精神疾病和躯体疾病。只有在排除这些疾病之后,才能作出惊恐障碍的诊断。需要鉴别的精神疾病除GAD和抑郁障碍外,还有精神分裂症、人格解体障碍、躯体形式障碍等;需要鉴别的内科疾病或症状有甲状腺功能亢进、甲状旁腺功能亢进、心律失常、冠状动脉供血不足、嗜铬细胞瘤、低血糖、真性眩晕、药物戒断和酒精戒断症状等,特别容易混淆的是二尖瓣脱垂(也是突然发生心悸、胸痛以及气短、疲乏甚至晕厥,但无头晕、出汗、震颤、面部发热或发冷以及人格解体、濒死感或失控感等症状,借助超声心动图可鉴别。但有研究报道,二者可能共病,并认为惊恐障碍可导致二尖瓣脱垂。如果惊恐障碍得到控制,二尖瓣脱垂可能消失)。

3. 基线特征　进一步应记录必要的描述性参数,如严重程度,详细的病史如惊恐障碍的病程、早先治疗的结果等。对于剂量探索和关键性研究,在临床指征上同质化的研究人群是最为理想的。由于惊恐障碍的患者大部分是门诊患者,患者数据库的大部分来自门诊患者。

（三）研究设计

1. 药效学　可进行多种试验,但没有人体惊恐障碍的特异模型。对认知、反应时间或对睡眠结构的研究,可能会提供有关药物不良反应的信息。

2. 药动学　应进行常规的药动学研究,特别是在剂量-反应研究中可对药物的血浆水平进行研究。此外,一般情况下,应按照药物相互作用研究指南（CHMP/EWP/560/95）的要求,对可能的药动学和药效学相互作用进行研究。对于后者,应研究药物与乙醇、其他中枢神经系统活性药物的相互作用。

3. 剂量-反应研究　可采用对照、平行、固定剂量的研究设计。为尽可能建立临床有效剂量范围的最低剂量和最佳剂量,使用至少3个剂量进行研究是必要的。一般情况下,加用一个安慰剂组和一个活性对照组是有益的。

4. 治疗的验证性研究

（1）短期试验:原则上,为评价药物的短期作用,平行、随机、双盲、安慰剂对照研究是必需的。另外,在3组试验设计中,一般需要以足够的剂量与另一种标准药品进行比较。应对给药剂量和对照药选择的合理性进行说明。

活性对照药应选自获准用于该适应证的化合物。根据试验药物药理学特征,对照药可以从已证明对该适应证疗效的化合物中选择。尽管安慰剂看起来有伦理问题,由于安慰剂组的作用可能较高而且在不同研究之间变异很大,所以,为明确显示新产品的作用,应用安慰剂是必要的。一般情况下,不推荐设置安慰剂导入期,因为它可能会削弱研究结果的普适性。但是当患者已经接受活性药物治疗时,洗脱期是必要的。

在试验方案中应预先对附加的心理治疗、支持或劝导加以定义,应分析其对治疗结果的影响。正规的心理治疗可能会影响药物作用的强度,应予以排除。

（2）长期试验:除短期试验外,为证明药品在长期用药期间可以维持疗效,需要进行长期研究。可以采用随机撤药试验设计观察维持疗效,通常包括患者恶化（复燃）率和/或复燃出现的时间两种疗效指标。选择何种作为主要疗效指标与所选标准的临床相关性取决于入选患者的类型和试验目的,应在试验方案中论证其合理性。必须在方案中对病情恶化或复燃加以定义,应为临床相关的症状加重,在一次或多次访视时评定量表的评分增加显示症状恶化。分析时应仔细考虑因病例脱落可能引起的偏倚,以及因处理脱落的统计分析方法可能引起的偏倚。在随机治疗期开始,可能需要逐步减少药物剂量,以预防撤药现象。

（四）有效性评价

1. 主要疗效指标　与广泛性焦虑症不同,惊恐障碍的治疗目标通常是临床有效。有临床意义的惊恐发作次数减少可作为主要终点。有效性评价指标还包括基于主要疗效指标(量表评分)的减分值、减分率、有效率、缓解率和复发率(预防复发)。对关键量表的选择应合理,其对于变化的可靠性、正确性和敏感性必须已知。汉密尔顿焦虑量表(HAMA)已经得到了广泛应用,其总分可用作主要终点。其他适宜而有效的量表也可使用。

2. 次要疗效指标　HAMA 精神-焦虑因子、CGI、GAD-7 可用作次要终点。其他量表,如席汉残疾量表(SDS)、生活质量量表(WHO-QoL)也可用作次要终点。

(五)安全性评价

参见本节广泛性焦虑症。

(六)合并治疗

惊恐障碍的方案设计和实施中必须详细记录既往用药情况和合并用药。应该洗脱相关药物以消除影响。必要时考虑提供紧急情况下使用的急救药物。如果在治疗开始时必须使用抗焦虑药或镇静催眠药,可进行分层设计,并分析对疗效的影响。

通常认为,心理咨询、心理教育、社会支持和支持性心理治疗可作为辅助治疗,这些治疗可能会增加安慰剂效应,应预先在试验方案中明确规定,并予以详细记录,在结果分析时应讨论其对疗效的影响及可能的中心间效应影响。而系统性心理治疗,特别是认知行为治疗、暴露疗法的疗效较为肯定,且个体差异明显,尽量不作为治疗惊恐障碍药物临床试验中的合并治疗。

三、创伤后应激障碍

(一)概述与研究目的

创伤后应激障碍(posttraumatic stress disorder,PTSD)是指个体经历、目睹或遭遇到一个或多个涉及自身或他人的实际死亡,或受到死亡的威胁,或严重的受伤,或躯体完整性受到威胁后,所导致的个体延迟出现和持续存在的精神障碍。PTSD 的发病率报道不一,估计在 1%~14%,风险人群研究表明,患病率在 3%~58%,取决于人群的创伤性事件类型。女性比男性更易发展为 PTSD,可能性约为男性的 2 倍。

创伤性事件包括直接损伤、目击事件或获知其他人发生的事件。第一类的例子包括灾难、严重交通事故、暴力人身攻击、被绑架、受危及生命疾病的折磨或被诊断为危及生命的疾病以及对个人躯体完整性的其他威胁。目击事件包括看到其他人由于暴力攻击、事故、战争或灾难而严重受伤或非自然死亡。获知其他人发生的事件如暴力攻击、事故或严重受伤。

PTSD 的症状分为 3 类:

(1)再体验/闯入:闪回、闯入性回忆、梦魇。

(2)回避/麻木:回避与创伤相关的刺激、感觉和活动。

(3)过度觉醒:焦虑、睡眠障碍、发怒、易激惹和过分的惊吓反应。

应当对 PTSD 和自限性应激反应进行区分,暴露于创伤性事件后大多数人会出现后者。在创伤性事件发生后 4 周内消退的症状可能符合急性应激障碍,但不符合 PTSD 标准。在 DSM-Ⅳ中增加了急性应激障碍,以便采集对重度创伤的早期反应,这有可能演化为完全的 PTSD。然而,只有一小部分 PTSD 患者在开始时有急性应激障碍,并且由于其症状的不确定性,在临床试验中,急性应激障碍不被视为一个可靠的诊断性病种。

抗抑郁药 SSRI、SNRI 对 PTSD 的疗效不如预期,迄今为止 SSRI 中只有舍曲林和帕罗西汀被批准用于治疗 PTSD,文拉法辛只适宜作为 PTSD 的二线药物。在 PTSD 中开展临床试验的挑战之一是共病抑郁障碍、物质滥用和焦虑障碍的比例很高及所使用的诊断标准不同。

(二) 研究人群

1. 诊断标准　应依据国际公认的分类系统对疾病进行诊断,最好是最新版的 DSM-5标准。也可用最新版的 ICD 标准。

(1)患者曾暴露于某一(精神)创伤性事件,存在以下二者:

1)患者亲自体验、目睹或遭遇某一或数件涉及真正的或几乎导致死亡或严重的损伤,或者涉及自己或他人躯体完整性遭到威胁的事件。

2)患者有强烈的害怕、无助或恐惧反应(注:如是儿童,则代之表现为行为紊乱或激越)。

(2)长时间反复地体验创伤性事件的经历,至少表现出下列 1 项以上:

1)反复地闯入性地出现有关创伤性事件的痛苦回忆,包括意象、想法或知觉(注:如是儿童,为反复地进行表达创伤主题相关的一些游戏)。

2)反复出现关于类似创伤性事件的梦境(噩梦或梦魇)(注:如是儿童,可能是叙述不清的令人可怕的梦)。

3)突然发生的情感体验或行为,似乎创伤性事件又在重演(包括某些在清醒或酒醉时的似乎轻松的感觉,如错觉、幻觉及分离性闪回)(注:如是儿童,可出现持续创伤的出现)。

4)患者接触类似创伤性的处境或接触象征该创伤事件的刺激时,产生极大的精神痛苦。

5)患者接触类似创伤性的处境或接触象征该创伤事件的刺激时,产生明显的生理反应。

(3)持续地回避与创伤性事件有关的处境和事件,或有普遍性反应迟钝或麻木(创伤前并不存在),至少包括以下 3 项:

1)努力避免有关创伤性事件的想法、感受或话题。

2)努力避免从事或接触可以唤起痛苦回忆的各种活动、处境或人物。

3)不能回忆创伤性事件的某些重要方面(心因性遗忘症)。

4)对多种重要活动的兴趣显著减退。

5)与其他人疏远,对亲人有陌生人似的情感。

6)情感范围显著变窄(如不能表示爱恋)。

7)对未来失去向往,缺乏对未来的想象、希望和打算(例如,不期望好的工作、婚姻、儿女或正常的生活享受)。

(4)警觉性增高的症状,表现出下列 2 项以上:

1)难入睡,不能维持长时间熟睡,易醒。

2)易激惹或易发怒。

3)注意力难以集中。

4)过分警觉。

5)过分的惊跳反应。

(5)病程超过 1 个月。此障碍产生了临床上明显的痛苦烦恼,或在社交、工作或其他重要方面的功能受损。

应在纳入标准中确定和规定进一步的描述性参数,例如障碍的持续时间,是即时发作还是延迟发作,是否存在儿童期创伤-忽视-虐待以及诱发事件的类型。应在急性、慢性和迟发 PTSD 患者中开展单独的试验,或者如果同一试验中纳入不同类型的患者,应当进行随机分组,并按照发作类型进行分层。因为 PTSD 患者通常是门诊患者,所以纳入的对象大部分应为门诊患者。

2. 排除标准　应对患者的精神障碍共病情况进行筛查。为了在相对"纯净"的 PTSD 人群中研究新药的疗效,诊断前需要排除躯体疾病如甲状腺疾病、心脏疾病,应除外患有以下精神障碍的患者:现患精神疾病或精神疾病史(精神分裂症、妄想症等)、双相情感障碍、边缘型人格障碍,现患抑郁障碍或近期内有抑郁发作病史的患者(在研究入选 6 个月内,尤其是试验药品有抗抑郁作用时更应排除,这是为了确定对 PTSD 症状的作用不是继发于抗抑郁的作用),具有显著和/或严重抑郁症状的患者(不符合 DSM 抑郁障碍诊断标准),有其他焦虑症的患者,现患进食障碍或近期有进食障碍病史(最近 6 个月内),现有酒精或药物滥用情况或近期有滥用史(最近 6 个月内)。

3. 基线特征　进一步应记录必要的描述性参数,如严重程度,详细的病史如 PTSD 的病程、既往治疗结果等。对于剂量探索和关键性研究,在临床指征上同质化的研究人群是最为理想的。但是,由于 PTSD 患者伴发其他精神疾病的概率较高,保证研究人群的同质性是很困难的。

(三) 研究设计

1. 药效学　可进行多种试验,但没有人体 PTSD 的特异模型。对认知、反应时间或对睡眠结构的研究,可能会提供有关药物不良反应的信息。

2. 药动学　应进行常规的药动学研究,特别是在剂量-反应研究中可对药物的血浆水平进行研究,具体可参考《化学药物临床药代动力学研究技术指导原则》。

3. 剂量-反应研究　可采用对照、平行、固定剂量的研究设计。为尽可能建立临床有效剂量范围的最低剂量和最佳剂量,使用至少 3 个剂量进行研究是必要的。一般情况下,加用一个安慰剂组和一个活性对照组是有益的。

4. 治疗的验证性研究

(1)短期试验:原则上,为评价药物的短期(10~12 周)作用,平行、随机、双盲、安慰剂对照研究是必需的。另外,在3组试验设计中,一般需要以足够的剂量与另一种标准药品进行比较。应对给药剂量和对照药选择的合理性进行说明。

活性对照药应选自获准用于该适应证的化合物。根据试验药物药理学特征,对照药可以从已证明对该适应证有效的同类化合物中选择。尽管安慰剂看起来有伦理问题,由于安慰剂的效应可能较高,所以,为明确证明新药的疗效,应用安慰剂对照是必要的。一般情况下,不推荐设置安慰剂导入期,因为它可能会削弱研究结果的适用性。但是当患者已经接受活性药物治疗时,洗脱期是必要的。试验初期应当允许根据方案或根据有效性和耐受性逐渐递增剂量。

在试验方案中应预先对附加的心理治疗、支持或劝导加以定义,应分析其对治疗结果的影响。正规的心理治疗可能会影响药物作用的强度,应予以排除。

(2)长期试验:因为PTSD是一种慢性疾病,除短期试验外,为证明药物在长期用药期间可以维持疗效,需要进行长期研究。证明药物维持作用的最佳设计是随机撤药研究(RWS)。RWS设计特征是:第一阶段,患者接受药物治疗(通常开放性设计);在第二阶段,依据预先的定义,以第一阶段的有效者/痊愈者为试验对象,随机分配至安慰剂、一或多个活性药物组。开放期的疗程至少2个月,可长达6个月;随机期的疗程通常为6~12个月。在随机治疗期开始,可能需要逐步减少药物剂量,以预防撤药现象。

在RWS,通常用病情恶化(复发)的患者数和/或发生病情恶化(复发)的时间来表示药物疗效,两个疗效标准都应分析。必须在方案中对病情恶化或复发加以定义。应审慎分析患者脱落(非疾病复发所致)引起的可能偏倚,并考虑与之相关的统计方法。

(四)有效性评价

1. 主要疗效指标　应提前对量表、结局测定和分析方法的选择进行指定。在研究开始前应对研究者进行量表的一致性培训,以保持评定者的内部可靠性。推荐的主要疗效测定标准是关键量表的评分相对于基线值的变化,但也应以有效者和/或痊愈者的比率表示。临床用创伤后应激障碍诊断量表(CAPS)能够采集PTSD的核心症状,尽管不是最佳量表,但已经得到了广泛应用,其总分可用作主要终点。其他适宜而且有效的量表也可使用。

有效者的定义为:主要结果量表分值自基线的降低有临床意义的患者,如将CAPS减分率≥50%,CGI-I评价为"很大改善"或"显著改善"。痊愈定义为:没有或仅残留少数疾病表现的情况,如CAPS评分19分或以下,CGI-I评分为1(无病)。

2. 次要疗效指标　CGI可用作次要终点。其他已确定有效性的量表,如席汉残疾量表(SDS)、生活质量量表(WHO-QoL)也可用作次要终点。

(五)安全性评价

参见本节广泛性焦虑症。

(六)合并治疗

PTSD的方案设计与实施中必须详细记录既往用药情况和合并用药。应该洗脱相关药物以消除影响。必要时考虑提供紧急情况下使用的急救药物。如果在治疗开始时必须使用抗焦虑药或镇静催眠药,可进行分层设计,并分析对疗效的影响。

通常认为,心理咨询、心理教育、社会支持和支持性心理治疗可作为辅助治疗,这些治疗可能会增加安慰剂效应,应预先在试验方案中明确规定,并予以详细记录,在结果分析时应讨论其对疗效的影响及可能的中心间效应影响。而系统性心理治疗,特别是关注创伤的认知行为治疗、眼运动脱敏和再处理疗法的疗效较为肯定,且个体差异明显,尽量不作为治疗 PTSD 药物临床试验中的合并治疗。

(王 刚 赵靖平)

第五节 镇静催眠药

失眠障碍(insomnia disorder)是临床最常见的睡眠-觉醒障碍(sleep-wake disorder)类型,流行病学资料显示,我国有 38.2% 的人存在失眠问题。长期失眠不仅给患者的日常生活、社会功能带来严重的负面影响,降低生活质量,甚至会导致恶性意外事故发生。失眠通常指患者对睡眠时间和/或质量不满足并影响日间社会功能的一种主观体验,其临床表现为入睡困难(入睡时间超过 30 分钟)、睡眠维持障碍(整夜觉醒次数≥2 次)、早醒、睡眠质量下降和总睡眠时间减少,同时伴有日间功能障碍。按病因划分,失眠可划分为原发性(primary insomnia)和继发性(secondary insomnia)两大类。原发性失眠通常缺少明确病因,故对其诊断缺乏特异性指标,只有在引起失眠的可能病因被排除或治愈后,仍遗留有失眠障碍症状时才考虑为原发性失眠。继发性失眠则包括由于躯体疾病、精神障碍等引起的失眠。

目前临床用于治疗失眠的药物主要包括镇静催眠药苯二氮䓬类受体激动剂(benzodiazepine receptor agonist,BZRA)、褪黑素受体激动剂和具有催眠作用的抗抑郁药。

BZRA 分为传统的苯二氮䓬类药物(benzodiazepine drug,BZD)和新型非苯二氮䓬类药物(nonbenzodiazepine drug,non-BZD)。BZD 是目前临床应用最广泛的一类镇静催眠药,包括艾司唑仑、阿普唑仑、劳拉西泮、地西泮、咪达唑仑等。这类药物可缩短失眠者的睡眠潜伏期、增加总睡眠时间,不良反应包括日间困倦、头晕、肌张力减退、跌倒、认知功能减退等。使用中、短效 BZD 治疗失眠时有可能引起反跳性失眠,甚至导致失眠情况比治疗前更为严重;持续使用 BZD 后,在停药时可能会出现撤药症状,如失眠、乏力、头痛、头晕、出汗、耳鸣、食欲减退、惊厥等;长期服用 BZD 会产生耐药性和成瘾性。非苯二氮䓬类药物(non-BZD)具有与 BZD 类似的催眠疗效,主要包括唑吡坦、扎来普隆、佐匹克隆和右旋佐匹克隆,因其半衰期短,次日残余效应小,也无肌肉松弛作用,故一般不产生日间困倦和乏力感,且产生药物依赖的风险较传统 BZD 低,但同样有可能在突然停药后发生一过性的失眠反弹。

褪黑素是由松果体合成的一种内源性物质,参与调节睡眠-觉醒周期,研究表明它能缩短入睡潜伏期,增加睡眠总时间。治疗失眠症的褪黑素受体激动剂类药物包括雷美尔通、阿戈美拉汀、瑞美替昂等,具有缩短睡眠潜伏期和提高睡眠效率的作用,并且无药物依赖性,亦不会产生戒断症状。

抗抑郁药中有些药物具有镇静作用,对抑郁、焦虑障碍伴发的失眠和失眠症有治疗效果,如小剂量多塞平、阿米替林、米氮平、曲唑酮等。抗抑郁药阿戈美拉汀通过调节褪黑素受体改善失眠。

镇静催眠药能改善睡眠障碍的不同时相异常,促进睡眠以治疗失眠症,提高睡眠质量。镇静催眠药属于中枢抑制剂,在正常治疗剂量范围内使用是相对安全的。其用于治疗失眠症,可以改善睡眠障碍,提高睡眠质量,也会影响睡眠结构的生理节律。所以,镇静催眠药的临床试验评价应包括两方面内容,一方面为临床试验评价药物治疗失眠的临床疗效;另一方面为睡眠实验室研究评价药物对睡眠生物节律的影响,利用多导睡眠图记录睡眠生物节律客观指标。另外,由于镇静催眠药大多被纳入一类、二类精神药品管理,故针对这类药的药理特点,不仅要采用短期试验来评价疗效和安全性,还应设计长期研究来确定该药是否会产生耐受性,甚至在必要时测试是否存在潜在药物滥用和药物依赖的可能性。

一、镇静催眠药的临床试验

(一) 研究分期与目的

1. I 期临床试验　镇静催眠药的 I 期临床试验研究对象为健康的成年志愿者。试验目的是为药物的安全性、药效学和与剂量相关的不良反应提供证据以及提供药物吸收、分布、代谢和排泄的信息,但观察指标有一些镇静催眠药的特殊性。

(1) 耐受性研究:由于镇静催眠药一般是在睡觉前单次给药,单次给药的评价可以提供与拟订临床剂量有关的数据,不必进行每日分次给药的研究。临床试验可以是开放、单盲或者双盲的,可以是安慰剂或者阳性药物对照,可以是平衡组或者非平衡组平行对照。每个试验都应该遵循下述的原则:①第一个受试者的初始剂量应该是最小的,并基于动物毒性研究,例如以动物实验中的最大非毒性剂量作为初始剂量。②在单剂量研究期间,在给予同一个或者另一个受试者更高剂量之前,应在每一剂量服药的前后进行监测,以便确定哪一个剂量水平是安全的。③在同一个受试者重复给予同一剂量或者更高剂量之前,应有足够的清洗期。这取决于动物与人体的药动学和药效学数据。④如果使用的是安慰剂对照设计,药物的残留效应对反应灵敏度、情绪变化、判断力、动作的协调性、反射的变化、反应时间、记忆等的影响,以及其他不良反应都应在 I 期研究中评价分析。

假设在一个开放性试验中纳入约 6 个受试者。在一个"正常"的晚间睡眠之后,给予第一个受试者一个初始剂量,然后在一个主观设定的时间段内(例如 2~3 天)观察药物效应。如果没有药效学或毒性效应发生,给第一个受试者增加剂量并给予第二个受试者初始剂量。使用这种方法,使所有受试者服药剂量连续增加直到达到最大的耐受剂量。这种类型的研究将提供一个安全剂量范围和有效剂量范围的粗略评价。

（2）药动学：应进行常规的药动学研究。具体参考《化学药物临床药代动力学研究技术指导原则》。

（3）药效学研究：一种研究设计可用于确定新药的药效学特性。在一个单盲或者双盲研究中，每一剂量使用4~6个受试者。开始使用一个推测的亚临床剂量并逐渐加量进行一系列的剂量探索。药物可导致白天镇静和催眠，在产生Ⅰ度麻醉（判断标准是无痛觉和可唤醒的睡眠）的剂量上停止试验。每一组里有1~2个受试者应接受一种标准镇静催眠药如戊巴比妥钠。药物对中枢神经系统的作用取决于：①由受过培训的观察者进行睡眠相关行为观察；②药物在各受试者中表现的药物效应，如药物对警觉度、判断能力、肌肉协调性、平衡性、反射变化和反应时间的影响；③对药物作用的峰值、间期和正常状态下记录的睡眠脑电图进行解释；④记忆缺失或者健忘的测试，尤其是顺行性遗忘，如在摄入药物后的早上进行选择性回忆测验和再认记忆评估；⑤药物对静息每分钟通气量和对二氧化碳通气量反应的影响。这些研究将确定试验药物对于一个失眠患者是否有合适的作用方式和时间，可以预测普通人群的常用剂量，并发现安全性剂量范围和可能的不良反应。

（4）多次给药的耐受性研究：初步确定的有效剂量可能是一个或者多个，这些剂量再以从小到大的顺序逐渐增加剂量至最大，进行耐受性研究。服药时间为3~4周。在研究中至少应该实施两个试验。每一个试验中使用一个小样本的健康志愿者组作为对照。这些研究应该是双盲、安慰剂对照、平衡的或者不平衡的平行组对照。如果评价的固定剂量超过了2个，每一剂量均应进行相应研究。如同单剂量试验，评价与分析药物对反应灵敏度、情绪变化、判断力、协调性、反射变化、反作用时间、记忆和其他不良反应的残留效应。完成了上述研究，还应该确定是否存在撤药效应，最好在患者不知道的情况下以安慰剂替代，时间为1~2周，评估工具可采用苯二氮䓬类药物撤药症状问卷。

（5）慢性耐受性试验：因为镇静催眠药具有白天镇静嗜睡、产生药物耐受性与依赖的可能性，停药后出现撤药反应等潜在安全性问题，故需要在单次与多次给药耐受性试验后进行慢性耐受性评价安全性。研究应进行8~12周，试验从最小有效剂量开始，增加到最大耐受治疗剂量。试验末期，撤药以安慰剂替代2周。特别要观察癫痫发作或者其他停药可能出现的撤药症状。尽可能实施以下评价：警觉性、敏捷性、情绪、判断力、协调性、反射、反作用时间和其他测试。重复评价不同剂量的测试用药的白天残留效应。

2. Ⅱ期临床试验　试验目的：①确定哪一种类型的失眠症对药物有反应；②评价合适的临床剂量和效应时间；③确定不良反应。

3. Ⅲ期临床试验　Ⅲ期临床试验为扩大的多中心临床试验，是治疗作用的确证阶段。试验目的：①在不同类型的失眠患者扩展应用，确定药物的临床疗效和疗效持续时间；②确定药物对特殊类型失眠的疗效；③确定最佳治疗剂量；④建立连续6个月每日给药的安全性；⑤建立用药6个月的药物持续有效时间。

（二）研究人群

1. 研究人群的选择

（1）入组标准：Ⅱ期临床试验可首先使用住院成年患者，受试者应该是患有各种类型失眠症的住院患者,例如入睡困难、睡眠保持困难、早醒或者混合型失眠症,并且符合以下条件:①符合 DSM 系统或 ICD 系统最新的失眠症诊断标准;②不需要合并使用干扰镇静催眠药评价的药物;③无肝、肾功能受损和心肺功能失代偿;④无药物过敏史。患者可以是男性或者无受孕计划的女性。样本应该尽量具有均一性,主要考虑年龄、性别、体重、治疗情况等几方面。出于安全性的考虑,应对患者进行持续观察。可采用匹兹堡睡眠质量指数量表(Pittsburgh sleep quality index,PSQI)(总分>7 分为界值,其判断患者与正常者的敏感性和特异性较高)和阿森斯失眠量表(Athens insomnia scale,AIS)测量失眠的程度。

(2)排除标准:①已知的酗酒者、药物滥用或药物依赖者、智能低下者和有精神病史者;②正在使用其他镇静催眠药或者中枢神经系统抑制药物者。

(3)Ⅲ期临床试验的研究对象:Ⅲ期临床试验比Ⅱ期临床试验纳入更多的不均质人群进行研究,可提供更加精确的药物有效性评价,掌握更多样本有效性信息,找出最有疗效反应的不同失眠障碍亚组。失眠症的原因有:环境压力或危机感、疾病状态、精神紊乱、药物因素和进入老年期。大部分有慢性或严重失眠症的门诊患者属于神经性或者个体化紊乱类型、慢性焦虑或抑郁症、其他精神疾病。Ⅲ期临床试验可以在有器质性或者功能性疾病而需要合并用药的患者中探索特定的有效性和安全性。如果动物生殖毒性研究结果是满意的,研究中可以包括孕龄妇女。受试者可以是各种人群,如住院患者、门诊患者、精神疾病患者、非精神疾病患者等。在完成成人的安全有效性评价后,可进行儿童人群试验,以提供数据来最大限度地证明药物的安全性。

2. 试验条件　为了确定药物有效性,需要充分利用住院设施条件,在整个夜晚睡眠期间以规则的间期,规律地进行监测。

(三)研究设计

1. 短期临床试验

(1)设计要求:Ⅱ期探索性试验一般采用随机、双盲、平行分组、固定剂量的安慰剂对照研究,因本期还需进行剂量探索的研究,所以在试验中,应选择预估有效的一个或几个剂量进行试验,以此结果确定在Ⅲ期临床试验中的治疗剂量。Ⅱ期临床试验也可以采用试验药与安慰剂对照,包括一个阳性对照药组的三臂试验。应以单个患者进行药物的包装和编盲,而不是以治疗组。应避免使用其他精神活性药物和中枢神经系统抑制药物。如果使用了其他药物,应详细记录。试验至少进行 3 个或多个连续的夜晚,样本量应足够。应在服用试验药物之前,至少有 3 个夜晚基线的试验组和对照组都服用安慰剂,服用试验药物的时间可以是连续 3~5 天。在每一个试验中应选择 1~2 个有效剂量组。根据剂量选择、结果可靠性的高低、不良反应的类型和严重程度来决定这个阶段是否需要 3 个以上剂量的试验。如果不良反应是与药效学相关的,进一步的研究应包括更低的剂量。试验设计方案尽可能包括统计学家的意见。应该陈述这种设计所有的优点和弊端,以及选择这种试验设计的理由。

(2)剂量设计:①在探索性开放试验中,在基于已有数据(包括药动学)选择了一个起始剂量后,在开放性试验中的剂量是经常增加的,直至观察到有统计学意义的治疗反应。

如果不良反应是一个突出的问题,则不能进一步增加剂量而要减少剂量或者停药。②双盲、对照试验中的剂量应该固定。

（3）Ⅲ期临床试验设计:临床评价的重点是通过对照试验进一步确证药物的催眠效果。Ⅲ期临床试验设计原则一般同Ⅱ期。然而,为了在研究目标、研究条件和研究人群等方面有更大的变化,可就对照选择、研究时间、剂量和设计等进行调整,这不影响证明药物疗效的效能。当药物的基本催眠作用已经通过对照研究明确地建立后,可以考虑进行进一步的开放性试验。当然,这些试验存在风险,由于缺乏一个对照组进行比较,会给一些非预期结果的解释带来困难。然而,这些发现能带来一些推测,这些推测可通过两种方式得到确证:回顾那些已经完成的研究;或者进行进一步的对照研究。由于提供了药物更多的使用经验,这对于有效性是进一步的重要支持,并可对新药的安全性评价增加有价值的数据。当大量的研究者独立进行研究而得出相似结果时,这一点非常重要。也可以在药物催眠作用之外的其他临床试验中评价药物的催眠作用。在这之前,可能有必要进行几个开放性试验对药物的作用机制和适宜的剂量范围进行探索。长期安全性评价可以在开放性试验和平行对照试验中进行。对照试验可以使用非平衡组设计,例如:30 例用药组和 20 例对照组。长期安全性数据应该得自大量研究,而不是一个单一的试验。例如,可以先在治疗性试验中进行观察,如果有效则继续进行安全性观察。所有对照试验应该是随机和双盲的。短期、中期和长期研究应该以安慰剂对照和/或一个标准的治疗药物对照。剂量可根据人群和背景的情况设定。

（4）用药时间设计:短期临床试验包括 3 种用药时间的设计。

1）两夜设计:观察服用安慰剂后的睡眠情况能够被前晚服用的镇静催眠药影响,例如残留效应可能改善睡眠,同时撤药效应也可能加重失眠。因此,在这些试验中,应该使用两夜（2 个连续的晚上）设计,即第一个晚上服用安慰剂,第二个晚上服用安慰剂（PP）或者服用活性药物（PD）。应该评估一定数量同质性的患者,包括住院和门诊患者,每一个试验中精确的数目取决于统计学计算。

2）连续多夜设计（连续 3~7 天的晚间用药）:试验应为随机、双盲、平衡平行组试验,受试者数量要足够并具有同质性,以安慰剂为对照药。安慰剂至少连续观察 3 晚,而药物至少观察 3~7 晚。如果使用交叉试验设计,在两种处理之间应该有足够的清洗期。

3）应进行连续 2~3 周服药的临床试验,试验中应使用足够的样本量,受试者具有同质性,可以是门诊患者或者住院患者。试验可以是组内比较设计,也可以是组间比较设计,但是所有试验应该包括 3 个安慰剂基线的晚上和 3 个安慰剂撤药的晚上,撤药效应能被适当评价。例如,撤药可能导致睡眠比基线水平更加恶化。所有的患者应该报告睡眠期间主观的评估和每天早上对全天的睡眠质量进行的评估。

2. 长期服药临床试验　其目的是在更大样本量的受试者中进一步评价其安全性。研究应该是随机、双盲、阳性药物对照、平衡或非平衡平行组试验。使失眠症患者长时间持续使用安慰剂是不可行的,应考虑使用阳性对照药。治疗前应该进行安全性指标（如血常规,肝、肾功能和特殊指标等）的检查,以及脑电图、心电图、眼科检查,呼吸和心血管功能试验检查。用药期间和停药后,都应以适当的间期重复上述检查,间期长短取决于药物的特性和先前的经验。

确定长期用药情况下多长时间产生耐药现象也非常重要。通过各种年龄人群获得长期服药的安全性数据也是必要的,可以考虑周期长达 24 周的长期用药试验。可以采用以下几种设计:①使用标准治疗药物对照的双盲、平行对照研究,或者在比较短的试验中使用安慰剂对照;②使用标准治疗药物对照的双盲自身交叉试验;③使用标准治疗药物和安慰剂作为对照的双盲/交叉试验;④单组组内试验设计,包括在基线期和撤药期都至少有 3 晚服用安慰剂,以便能够适当评价撤药反应。由于绝大部分镇静催眠药在连续服用 2 周后疗效明显降低,所以设置一个安慰剂的基线期可以为评价耐药或者药效下降提供一个更好的方法。对门诊患者,应进行每日随访或者电话报告。访视不仅提供有效性数据,还应该提供影响有效性的信息,例如一时的情绪冲动,精神刺激,服用咖啡因、酒精、抗酸药,睡前大量进食等。

(四) 有效性评价

1. 主观指标(患者评价)　在次日晨起后填写睡眠问卷。最重要的分析项目是:①睡眠诱导时间或者睡眠潜伏期(入睡时间);②夜间觉醒次数;③有无早醒;④总睡眠时间;⑤药物宿醉;⑥可以增加其他参数,例如睡眠质量、做梦等。

2. 客观指标(护士/看护者评价)　从夜间开灯到次日恢复早上的活动,这期间进行的规律、频繁的观察,指标的判断同上。

3. 评定工具

(1)睡眠日记卡:尽管睡眠日记是自我评价睡眠状况较为传统的方式,但因其简单、经济,而且能较好地反映患者的主观感受,故作为疗效评价指标实用可行。患者需记录每日准备入睡的时间、估计睡眠潜伏期、夜间觉醒次数、每次觉醒的时间、总卧床时间,并根据早晨觉醒时间估计实际睡眠时间以及计算睡眠效率(实际睡眠时间/卧床时间×100%)。另外,尚需记录夜间异常症状(如异常呼吸、行为和运动等)、日间精力、社会功能受影响程度、午休情况、日间用药情况和自我体验。目前,也有个别研究应用交互式语音应答系统(interactive voice response system,IVRS)收集患者睡眠日记的数据。

(2)里兹睡眠评估问卷(the Leeds sleep evaluation questionaire,LSEQ):该问卷着重于观察 1 天睡眠情况的变化,目前欧美国家多将此表用于药物治疗前后睡眠改善的评价。LSEQ 有 10 个条目,评价 4 个方面:入睡情况、睡眠质量、宿醉症状和警觉行为。疗效评价以治疗前后增加的总分为标准:痊愈为增分>300 分,显效为增分 201~300 分,有效为100~200 分,无效为增分<100 分。

(3)睡眠障碍评定量表(sleep dysfunction rating scale,SDRS):是由国内学者编制的简便、实用的失眠严重程度量化评估工具,共有 10 个条目,基本涵盖失眠障碍的所有症状,并着重对失眠严重程度进行总体评价。各条目采用 0~4 级评分,均有评定指导语和评分标准,评分越高病情越严重。一般以 SDRS 总分减分率作为疗效指标,减分率=(基线总分-治疗后总分)/基线总分×100%,减分率≥50%可视为有效病例。

（4）匹兹堡睡眠质量指数量表（PSQI）：该量表适用于睡眠障碍患者、精神障碍患者评价睡眠质量，同时也适用于一般人睡眠质量的评估。PSQI用于评定受试者近1个月的睡眠质量。该量表有18个问题组成7个组分：睡眠质量、入睡时间、睡眠时间、睡眠效率、睡眠障碍、催眠药物和日间功能障碍。每个组分按0~3等级计分，累计各组分得分即为PSQI总分，总分范围为0~21分，得分越高，表示失眠越严重。一般将总分、各组分得分或某些特别关注的问题（如睡眠潜伏期）在治疗前后的变化情况作为疗效评价指标。

（5）失眠严重指数量表（insomnia severity index，ISI）：用于评估失眠的严重程度，时间跨度为2周，ISI得分越高，表明失眠障碍症状越严重。总分0~7分表示无临床意义的失眠，8~14分表示亚临床失眠，15~21分表示中度临床失眠，22~28分表示重度临床失眠。可以通过比较治疗前后ISI总分的变化来评价疗效。由于该量表对失眠障碍症状的评估较为粗略，故一般仅作为次要疗效指标。

（6）爱泼沃斯嗜睡量表（Epworth sleepiness scale，ESS）：该量表为嗜睡的自我评估工具，是反映患者自己觉察到的白天睡眠倾向的一个指数。该量表共有8个问题，每个问题按0~3四个等级计分，总分在0~24分，得分越高，嗜睡程度越严重，ESS总分>10分通常被定义为日间嗜睡。该量表总分在治疗后既有可能因为夜间睡眠改善，白天不再嗜睡而降低，也有可能因为药物的日间残留效应而增加。

（7）睡眠视觉模拟评分（sleep VAS）：患者将自己对睡眠质量和日间困倦的主观感受标刻在视觉模拟横线上，得到相应评分，多作为次要疗效评价指标。

（8）生活质量评估：至今尚无信效度足够好的评价工具来评估失眠障碍相关的生活质量，因此在药品说明书上描述"能够改善生活质量"之前需有足够的研究数据来支持。可考虑使用的量表包括WHO-5幸福感指数量表（WHO-5）、生活质量问卷（SF-36）以及格拉斯哥睡眠影响指数（the Glasgow sleep impact index，GSII）等，这些一般仅作为次要疗效评价指标。

（五）安全性评价

体格检查和临床实验室化验是基本的内容。药物和其他原因引起的不良反应，例如合并用药、安慰剂等必须仔细记录、评价和分析。如果不良反应严重，则要终止这个患者的试验。可以使用合适的和已经证明的评定量表，例如整体评价量表。如果研究者有自行拟订的评定量表或者方法，而且其信度和效度已经证明，研究者也有使用经验，可以使用。使用评定量表还可以确定镇静催眠药对于白天的情绪症状是否有效。实验室化验在最初1个月应该每周进行，随后可以减少化验频度，在撤药期同样应该监测。

（1）宿醉：镇静催眠药在治疗睡眠障碍的同时，由于其过度镇静或宿醉效应，可能会给日间功能造成不良影响，特别是在老年人中甚至发生严重后果，如摔倒和骨折。

（2）药物戒断：分别在双盲治疗期和撤药期结束时至少设计2次访视来评估是否存在停药反跳或戒断现象，评定工具一般采用苯二氮䓬类药物撤药症状问卷（BWSQ）。

（3）耐受性和依赖性：如为新型化合物或有数据提示该药存在潜在依赖性，则必须先在动物水平进行依赖性研究，获得依赖性倾向的信息。鼓励在临床试验阶段采用信效度良好的药物依赖相关量表对此方面进行监测。

(4)内分泌系统:需要关注药物对性欲、性功能、体重的影响。针对儿童/青少年的研究,还需根据药理学属性对神经内分泌参数(如生长激素)和发育情况进行观察。

(5)中枢神经系统:考虑镇静催眠药作用于 CNS 的各种受体,因此应对神经认知(反应时间、记忆力等)、情绪(抑郁、欣快感等)及异常行为(攻击性、梦游症等)予以关注。

由于镇静催眠药 II 期临床试验的研究周期一般相对较短,更多长期安全性问题有待于在 III 期临床试验进一步验证。

二、镇静催眠药的睡眠实验室研究

镇静催眠药除了进行临床试验评价药物治疗失眠的临床疗效;还需要进行睡眠实验室研究评价药物对睡眠生物节律的影响,利用多导睡眠图记录睡眠生物节律客观指标。研究者应该具备临床药效学、精神病学或者内科学的资格认证,并有评价中枢神经系统药物和指导临床试验的经验,熟悉睡眠实验室的方法学。

睡眠实验室研究是选择 II 期与 III 期临床试验的患者进行多导睡眠图观察,记录睡眠生物节律客观指标。因为有严密的观察和监护措施。样本应该尽量具有均一性,主要考虑年龄、性别、体重、所用治疗等几方面。出于安全性的考虑,应对患者进行持续观察。在有效性研究中不能使用睡眠正常或较好的受试者。患者不能有伴随用药和器质性疾病,因为这些情况可能干扰实验室检查结果的解释。

研究设计:为了尽早证实新化合物的催眠效果,一旦得到了大概的治疗剂量范围且短期安全性被证实,就应进行睡眠实验室研究。睡眠实验室研究为验证药物的疗效提供了可靠的客观方法。至少应进行 2 个睡眠实验室研究,使用的失眠症受试者数不少于 12 名。试验应该有至少 4 个连续的晚上服用安慰剂,以便使受试者适应实验室环境,并取得基础睡眠指标的数据。给药时间应至少延续 5~7 个连续的晚上,以便确定药物初始的和短期的疗效。随后,应有至少 3 个连续的晚上的安慰剂替代撤药期。应在熄灯后立即开始记录,并在整个研究期间每晚持续监测 7~8 个小时。在这种设计中,可以进行受试者的与基线对比的自身对照,也可以进行受试者的试验药与对照药的交叉对比试验。要有足够的清洗期,记录应包括安慰剂的基线值和撤药期。试验中药物的剂量应该是固定的。

评价观指标:采用多导睡眠脑电图仪(polysomnography,PSG)对受试者进行睡眠脑电图观察,在睡眠脑电观察室里进行,观察指标主要包括以下 3 方面:

(1)睡眠进程:包括睡眠潜伏期、睡眠总时间、醒转次数、觉醒比等。

(2)睡眠结构:分为快速眼动睡眠(REM)与非快速眼动睡眠(NREM),通过分析 NREM(S1、S2、S3、S4)4 期百分比、REM 百分比等指标来了解睡眠结构。

(3)REM 期观察指标:REM 睡眠周期数、潜伏期、强度、密度、时间等。

正常人每夜睡眠时,NREM 与 REM 交替出现 4~6 次。整夜 8 小时睡眠各期比例为 S1 占 5%~10%,S2 占 50%,S3 与 S4 占 20%,REM 占 20%~25%。

设计案例:一项随机、双盲、安慰剂对照的平行Ⅱ期研究:评估 HY10275 与安慰剂对原发性失眠患者的睡眠维持、入睡和主观睡眠评估的影响。

理论基础:研究目的是讨论 3.0mg HY10275 相对于安慰剂对入睡和维持的影响。

研究目标:主要目标:比较 HY10275 和安慰剂对原发性失眠患者睡眠维持的影响。

次要目标:比较 HY10275 和安慰剂对原发性失眠患者入睡的影响;

评价 HY10275 治疗原发性失眠患者的安全性。

受试者人数:随机化:240 名。

研究持续时间:每个受试者参与时间最多 40 天,包括筛查阶段(最多 14 天),给药阶段(最多 7 天)和随访阶段(最多 14 天)。整个过程取决于研究开始前的筛查阶段的时间。

研究设计:这是一个多中心、双盲、安慰剂对照、随机、平行设计。

约 240 名受试者将被随机分配接受以下两种治疗之一。

剂量 1:3.0mg HY10275。

剂量 2:安慰剂。

研究时间表:约 1 年。

入组标准:

● 男女不限,18~60 岁。

● 原发性失眠患者,难以入睡和/或在过去 3 个月内无法保持睡眠状态;DSM-Ⅳ-TR 中定义的原发性失眠,主要指睡眠受损;失眠导致患者在家庭、社交或工作上的能力受到严重影响。

● 身体健康,无明显或不稳定的内科疾病,包括精神疾病、神经疾病、内分泌疾病、心脏疾病、肺疾病或胃肠疾病、药物/酒精滥用、认知障碍、癌症或慢性疼痛疾病如关节炎。

● 提供书面的知情同意,并能够阅读和理解的知情同意书。

● 正常心电图,包括 Q-Tc 间期<430 毫秒(或研究者或指定人员指出不具有临床意义)。

● 在研究过程中和结束后 3 个月,男性必须使用有效的屏障避孕。

● 受试者必须避免使用含有黄嘌呤的饮料,在研究过程中必须避免剧烈运动(直到研究结束)。

排除标准:

● 固定的不良睡眠习惯,包括晚上 9 点至午夜的睡眠时间。

● 任何可能在试验期间干扰受试者安全性,或使其面临不适当的风险或可能干扰研究目标的临床相关的急性或慢性疾病。

● 现有或曾有胃肠道、肝脏或肾脏疾病,或其他干扰药物吸收、分布、代谢或排泄的疾病。

● 任何药物或其他重大过敏史。

● 在研究过程中需要任何治疗(包括牙科护理)的可能性。

● 每天饮酒>3 单位(1 单位相当于 220ml 啤酒,或 25ml 烈酒,或 125ml 葡萄酒)。

- 每天摄取>500mg 咖啡因。

- 每天使用任何含有尼古丁的产品>5 次。在睡眠实验室内禁止吸烟。

- 轮班工作者(在任何 PSG 夜的 7 天内轮班的工作者),任何在登记前 3 天通过飞机跨越(或将要跨越)超过一个时区的人员。

- 足以影响睡眠的慢性疼痛。

- 在研究者看来,夜尿症会干扰睡眠评估。

- 经常小睡(曾有≥2 次白天小睡/周),小睡定义为在正常就寝时间(9:00pm 至 9:00am)以外发生的任何睡眠事件,持续时间超过 5 分钟。

- 症状符合睡眠障碍或病史相同,包括但不限于原发性或慢性失眠、睡眠呼吸暂停、发作性睡病和不宁腿综合征。

- 在筛查阶段发现的睡眠障碍是睡眠异常的重要原因,如睡眠呼吸暂停和周期性腿部运动综合征伴有觉醒/烦躁综合征(每小时 15 次以上)。

- 受试者在单盲研究药物治疗开始前 1 周内(或 5 个药物半衰期,以较长者为准)使用褪黑素或其他影响睡眠/觉醒功能的药物或补充剂。

- 过去 12 个月内患有可能导致失眠的重大医疗或精神疾病。

- 晕厥史或低血压史。

- 参与过药物研究试验,或药物滥用检查和酒精呼气检查呈阳性结果。

- HIV-1,HIV-2 乙型肝炎或丙型肝炎的检查呈阳性结果。

- 有延长 Q-Tc 间期病史(例如药物诱导、先天性或其他原因)。

- 任何与心脏传导阻滞有关的临床症状。

- 静息心率<50 次/min。

- 对研究药物制剂的任何成分过敏。

- 由 Cockcroft-Gault 公式计算的肌酐清除率<60ml/min。

- 无合法能力或限制法律能力。

- 受试者合作性差,和/或依从性差。

- 在紧急情况下无法联系受试者。

研究产品、剂量和给药方式,治疗持续时间:HY10275。

每天 1 次,一次 3.0mg,连续 5 天。

HY10275 的剂量以 10ml 液体口服给药。每次给药后服用 100ml 的饮用水。

对照疗法、剂量和给药方式,治疗持续时间:与 HY10275 溶液匹配的是 10ml 液体安慰剂,服药后服用 100ml 的饮用水。

有效性参数:主要的:入睡后清醒的时间(通过 PSG 测量,以分钟为单位)

次要的:PSG 测量的入睡潜伏期(LPS)

PSG 测量的睡眠效率(以总睡眠时间/床上时间测量,TST/TIB)

PSG 测量的总睡眠时间(TST)

PSG 测量的睡眠结构参数(在睡眠 1~4 阶段和快速眼动睡眠所花的时间)包括非快

速眼动睡眠时间、慢波睡眠时间(3、4阶段)、阶段2的非快速眼动睡眠时间、快速眼动睡眠时间、快速眼动活性、快速眼动密度、EEG输出频谱分析。

有效性参数:PSG测量的睡眠维持参数-睡眠期间觉醒(WDS),睡眠后觉醒(WAS)和睡眠期间的觉醒次数。

主观睡眠问卷评分为TST、WASO、睡眠开始潜伏期(SOL)、觉醒次数和睡眠质量(SQ)。

安全评估:体格检查、生命体征、临床实验室检查、12导联心电图、脉搏血氧仪、呼吸频率和不良事件报告。

(赵靖平)

第六节　物质依赖治疗药物

一、阿片类药物依赖

(一)概述与研究目的

阿片类药物依赖是一种慢性与高复发性精神疾病,包括非法的阿片类制剂如海洛因,以及处方类阿片类药物依赖如吗啡、哌替啶、美沙酮等。其治疗是一个长期过程,目前对阿片类药物依赖的治疗推荐采用生物、心理、社会等综合措施,包括针对急性戒断综合征的脱毒治疗,针对心理依赖及其他躯体、心理、社会功能损害的防复吸治疗、康复治疗,最终实现阿片类药物依赖患者的全面康复和回归社会。药物治疗的适应证包括:戒断综合征、长期维持与预防复吸。从药物作用机制可分为阿片受体激动剂、阿片受体拮抗剂、非阿片类药物。

阿片类药物指任何天然的或合成的、对机体产生类似吗啡效应的一类药物,包括天然的阿片、罂粟碱、吗啡、蒂巴因、可待因,半合成的海洛因,全合成的美沙酮、哌替啶、二氢埃托啡、芬太尼、布桂嗪、曲马多和丁丙诺啡等。阿片类药物能选择性地与中枢神经系统的阿片受体结合,产生激动和部分激动作用。通常将能兴奋阿片受体的称为阿片受体激动剂(如海洛因和美沙酮),将同时具有兴奋和抑制作用的称为阿片受体部分激动剂(如丁丙诺啡)。阿片受体激动剂与部分激动剂具有致欣快、镇痛、镇静、镇咳、抑制呼吸、止泻、兴奋呕吐中枢、缩瞳、扩张血管等药理作用,而致欣快作用与依赖密切相关。镇痛与致欣快作用很容易产生耐受性。处方类阿片药物临床上主要用于镇痛、镇静、镇咳、止泻及心源性哮喘的治疗。

1. 阿片类药物依赖的临床表现　阿片类药物依赖临床表现为一组认知、行为和生理综合征。患者尽管明白使用阿片类药物会带来明显问题,但还是继续使用,自我用药的结果导致耐受性增加、产生戒断症状、渴求和强制性觅药行为。渴求和强制性觅药行为是指使用者不顾一切后果而冲动性使用药物,是自我失控的表现,并非人们常常理解的意志薄弱和道德败坏问题。阿片类药物依赖的后果是个体的健康和社会功能严重受损,对公共卫生的影响是艾滋病、病毒性肝炎等传染性疾病的传播,对社会安全的影响是诱发违法犯罪行为、毒品驾驶等。

患者一旦减少或者停用阿片类药物,或使用阿片受体拮抗剂后,可出现阿片类戒断症状,典型阿片类戒断综合征包括主观症状和客观体征两大类。主观症状包括肌肉疼痛、骨痛、腹痛、焦虑不安、激越、失眠、恶心呕吐、畏食、疲乏无力、冷热感、渴求用药等;客观体征包括多汗、竖毛、流涕、淌泪、喷嚏、瞳孔散大、脉搏和呼吸加快、血压增高、男性滑精等。阿片类戒断综合征出现及持续时间与药物半衰期有关,短效药物如吗啡、海洛因一般在停药后 8~12 小时出现,高峰期在 48~72 小时,持续 7~10 天。长效药物如美沙酮戒断症状出现在 1~3 天,性质与短效药物相似,高峰期在 3~8 天,症状持续数周。戒断综合征强度与所使用阿片类药物种类(海洛因最严重)、剂量(与剂量呈正相关)、使用时间(与时间呈正相关)、使用途径(以静脉注射最严重)、停药速度(以突然完全中断使用最严重)、躯体健康状况和人格特征等有关。

2. 现有治疗　阿片类药物依赖治疗阶段包括急性戒断期、心身康复期、回归社会期 3 个阶段,是一个长期的治疗过程,推荐采用慢性疾病治疗理念,即采用生物、心理、社会等综合治疗措施,逐步实现全面康复。现有的药物都是对症治疗,方法包括:①急性戒断期的阿片类替代递减脱毒治疗(美沙酮、丁丙诺啡)、非阿片类脱毒治疗(洛非西定、中药等);②心身康复期有低剂量阿片类长期维持治疗(美沙酮、丁丙诺啡)、阿片受体拮抗剂长期维持治疗(纳曲酮)、非阿片类长期维持治疗(中药)。

(二) 研究人群

1. 入选标准　研究人群的诊断应符合《美国精神障碍诊断与统计手册》第 5 版(DSM-5,也可用 DSM-Ⅳ版)或符合《国际精神与行为障碍分类标准》(目前是 ICD-10 版)的诊断条目。如果是育龄期女性,必须同意使用研究药物期间以及最后一次使用研究药物后至少 28 天内性生活使用一种可接受的避孕方法。绝经后女性在筛选时将通过卵泡刺激素(follicle-stimulating hormone,FSH)试验证实。

2. 排除标准　建议排除合并严重躯体疾病、严重传染病、其他精神疾病者;存在自伤或伤害、攻击他人的行为或风险者;尿妊娠试验阳性或计划近 3 个月妊娠者及哺乳期妇女;依赖除阿片类药物、咖啡因或烟草以外的任何物质者。

3. 基线特征　至少应记录下述描述性特征:

(1)人口统计学特征,包括年龄、性别、民族、文化程度、就业等。

(2)使用阿片类历史,包括使用阿片类的种类(海洛因、吗啡、哌替啶、美沙酮等)、使用阿片类方式(烫吸、注射等)、初次使用年龄、使用毒品时间(月)、近 1 个月平均日用量(g)、末次使用阿片类时间(月、日、时)。

(3)既往戒断治疗史,所用药物类别(替代类、非替代类),治疗次数。

(4)阿片类药物依赖量化评估(阿片类戒断综合征量表、渴求量表、体液阿片类及其他精神活性物质检测)。

(5)一般健康状况,如生命体征(如血压)、体重指数。

（6）重要脏器功能状况，这类受试者一般体质状况偏差，应当加强心脏、肝脏、传染病的评估。

（7）共患疾病评估，包括精神疾病。

（8）其他物质滥用评估，由于这类患者常常共用其他精神活性物质，如酒精、苯二氮䓬类药物、中枢兴奋剂等，所以在入选中进行这类物质的筛查很有必要。

（三）研究设计

1. 药动学和药效学　应按照《化学药物临床药代动力学研究技术指导原则》进行常规的药动学研究。关于阿片类渴求、阿片类戒断的药效学研究，根据药物作用机制和治疗持续时间，可以进行多种试验，必要时可进行体内阿片类浓度的定性或者定量检测、有关脑区的及其他相关代谢指标的检测。

2. 剂量-反应研究　剂量范围的研究最好使用对照、平行固定剂量的设计来进行，至少使用 3 种剂量，以确定最低有效剂量和最佳剂量。在合理性得到证实的情况下，也可使用其他方法来开展剂量范围研究。

3. 治疗的验证性试验

（1）探索性临床试验：该阶段研究目的包括，第一是确定能够从药物治疗中获益的患者人群，第二是获得初步的安全性信息，第三是评价有效治疗剂量范围和用药频率。

药物剂量范围的研究可采用至少 3 个剂量组对照、滴定和/或固定剂量设计，从而确定临床有效剂量范围的下限以及最佳治疗剂量。测定血浆药物浓度对于药物剂量的研究有帮助。如果该适应证已有同类治疗药物，可以考虑采用对照药物的平行组设计。应根据对照药物疗效的安慰剂对照证据，说明对照药物的选择和剂量的合理性。

评价治疗时间的长短，应考虑药物的治疗适应证，如控制阿片类戒断症状一般为 10天，维持治疗至少 8~12 周。维持治疗应该考虑设置药物诱导期，诱导期的长短需依据原来阿片类药物依赖药物的半衰期制定，有时还设置稳定期 1~3 周，然后进入维持治疗阶段的评估。

（2）验证性临床试验：验证性研究目的在于为获得上市许可提供足够的证据，研究内容涉及剂量-效应关系的进一步确认，或对更广泛人群、疾病的不同阶段，或合并用药等情况的研究等。对于适应证为维持治疗的长期服用药物，药物延时暴露的试验通常在本期进行。

首选安慰剂和阳性药物对照研究（三臂对照研究）。通过这种方法既可以证实新药的疗效，也可以评价相关的获益/风险，这种有安慰剂对照的试验也可支持试验敏感性，安慰剂组试验时间的长短要考虑伦理方面的问题。

评价治疗时间仍然应考虑药物的治疗适应证，如控制阿片类戒断症状一般为 10 天，维持治疗至少 8~12 周。对于以维持治疗、预防复发为适应证的药物，在完成初期治疗评估 8~12 周后，需持续评估才更具有临床相关性，因此要获得主要治疗结果，要求定期随访至随机化后 1 年左右时间,以确认整个期间非法使用阿片类的状况。

对治疗超过 6 个月的长时间治疗选择,无药物治疗期随访应至少为 6 个月。育龄期妇女在参加临床试验时通常应采用有效的避孕措施。对于男性志愿者,应考虑试验中药物暴露对其性伙伴或子代的危害。当危害存在时(例如,试验涉及有诱变效力或有生殖系统毒性的药物),试验应提供合适的避孕措施。在临床试验中,开展一定的治疗咨询有助于改善依从性,应注意任何治疗咨询都应按照标准化操作流程。

(3)临床设计

1)研究方法:首选随机、双盲、平行对照试验。

2)对照药物:应根据药物作用机制,设计阳性治疗对照和/或安慰剂对照来观察药物疗效。其中阳性治疗应选用足够剂量的标准药物,应该说明对照选择的合理理由。

3)样本量的计算:应根据统计分析原理与模型进行计算,并满足新药注册样本量的要求。

4)随访评估时间的规定:适应证为戒断综合征的药物需每日随访至疗程结束,对于异常值的随访必须进一步规定,维持治疗的长期随访应该合理设置,包括导入期、稳定期、治疗期、观察期等。

5)生物统计:由生物统计专家制订统计分析计划,在试验方案中应事先规定处理脱落或数据缺失的方法。事先设计动态跟踪的临床数据管理,需关注疗效低估或高估的风险。更多信息请参考《化学药物和生物制品临床试验的生物统计学技术指导原则》。

6)临床研究质量控制:由于阿片类药物依赖患者的特殊性,从受试招募、依从性的控制、研究者与受试治疗关系界定、临床研究一致性培训、建立质量管理小组等均值得重视。研究者应该接受评估患者的相关培训,在研究前和研究期间,对每位研究者关于诊断以及对相关疗效和/或安全性评定量表的使用情况,应进行评分者之间的一致性检验,并记录 Kappa 值。

7)病例报告表的设计和记录:除了遵循一般设计原则,需要记录阿片类药物的使用情况、定期的阿片类及其他精神活性物质检测情况、既往用药情况和合用药物情况,并评估这些对疗效及安全性的影响。阿片类药物依赖患者可能有更高的脱落率,应详细记录脱落病例及其脱落原因和脱落时间信息。

8)标准化心理治疗、心理教育、社会支持或心理咨询可以作为辅助治疗,但操作应标准化并记录在案,在结果分析时予以解释说明。应仔细评估这些治疗可能带来的中心效应影响。

(4)注意事项

1)阿片类药物依赖治疗药物常常属于特殊药品,有些需要参照《麻醉药品和精神药品管理条例》进行药品的管理和使用,对此在方案设计、药品管理、药品使用、药品回收等方面均需特别注意。

2)阿片类药物依赖者属特殊人群,依从性差,多数人身体脆弱,潜在基础疾病和传染性疾病共患比例较高,在受试者入选和排除中均应该特别注意。他们对隐私保护方面要求可能更高,筛查时应该进行充分的知情同意。

3)研究者培训要点,除了共性培训外,应注意研究一致性、医患关系建立和维护的培训,研究者还需怀有科学的态度和人文的关怀进行这些临床研究。

(四)有效性评价

1. 戒断综合征　急性戒断状态下,患者停用阿片类药物6~24小时就需要开始接受戒断综合征的药物治疗,疗程一般为1~3周。疗效评估应该每日进行1次,一般在每日第1次用药后的一定时间进行,具体依据药物的半衰期。治疗的前3~5日是疗效评估的关键时期。

(1)评估工具:药物的疗效可通过一定的评定量表进行评价。症状的改善应通过基线和治疗后量表评分的变化来证明,同时,也应通过"有效标准"进行评定,如:量表评分改善到某个百分比的患者所占的比例(根据所纳入患者的类型而定)。还需要结合尿液、血液或者其他体液的毒物检测结果。

1)阿片类戒断症状评定量表:该量表有23个戒断症状项目,症状分类为5级(I~V),每个症状项目的严重程度评分为0~3分,0分为无症状;1分为轻度,经询问有症状者;2分为中度,主动诉述症状,可忍受;3分为重度,有症状,不能忍受。总分为级数×度数。详见第五章第一节的相关内容。

2)临床阿片类药物戒断症状量表(clinical opiate withdrawal scale,COWS):由威臣(Wesson)制定,是信度和效度得到公认的评价工具,用于快速评估阿片类戒断症状。COWS由11个项目组成,可在10~15分钟内完成。总分47分,分为轻度(5~12分),中度(13~24分),中重度(25~36分),重度(>36分)。详见第五章第一节的相关内容。

3)稽延性戒断症状评定量表:由中国学者时杰(2009)等编制,由19个条目构成,分为4个因子,包括躯体症状、情绪症状、渴求症状、睡眠障碍。其用于评估急性戒断综合征之后持续存在的一组综合征即稽延性戒断症状,包括躯体症状、焦虑情绪、心理渴求、睡眠障碍等四个主要方面的症状。采用0~4分五级评分,0分为没有(没有该项症状);1分为轻度(有轻微的该项症状);2分为中度(能明显地感觉到该项症状);3分为重度(该症状很严重,但尚能忍受);4分为极重(该症状很严重,无法忍受)。详见第五章第一节的相关内容。

(2)注意事项

1)急性戒断症状具有时间自限性,其症状的开始、加重、持续时间与滥用药物的半衰期密切有关,治疗前应获得详细用药历史,末次滥用时间等。

2)治疗药物的给予方法应充分考虑戒断症状的特性、药物耐受性、药动学特点合理设计。

3)急性戒断症状一般需要每日评估。

4)稽延性戒断症状的评估应该在急性戒断后,可以每周一次评定。

2. 预防复吸治疗　包括阿片类药物维持治疗及控制渴求等。维持治疗的目的是促使患者愿意接受维持药物,减少阿片类的非法使用,减少 HIV 及相关传染病的风险行为,减少非法吸食阿片类带来的其他功能危害(如直接或间接经济支出、家庭问题、违法行为等)。

所以,维持治疗中的评估要点是维持治疗时间(retention),尿液(体液)阿片类(以及其他非法物质)检测(urine drug screen,UDS)。国际上一般以 12 周作为一个可以接受的长期维持的评估周期,维持后撤药反应可在停药后继续观察一定的时间,包括是否出现戒断综合征、尿液药物检测等。

其他评估内容包括药物渴求、整体恢复、疼痛、社会功能等。可以采用渴求视觉模拟评估表(visual analague scale,VAS),成瘾严重程度指数(addiction severity index,ASI),临床总体印象量表(CGI),疼痛数字评定表(pain numerical rating scale,PNRS),社会功能量表(the short form-36 health survey,SF-36)。

(五)安全性评价

1. **一般建议**　根据药物的作用机制、耐受性及其他国内外已完成的前期临床试验的发现预估可能发生的不良反应,从而确定需重点观察药物不良反应的生理系统,如阿片类替代治疗类药物需要重点观察其中枢神经系统之镇静、呼吸系统之呼吸抑制、消化系统之肝功能和便秘及药物耐受及撤药反应等。对确定的不良反应(ADR),应当讨论其与治疗时间、治疗剂量、恢复时间、患者年龄及其他有关因素的关联性。在临床观察资料的基础上,辅助相关的实验室检查和心电图记录。情况适宜时,首选特定的评定量表。可以通过药物计数、访视、药动学方法对依从性进行监测,并在临床试验报告中对依从性进行统计学分析。

各种不良事件需要认真询问,特别是在门诊进行的临床评估,阿片类药物依赖者由于一些特殊的就医模式可能对一些身体和社会功能的改变模糊报告,研究者需要多花一些时间与他们沟通接受治疗后的各种反应。

应当设立合理的不良事件观察时点,急性戒断期常常需要每日观察,维持治疗期可间隔一定的时间观察,但是应当鼓励受试者随时上报他们感到的不良反应。对于长期维持治疗的安全性评估,在药物治疗结束后设立一定的延长观察期以发现迟发的一些改变。

2. **特异性不良事件**

(1)反弹/撤退/依赖:停止药物治疗后,可能发生反弹和/或撤退和/或依赖现象。对反弹和/或撤退和/或依赖现象应当进行研究。短期和长期研究的设计中应至少包含一次停止治疗后的访视,以评估是否发生反弹和/或撤退和/或依赖症状。

对于新的候选化合物,至少应该在 1 个短期试验和 1 个长期试验中整合 1 个短期的撤药期,以发现撤退症状。这可以在随机的撤药研究中进行,突然中断有效者的治疗,并对患者进行时间合适的随访,以检测可能出现的反弹和/或撤退和/或依赖症状。

研究新型化合物产生依赖的可能性,或者有迹象表明可能发生依赖时,需要进行动物研究。根据动物研究的结果,可能需要进行人类体内研究。

(2)神经系统不良反应:应该注意镇静、头痛、头晕、意识改变、特殊的认知改变、癫痫样发作等不良反应。

(3)精神方面不良反应:应根据所研究的药物作用机制评估可能出现的情绪、认知的影响,必要时设计专门的研究。

(4)心血管系统不良反应:应特别注意心律失常和传导障碍,尤其是 Q-T 间期延长。

(5)血液系统不良反应:应特别注意粒细胞缺乏症、再生障碍性贫血以及血小板计数减少。

(6)内分泌系统不良反应:应特别注意性功能障碍、泌乳、男性乳房发育和体重增加。根据新药的药理特性,有必要对神经内分泌相关指标(例如催乳素、甲状腺激素)进行研究。

(7)消化系统不良反应:应特别注意恶心、呕吐和腹泻。

(8)泌尿生殖系统不良反应:应特别注意尿频、口渴、性功能、肾功能障碍。

(9)其他不良反应:记录可能出现的其他不良反应,如脱发、抽搐、肝功能异常或肾功能异常等。

(六) 合并用药

不能合并使用同类作用的药物。若有入选前使用的其他共患病稳定性治疗药物一般可以继续使用,应该注意第一要明确不在禁忌使用范围,第二要详细记录使用的原因、药物名称、剂量、次数、服药方法等。

设计案例:一项控制阿片类戒断综合征创新药物的Ⅱ期临床研究

研究设计:本研究采用随机双盲、安慰剂对照临床试验。研究疗程 10 天。

研究人群:诊断符合 DSM-Ⅳ 关于阿片类药物依赖诊断标准的住院患者,受试者年龄 18~55 周岁,性别不限,心电图检查正常,心率 55~100 次/min,末次吸毒至入院为 8~36 小时。本人(和/或其监护人)在试验前签署知情同意书,符合入组标准。

本研究试验组预期疗效以 68% 计算,安慰剂预期疗效为 28%,设计目标病例××对,其中研究组××例,安慰剂组××例,考虑到试验脱落(20%)共需入组××例。

剂量及给药方法:根据国外文献报道,治疗用剂量××,肌内注射(每日上午 9 时)。

试验组:接受研究新药注射剂药物治疗,疗程 10 日。

对照组:接受安慰剂注射液,用法与试验组相同。

疗效评价和评价标准:于治疗前及治疗期间每天上午注射后 2 小时内进行疗效评价。评价内容包括:临床阿片类药物戒断症状评分量表(COWS),汉密尔顿焦虑量表(HAMA),以及治疗前和治疗结束进行尿阿片类样品检测。

主要疗效指标:以 COWS 量表总分前 3 天减分率作为主要疗效评定指标:

减分率≥80%为临床治愈。

减分率≥50%为有效。

减分率<50%为无效(参照精神疾病药物临床评价减分率标准)。

安全性评价:在基线、第4天和治疗末进行实验室检查,各项临床实验室指标检查等。在各访视时间点进行一般不良反应询问、生命体征监测,12导联心电图监测,心肝肾功能检测。研究期间由受试者报告不良事件、重要不良事件和严重不良事件。

统计分析:对主要疗效指标戒断症状评定量表描述不同访视点总分相对基线变化,计算治疗头3天COWS减分率;汉密尔顿焦虑量表(HAMA)两组间比较及组内相对基线的比较,详细分析两组不良事件及其与预防复吸治疗的关系。

设计案例:一项对阿片类药物依赖者维持治疗药物的有效性和安全性进行的评估

试验目的:评价××对阿片类药物依赖者维持治疗的有效性和安全性。

药品规格:试验药为××;对照药为空白淀粉片。药物外观与××试验药一致。试验药和对照药采用相同的外包装。

试验设计:本试验的总体设计为多中心、随机、双盲、安慰剂平行对照的优效性临床试验。

样本量:计划入选病例数××例;其中试验组××例,对照组××例。

受试人群:适用于阿片类药物依赖维持治疗的人群。

入选标准:

1. 年龄18~60岁,性别不限。

2. 符合DSM-Ⅳ阿片类药物依赖的诊断标准(目前或既往符合)。

3. 育龄期妇女试验前尿妊娠试验阴性,且同意在试验期间采取有效避孕措施。

4. 受试者6个月内无生育计划。

5. 受试者知情同意、自愿参加本研究,并已签署受试者知情同意书。

排除标准:

1. 多药滥用。

2. 血压高于140/90mmHg或低于90/60mmHg。

3. 患有Ⅱ级或Ⅱ级以上心功能不全或心率≤50次/min。

4. 对丁丙诺啡或纳洛酮过敏。

5. HIV阳性。

6. 有严重肝、肾、心、肺、免疫及造血系统疾病(GOT、GPT、总胆红素>3×ULN,Cr>1×ULN);有严重神经、精神疾病史。

7. 过去3个月内参加过药物临床试验。

给药方案:

诱导期:第1~5天。

维持期:12周。

撤药期(根据受试者意愿决定是否需要经历撤药期):以每周2~4mg逐渐减药,在

1 个月内完成撤药。

终止标准:治疗期间出现严重不良事件而停药者。

剔除标准:严重违反试验方案。

疗效评定:

1. 主要疗效指标 各访视点的尿吗啡阴性率。

2. 次要疗效指标 访视维持率、稽延性戒断症状评定量表、汉密尔顿焦虑量表、渴求量表评分、疼痛量表的变化。

观察指标:

1. 生命体征 体温、呼吸、脉搏、血压、皮肤黏膜、颈部、胸部、腹部、四肢、神经系统、精神状态等体格检查。

2. 量表 稽延性戒断症状评定量表、汉密尔顿焦虑量表、渴求量表及疼痛量表。

3. 尿吗啡检测,以及其他的毒物检测。

安全性指标:

1. 血常规检查 WBC、RBC、Hb、PLT、NEU 等。

2. 尿常规检查 尿红细胞、尿白细胞、尿蛋白、尿糖等。

3. 血生化检查 GLU、GPT、GOT、ALP、GGT、TBIL、DBIL、TP、ALB、BUN/Urea、Cr。

4. 心电图。

5. 入组前尚需做的检查 乙肝标志物、丙肝抗体、HIV 抗体检查,育龄期妇女尿妊娠试验。

6. 不良事件。

统计分析:采用 SAS9.2 软件分析,主要疗效指标同时对 FAS 和 PPS 进行分析;次要疗效指标对 FAS 分析,安全性对 SS 进行分析。

二、酒精依赖

(一) 概述与研究目的

酒精滥用和酒精依赖是当今世界严重的社会问题和医学问题。根据 WHO 的报告,饮酒与 64 种疾病及伤害有关,主要集中在肿瘤、心血管及循环系统疾病、消化系统(包括肝脏)疾病、交通伤害、意外伤害、蓄意伤害等方面。*Lancet* 杂志公布的 2010 年全球疾病总负担排行表明,饮酒在所有疾病风险因素中排第 3 位,仅次于高血压和吸烟。中国的酒精饮料消费增长速度比世界上其他任何地区都快,最近据 WHO 估计,中国男性中酒精使用障碍患病率为 6.9%,女性为 0.2%。饮酒相关问题是我国重要的公共卫生问题之一。酒精依赖患者的复发是治疗重点和难点,其治疗措施包括药物治疗和心理社会干预。近十年来,若干药物已在美国和欧洲批准用于酒精依赖治疗。迄今为止,我国目前尚无任何一种药物被批准用于这一适应证。

酒精的化学名称为乙醇,为无色透明液体,有特殊气味,易挥发,易溶于水,可与水以任意比例混溶成不同酒精度的饮用酒。乙醇口服后 10%~20% 经胃吸收,80%~90% 经小肠吸收,经血液循环进入全身组织,并易通过血脑屏障达到大脑。饮酒 2~5 分钟后乙醇开始进入血液,30~90 分钟达到高峰。2%~10% 的乙醇经呼吸道、尿液和汗液以原型排泄,亦可转入唾液或乳汁中。95% 的乙醇通过肝脏代谢,正常生理条件下,约 80% 的乙醇通过乙醇脱氢酶(acetaldehyde dehydrogenase, ADH)转化为乙醛,乙醛通过乙醛脱氢酶(ALDH)氧化成乙酸,约 20% 由微粒体乙醇氧化系统(microsomal ethanol oxidizing system, MEOS)代谢。长期大量饮酒诱导 MEOS 活性增强,机体对经由 MEOS 代谢的其他药物的代谢作用也增强,所以经常大量饮酒的个体服用某些药物常难以奏效或药效发挥不良。

先天缺乏 ALDH 的个体,即使少量饮酒时血液中的乙醛浓度也会较高,从而出现比较明显的"醛反应",表现为颜面潮红、血管扩张、心悸、头痛、头晕、呼气困难、恶心呕吐等不愉快反应,从而使饮酒者对饮酒产生厌恶,对乙醇耐受性降低。这对酒精滥用和酒精依赖的发生具有保护作用。ALDH 的活性可受多种药物的抑制。双硫仑可抑制 ALDH 的活性,使乙醛不能转化为乙酸而在体内蓄积,产生严重的"醛反应",而终止个体饮酒。由此双硫仑在临床上可作为戒酒药物使用,又称戒酒硫,但因为安全性原因而使临床使用受到较大限制。临床上将由双硫仑引起的"醛反应"也称为"双硫仑样反应"。除双硫仑外,甲硝唑类、呋喃唑酮类、头孢菌素类等抗菌药物可引起双硫仑样反应,尚有文献报道异烟肼、磺胺类、氯磺丙脲、甲苯磺丁脲、华法林、胰岛素、氯霉素、灰黄霉素、妥拉唑啉、硝酸甘油、硝酸异山梨酯、苯海拉明、巴比妥类、氯丙嗪、三氟拉嗪等也可引起双硫仑样反应。临床研究中应注意复饮患者服用此类药物可引起双硫仑样反应。

乙醇是脂溶性物质,易于通过血脑屏障,对脑组织有较强的亲和力。乙醇与中枢神经系统相互作用,可以产生中枢抑制、抗焦虑、致欣快和致依赖效应和神经毒性作用等。乙醇吸收入血液后迅速分布到人体各内脏组织中,影响多个组织器官的功能。

1. 酒精依赖临床表现　酒精依赖是指长期反复饮酒所致对酒渴求的特殊心理状态和停饮后出现的心理、躯体的特殊反应,可连续或周期性出现,包括精神依赖和躯体依赖。

酒精依赖患者多数在饮酒初期体验到心情愉快,能够缓解紧张状态,之后逐渐形成饮酒习惯,当饮酒的时间和量达到一定程度,患者无法控制自己的饮酒行为,并出现一系列特征性症状,即形成酒精依赖。

酒精依赖的特征有:①对饮酒的渴求、强迫饮酒、无法控制。②固定的饮酒模式,定时饮酒。③饮酒高于一切活动,不顾事业、家庭和社交活动。④耐受性逐渐增加,饮酒量增多;但酒精依赖后期可能耐受性会下降,每次饮酒量减少,但饮酒频率增多。⑤反复出现戒断症状,当患者减少饮酒量或延长饮酒间隔期、血浆酒精浓度下降明显时,就出现手、足和四肢震颤,出汗、恶心、呕吐等戒断症状。若及时饮酒,此戒断症状迅速消失。此现象常发生在早晨,称之为"晨饮"。长期慢性酒精依赖者突然断酒,可能出现癫痫发作或酒精戒断性谵妄。⑥戒断后重饮,如戒酒后重新饮酒,就会在较短的时间内再现原来的依赖状态。

密西根酒精依赖筛查量表(Michigan alcoholism screening test,MAST)可用于在人群中筛出可能有酒精依赖问题的个体,共有 25 条目,如总分≥5 分,提示有酒精依赖。而酒精使用障碍筛查量表(alcohol use disorders identification test,AUDIT)第 4～6 项分数高,提示存在或可能出现酒精依赖。

2. 治疗药物 我国目前尚无批准该适应证的药物。获得美国及欧洲批准注册的药物有 4 个。

(1)戒酒硫(disulfiram,antabuse):主要机制是阻断乙醛氧化,致乙醛蓄积,阻断多巴胺 β-羟化酶,使脑中多巴胺浓度增高。但其疗效长期以来受到质疑,被认为主要在监督情况下服药才有效。

(2)纳曲酮(naltrexone)片剂及肌内注射制剂:主要机制是阿片受体拮抗剂(主要拮抗 μ 及 κ 受体)。具有以下特点的患者疗效较好:渴求水平较高、酒精依赖阳性家族史、阿片 μ 受体基因存在 Asn40Asp 多态性。纳曲酮可对抗酒精的兴奋强化作用,增强其抑制作用,同时可降低环境诱发的渴求感,降低酒精的摄入量。

(3)阿坎酸钙(acamprosate):主要机制是阻断谷氨酸能 NMDA 受体,激活 $GABA_A$ 受体,增加 $GABA_A$ 受体介导的神经元活性。阿坎酸钙可显著降低饮酒风险且可增加患者累计操守(保持戒酒)的时间。在另一方面,阿坎酸钙并不能显著降低豪饮(binge drinking)。

(4)纳美芬(nalmefene):为新型阿片受体拮抗剂,已在一些国家批准用于酒精依赖的治疗。纳美芬的化学结构与纳曲酮相似,但对中枢神经系统的结合率更高、生物利用度更大,且没有剂量依赖性的肝脏毒性,它具有减少饮酒天数,降低对酒的渴求,增强代谢酶的作用,且副作用轻微,以失眠、头晕等为主。纳美芬能够安全有效地减轻重度嗜酒,同时减少心理社会支持的耗费。

(二)研究人群

寻求酒精依赖治疗的患者,符合入选及排除条件,男女均可,一般为成年受试者。

1. 诊断标准 酒精依赖诊断可采用《国际精神与行为障碍分类标准》(目前是 ICD-10 版)或《美国精神障碍诊断与统计手册》(DSM-5 版)。

2. 排除标准 应该排除合并严重躯体疾病、严重传染病、其他精神疾病、其他物质依赖的受试者,应该排除妊娠期及哺乳期、近期有生育计划的女性受试者。

3. 基线特征 至少应记录下述描述性特征:

(1)人口统计学特征,包括年龄、性别、民族、婚姻、文化程度、就业等。

(2)使用酒精历史,包括初次使用年龄、使用时间(年、月)、使用酒精的数量(g)(计算公式:酒精浓度×容量 ml×0.8)、每个月重度饮酒次数、近 1 个月平均日用量(g)、末次使用酒精时间(月、日)等。

(3)既往戒断史,所用方法,最长操守时间(月)。

(4)酒精依赖的量化评估,可使用密西根酒精依赖筛查量表(MAST)、酒精使用障碍筛查量表(AUDIT)、血液乙醇浓度、酒精戒断症状评估,如临床机构酒精依赖戒断评估表(clinical institute withdrawal assessment of alcohol scale,revised,CIWA-Ar)。

(5)一般健康状况,如生命体征(如血压)、体重指数。

(6)重要脏器功能状况,这类受试者一般体质状况偏差,应当加强心脏、肝脏、传染病的评估。

(7)共患疾病评估,包括躯体疾病及其治疗、精神疾病及其治疗。

(8)其他物质滥用评估,由于这类患者常常共用其他精神活性物质,如苯二氮䓬类、阿片类、中枢兴奋剂等,所以在入选时进行这类物质的筛查很有必要。

(三)研究设计

应该注意的是,由于酒精依赖病程长,具有反复发作性,因此需要进行双盲对照试验以证明能够维持长期治疗的疗效。可采用平行对照(安慰剂和/或阳性对照药)设计或随机撤药设计。

在平行对照设计试验中,主要疗效终点可设置为终点的症状评分与基线值之差。由于治疗失败造成的脱落率可以作为一项重要的次要终点指标。在随机撤药设计试验中,主要疗效指标是按事先定义标准确定的症状加重(如复饮)时间。症状加重患者必须与因其他原因退出的患者明确区分开。应该有足够长的随机治疗时间,以确保有足够数量的症状加重患者(事件率),达到与阳性对照药或安慰剂对比有合理的统计学把握度要求。

在平行对照和随机撤药试验中,应分析至预先规定时间点症状加重的患者比例。

(四)有效性评价

1. 酒精戒断综合征 酒精戒断综合征(alcohol withdrawal syndrome,AWS)的发生具有时间自限性特点。通常在停酒后4~12小时出现早期症状,如焦虑、抑郁情绪、恶心、呕吐、食欲缺乏、寒战、出汗、肢体抖动、震颤、心率增快、血压升高、入睡困难、噩梦、易醒等。其中震颤是典型的戒断症状之一,一般发生在停饮后7~8小时。这种震颤可由于活动或情绪激动而出现或加重,于复饮后在数分钟内减轻或消失。停饮后48小时左右,戒断症状达高峰。癫痫发作一般发生在6~48小时,酒精戒断性谵妄(也称为震颤谵妄)通常在停饮后48~96小时发生。之后4~5天,症状逐渐减轻或消失。部分患者戒断症状可能延迟5~10天才会出现。

(1)评估工具:可采用临床机构酒精依赖戒断评估表(CIWA-Ar)。CIWA-Ar量表为Sullivan等于1989年对CIWA进行修订形成的10个条目量表,以建立一个简便的临床酒精戒断症状严重程度的评估工具,国外报道此量表信度和效度较好,版权公开,可以自由复制,因其使用方便,不同评定者之间一致性好,对评估者背景要求小而被广泛使用。国内对该量表进行了翻译,初步测试具有较好的信度和效度,能够反映病情变化和疗效。临床上可使用该量表评定酒精戒断状态严重程度并能作为疗效指标。CIWA-Ar得分超过7分的患者要考虑酒精戒断综合征,7~10分为轻度戒断状态,11~15分为中度戒断状态,16分以上时为重度戒断状态。

（2）注意事项

1）酒精戒断症状具有时间自限性,其开始、加重、持续时间与饮酒种类、饮酒量多少有关。因此,应全面了解病史,尤其是饮酒年限、饮酒量、每天饮酒次数、饮酒种类;近日是否还在饮酒,或停酒、减量,评估症状的产生、发展以及与最后一次饮酒的关系。

2）评估患者当前有无躯体疾病及其发展趋势和潜在问题,有无潜在的攻击性和自杀风险。

3）震颤谵妄的高峰通常发生在停酒后第 4 天左右,因此在停用酒精的数天中应严密观察病情变化,并做详细的精神检查有助于震颤谵妄的诊断。

4）酒精戒断综合征可能存在戒断后的癫痫发作,在评估这类患者时,要注意监测患者的生命体征、气道通畅性,并做详细的躯体检查。

5）实验室检查:全血细胞计数、电解质、肝功能、肾功能、甲状腺功能、维生素 B_{12}、叶酸、HIV 测定、脑电图、心电图、胸片、头颅 CT 或磁共振、腹部超声、心脏超声等。通过尿毒理学以及血液酒精浓度检查,排除其他物质的滥用。

6）酒精急性戒断症状一般需要每日数次评估。

2. 预防复饮　预防复饮治疗中的评估要点是酒精消耗较基线的变化,可采用以下指标:

（1）重度饮酒天数（heavy drinking days,HDDs）:评估 4 周(28 天)内 HDDs 的数量。HDDs 定义为每天饮酒量男性≥60g 酒精,女性≥40g 酒精。

（2）饮酒总量（total alcohol consumption,TAC）:TAC 定义为 4 周(28 天)平均每日饮酒多少克。评估 TAC 相对于基线的变化。

（3）饮酒风险水平响应（response shift drinking risk level,RSDRL）:定义为饮酒风险水平（drinking risk level,DRL）从基线开始向下移动,基线为极高风险转向中等及以下风险,基线高或中等风险转向低或以下风险。

（4）酒精依赖严重程度问卷（severity of alcohol dependence questionnaire,SADQ）:是由 Maudsley 医院成瘾研究小组制定的,为自评量表,20 个题目,用于评估酒精依赖严重程度,≥31 分为严重的酒精依赖,16~30 分表示中度酒精依赖,低于 16 分表示只有轻微的生理依赖性,尚无中文版本。

（5）强制性饮酒量表（obsessive compulsive drinking scale,OCDS）:用于评估酒精渴求度,尚无中文版本。

（6）其他评估内容:包括整体恢复、社会功能等,可利用临床总体印象量表（CGI）、社会功能量表（SF-36）等。

（五）安全性评价

应根据药物的作用机制、耐受性及其他国内外前期临床试验的发现预估可能的不良反应,从而确定需重点观察药物不良反应的生理系统,中枢神经系统、神经系统、消化系统、心血管系统、血液系统、内分泌系统、泌尿生殖系统等均值得关注。在长程的评估中应设置合理的访视点,必要时设计撤药观察评估其耐受性和安全性,特别注意不良事件的详细询问和记录,必要时可选择特定的评定量表。

药物依从性依然是重要的评估指标,可以通过药物计数、访视、药动学方法对其进行监测,并在临床试验报告中对依从性进行统计学分析。

(六)特殊问题

1. 酒精依赖受试者常常共患大量躯体疾病,并具有潜在性和隐袭性特点,在整个研究阶段应该予以高度重视,应通过详细的病情询问和体格检查、实验室检查予以早期发现和相应处理。

2. 依从性问题 各种临床研究显示,戒酒愿望强烈、目标明确,或至少能够在开始服药前保持一段戒断期的患者往往依从性较好。

设计案例:一项酒精依赖患者根据需要使用×××新药的 52 周,随机、双盲、安慰剂对照,平行组的安全性,耐受性和有效性的研究。

研究概述:酒精依赖是酒精使用的一种适应不良的模式,导致临床上显著损害或痛苦。酒精依赖的诊断应达到一系列标准中的 3 个及以上,例如耐受性、戒断症状、频繁增大酒精使用剂量或使用时间比预期时间更长等。摄入过多的酒精可缩短寿命,饮酒与肝硬化、慢性胰腺炎、某些癌症、高血压、事故和暴力引起的死亡密切相关。本研究拟评估酒精依赖患者需要时使用×××的长期安全性、耐受性和有效性。

试验设计:

分组	实施的干预
安慰剂对照	使用药物:安慰剂 需要时使用,片剂,口服,52 周
试验组	使用药物:××× 需要时使用×××

符合资格的受试者标准:

参与研究的年龄资格:18 岁及以上。

有资格参与研究的受试者性别:男、女都可。

接受健康志愿者:否。

入选标准:

(1)住院和门诊患者。

(2)根据《美国精神障碍诊断与统计手册》修订版(DSM-Ⅳ-TR),达到酒精依赖的诊断标准。

(3)在筛选访问前 4 周,有超过 6 天严重饮酒(HDDs)史。

排除标准:

(1)有严重精神障碍或反社会型人格障碍。

(2)通过《简明国际神经精神障碍访谈检查》(MINI)的自杀模块评估,有自杀的风险。

（3）有震颤谵妄或酒精戒断发作史。

（4）在筛访前 3 周内,当前或近期正在使用双硫仑、阿坎酸钙、托吡酯、纳曲酮或任何阿片类药物拮抗剂等进行治疗。

（5）怀孕或哺乳期,或正在计划怀孕。

主要观察指标:

（1）出现不良事件（AE）的患者数量,52 周及患者完成试验或退出试验后 4 周的安全性随访（访问/电话）。

（2）不良事件概述:因为不能耐受或治疗问题退出试验的患者百分比（时限:基线至第 52 周）。

（3）从基线开始每个月严重饮酒天数（HDDs）的改变（时限:基线至第 6 个月）。HDDs 定义:4 周（28 天）严重饮酒的天数,其中,严重饮酒天数定义为男性酒精使用量≥60g/d,女性酒精使用量≥40g/d。

（4）从基线开始每 4 周总酒精使用量（TAC）的变化（时限:基线至第 24 周）。TAC 定义:4 周（28 天）平均每日饮酒量,用 g/d 表示。

次要观察指标:

（1）饮酒风险水平响应（RSDRL）（时限:24 周）,RSDRL 定义为从基线开始,饮酒风险水平（DRL）呈现向下的改变;患者基线时处于高风险,下降至中度风险或以下;患者基线时处于高风险或中等风险,下降至低风险或以下。

（2）从基线开始使用 CGI-S 量表来评定其临床状态改变（时限:基线至第 24 周）,临床总体印象-疾病严重程度（CGI-S）为临床医师提供了患者目前的心理疾病状况。临床医师通过他对这一患者群的临床经验,评价患者目前精神疾病的严重程度。每项题目的评分在 1 分（普通-完全没有患病）到 7 分（患者病情极其严重）之间。

（3）肝功能检查:γ-谷氨酰转移酶（GGT）（时限:24 周）;谷丙转氨酶（GPT）（时限:24 周）。

三、苯丙胺类兴奋剂依赖

（一）概述与研究目的

苯丙胺类兴奋剂（amphetamine-type stimulant,ATS）是苯丙胺及其衍生物的统称,涉及几十个品种,常见有苯丙胺、甲基苯丙胺（去氧麻黄素、冰毒）和 3,4-亚甲二氧基甲基苯丙胺（消魂药、摇头丸）等,具有药物依赖性（主要是精神依赖性）、中枢神经兴奋、致幻、食欲抑制和拟交感能效应等药理、毒理学特性,是联合国精神药品公约管制的精神活性物质。苯丙胺类兴奋剂是全球使用第二广泛的毒品,据 2013 年联合国毒品和犯罪问题办公室报告,估计全球 15~64 岁人口的 0.7%,即 3 380 万人在上一年使用了苯丙胺类兴奋剂。根据《2016 年中国毒品形势报告》,全国现有的 250.5 万名吸毒人员中,滥用合成毒品人员

151.5万名,占60.5%。滥用时可出现急性中毒、慢性中毒、精神和行为依赖、社会功能受损、传染病增加等临床表现。理想治疗目标是彻底戒除苯丙胺类兴奋剂的依赖;为减少滥用所带来的危害,减少使用剂量和频度,以及将高危的使用方式(如静脉使用)改为低危(如口服);防止复吸(发);促进使用者社会功能恢复。

大量研究证据表明,ATS可以促使纹状体单胺类(多巴胺、5-羟色胺)神经细胞末梢释放增多并阻止吸收,致中枢神经系统兴奋。长期、反复使用则可导致慢性神经毒性,主要表现为中枢5-羟色胺(5-HT)能神经末梢变性的后遗精神行为异常。

1. 苯丙胺类兴奋剂分类 根据苯丙胺类兴奋剂化学结构的不同及药理、毒理学特性,可分为以下4类:

(1)兴奋型苯丙胺类:这类化合物以中枢神经系统兴奋作用为主。代表药有苯丙胺、甲基苯丙胺、卡西酮和哌甲酯等。

(2)致幻型苯丙胺类:这类化合物具有导致用药者产生幻觉的作用。代表药有二甲氧甲苯丙胺(DOM)、溴基二甲氧苯丙胺(DOB)和麦司卡林等。

(3)抑制食欲型苯丙胺类:这类化合物具有抑制食欲作用,包括苯甲吗啉、苯二甲吗啉、二乙胺苯丙酮、芬氟拉明及右旋芬氟拉明等。

(4)混合型苯丙胺类:这类化合物兼具兴奋和致幻作用,包括亚甲二氧基甲基苯丙胺(MDMA)和亚甲二氧基乙基苯丙胺(MDEA)等。"摇头丸"多指MDMA(3,4-methylenedioxy-methamphetamine)或苯丙胺类兴奋剂的混合剂。

2. 临床表现

(1)苯丙胺类兴奋剂依赖综合征

1)个体失去控制,冲动性和持续性地使用苯丙胺类兴奋剂。

2)逐渐形成对于苯丙胺类兴奋剂的耐受,其用量逐渐增加。

3)停药后或骤减用量后出现戒断症状。

4)社会功能受损。

(2)戒断症状:苯丙胺类兴奋剂依赖的精神效应明显,戒断时出现强烈的心理渴求,而躯体戒断症状和体征通常不明显。长期、大量滥用苯丙胺类兴奋剂后,停止使用数小时至数周可出现用药渴求、焦虑、抑郁、疲乏、失眠或睡眠增多、精神运动性迟滞、激越行为等症状。

(3)急性中毒:大量滥用苯丙胺类兴奋剂可引起血压升高、脉搏加快或减慢、头痛、恶心、呕吐、出汗、口渴、发热、瞳孔扩大、睡眠障碍等,部分滥用者可出现咬牙、共济失调。严重者出现心律失常、惊厥、循环衰竭、出血或凝血功能障碍、昏迷甚至死亡。

(4)慢性中毒:长期大量滥用苯丙胺类兴奋剂可出现体重下降、磨牙动作、口腔黏膜损伤和溃疡、较多躯体不适主诉、肌腱反射亢进、运动困难和步态不稳等,伴有注意力和记忆力等认知功能障碍。

(5)精神障碍:可在长期滥用药物后逐渐出现,也可在一次滥用后发生,其症状表现与偏执型精神分裂症相似,应注意鉴别。表现为错觉及幻觉、敏感、多疑、偏执、被害妄想、自伤和伤人等,个别患者出现躁狂样表现。

3. 现有治疗 药物治疗多为对症处理,如对症治疗各种精神症状,神经营养和保护性药物,同时进行认知行为及心理-社会干预。我国尚未批准预防复吸药物。

国外有多项针对苯丙胺类兴奋剂依赖治疗药物的临床研究。如美国正在进行药物异丁司特(ibudilast)的临床研究,动物实验显示其能够抑制大鼠神经胶质细胞的神经炎症、抑制甲基苯丙胺自身给药。免疫治疗法也在进行临床研究,其原理是为冰毒依赖者注入甲基苯丙胺抗体或疫苗,刺激身体产生自身抗体,随血液到达中枢神经系统发挥作用。甲基苯丙胺单克隆抗体、替代类的药物也在进行临床研究。

（二）研究人群

寻求苯丙胺类兴奋剂依赖治疗的患者,符合入选及排除条件,男女均可,一般为成年受试者。

1. 诊断标准 苯丙胺类兴奋剂依赖诊断可采用《国际精神与行为障碍分类标准》(目前是 ICD-10 版)或《美国精神障碍诊断与统计手册》(DSM-5 版)。

2. 排除标准 应该排除合并严重躯体疾病、严重传染病、其他精神疾病、其他物质依赖的受试者,应该排除妊娠期及哺乳期、近期有生育计划的女性受试者。

3. 基线特征 至少应记录下述描述性特征:

(1)人口统计学特征,包括年龄、性别、民族、文化程度、就业等。

(2)使用苯丙胺类兴奋剂的情况,包括使用苯丙胺类兴奋剂的种类(甲基苯丙胺,亚甲二氧基甲基苯丙胺及摇头丸等)、使用苯丙胺类兴奋剂的方式(烫吸、注射等)、初次使用年龄、使用毒品时间(月)、近 1 个月平均日用量(g)、末次使用时间(月、日、时)。

(3)既往戒断治疗史,所用药物类别,治疗次数。

(4)苯丙胺类兴奋剂依赖量化评估[采用精神活性物质使用相关问题筛查访谈量表(the alcohol,smoking and substance use involvement screening test,ASSIST)]。

(5)一般健康状况,如生命体征(如血压)、体重指数。

(6)重要脏器功能状况,这类受试者一般体质状况偏差,应当加强心脏、肝脏、传染病的评估。

(7)共患疾病评估,包括精神疾病。由于苯丙胺类兴奋剂滥用可直接导致或诱发精神症状,如精神病性症状、情感症状、认知障碍等。如果能够明确获知其症状起始于滥用ATS 之前,判断其为共患的可能性更大。

(8)其他物质滥用评估,由于这类患者常常共用其他精神活性物质,如酒精、烟草、其他合成毒品、中枢兴奋剂等,所以在入选中进行这类物质的筛查很有必要。

（三）研究设计

可采用平行对照(安慰剂和/或阳性对照药)设计或随机撤药设计(RWD)。

（四）有效性评价

减少和停止使用、控制渴求、改善神经毒性均可作为疗效评估目标。最终目标是预防复发,所以疗效的评估可分为短期疗效和长期疗效。根据药物作用机制,治疗维持时间、苯丙胺类尿检、认知改善均可作为评估指标。

(五) 安全性评价

应根据药物的作用机制、耐受性及其他国内外前期临床试验的发现预估可能的不良反应,从而确定需重点观察的药物不良反应,中枢神经系统反应、精神心理反应值得关注。

(六) 特殊问题

1. 苯丙胺类兴奋剂依赖受试者常常合并酒精和烟草及其他合成毒品的使用,在整个研究阶段应设置相应规定限制这些物质的使用,并注意观察可能的合用后果。

2. 依从性问题　各种临床研究显示,治疗愿望强烈、目标明确,或至少能够在开始服药前保持一段戒断期的患者往往依从性较好。

设计案例:×××治疗甲基苯丙胺依赖的临床有效性评估

研究目的:本研究目的是在甲基苯丙胺依赖志愿者中检验×××与安慰剂相比延缓复吸发生的效果。研究人员也将在为期10周的研究过程中观察,与安慰剂相比,×××减轻甲基苯丙胺依赖者戒断症状的有效性与延缓复吸(如果发生复吸的话)发生的效果。

研究设计:

研究类型	临床干预研究
研究设计	分组方式:随机分组 终点分类:安全性/有效性研究 干预模型:平行分配 盲法:双盲法(受试者、看护者、研究者、结果评估者均盲) 主要目标:治疗

入选资格:

(1)年龄:18~65周岁。

(2)性别:男/女。

(3)健康对照:无。

入组标准:

(1)18~65周岁。

(2)因甲基苯丙胺使用而寻求治疗。

(3)甲基苯丙胺依赖,以DSM-Ⅳ结构化临床访视评估。

(4)自我报告在之前的3个月内至少每周都使用过甲基苯丙胺。

(5)育龄期妇女需孕检阴性,同意采取充分避孕措施防止研究期间怀孕,同意每个月接受孕检,未进行哺乳。

(6)男性需同意在研究期间采取有效方法进行避孕。

排除标准：

（1）在过去12个月内曾有自杀企图，或自杀意念，或研究医师确定其在过去6个月内曾有精神病性症状。

（2）当前存在阿片类、酒精类或镇静剂躯体依赖，或可卡因依赖。

（3）限制研究进行的重要心血管系统疾病［例如，既往存在心肌梗死、脑卒中、充血性心力衰竭、心律失常、高血压（即收缩压>160mmHg或舒张压>100mmHg）］，或由研究医师所确认的不稳定的医疗状况（如未经治疗的细菌感染）。

（4）任意亚型的精神分裂症或双相障碍。

（5）当前或最近使用（2周内）可能与×××存在重要交互作用的非处方药或处方药（例如帕罗西汀、氟西汀、喹硫平、多巴胺、沙丁胺醇等）。

（6）禁忌证（即严重的肝损害、青光眼、心脏疾病、高血压、癫痫、明确的×××过敏）或其他支气管痉挛状况（2或3度房室传导阻滞、严重的肝损伤、对试验药×××过敏）。

（7）肝功能检查指标（即肝酶学指标）高于正常值2倍或以上。

（8）收缩压<90mmHg或>160mmHg，舒张压<60mmHg或>100mmHg，静坐心率<55次/min或>100次/min，或连续3次分开测量的血压收缩压>140mmHg或舒张压>90mmHg。

（9）嗜铬细胞瘤病史。

（10）孕妇或哺乳期妇女。

给药方法：

组别	被分配的干预方法
活性药物：×××	滴定期：在最初的2周零3天中，×××的剂量逐渐增加。第1~3天，每天20mg；第4~7天，每天36mg；第8~10天，每天50mg；第11~17天，每天80mg。 维持期：维持每天80mg到研究的最后一天（10周，7天）
安慰药物：安慰剂	药物：安慰剂 本组参与者在研究的10周内，每天接受1剂安慰剂

主要观察内容：复吸时间［时间窗：56天］［指定的安全问题：无］指基线至受试者开始复吸行为的天数，是通过定性尿液药物筛检来测量的。

随访说明：

（1）每个入组者在参与研究的前2周内需住院治疗，这将帮助入组者进行戒断。

（2）接下来的8周，参与者每周需返回接受访视3~4次。

（3）其中3次访视将由研究助手完成，1次需由治疗师完成，以便给参与者以认知行为治疗。

（4）治疗性随访一般安排在患者因临床需要来诊的那天，所以每周的总随访次数通常仍是3次。

（5）整个 10 周内，研究者应收集参与者的生命体征、认知评价、心境评价、戒断感受量表、尿药检测、甲基苯丙胺每周使用情况，以及所有症状或副作用报告等信息。这会使研究者知道，是否试验药×××有助于减轻甲基苯丙胺戒断症状，并使我们知道是否参与者存在脱落或出现复发的情况。

（李 静）

第七节 注意缺陷多动障碍治疗药物

（一）概述与研究目的

注意缺陷多动障碍（attention deficit/hyperkinetic disorder，ADHD）是一种常见的儿童发育性精神疾病，并且会持续至青春期甚至成年期。其核心症状是注意力缺陷、多动和冲动，同时执行功能也会受到不同程度的损害。ADHD 起病于 12 岁以前，呈慢性病程，会显著影响患者的社会、学业和职业功能。常常由于学龄儿童出现了学习问题和社会行为方面的问题而首次就诊并被诊断患有该病。虽然 ADHD 的核心症状会随着年龄增长而改善，但最近的研究显示，该病的症状会持续至成年，因此对 ADHD 的治疗干预不能仅局限于儿童期，需要制订一个长期和系统的治疗计划。

药物治疗通常针对 6 岁以上的患者，能够快速起效，其治疗目的是直接改善患者的注意力和减少多动/冲动，从而使患者能够专心于学习、工作和其他活动。常用的药物主要分为 3 类，即中枢神经兴奋剂、选择性去甲肾上腺素再摄取抑制剂和 α_2 肾上腺素受体激动剂。除此之外，还有一些针对 ADHD 某些症状的其他类型药物。哌甲酯是在 20 世纪 50 年代首批被报道能够有效治疗"多动综合征"的药物之一。尽管该药通常被认为是标准治疗，但已有新的具有不同作用机制的药物（如托莫西汀）上市。

长期以来公认的是，ADHD 的关键症状会随着年龄增长而改善。直到最近才发现该疾病的注意涣散和多动症状会持续至成年，影响成人患者的工作和社会功能。由于 ADHD 是一种慢性疾病，预期的治疗也是长期性的，因此强调在其他方面健康的患者组中长期安全性数据的重要性。

ADHD 治疗药物临床试验的主要研究目的是证明药物对 ADHD 整体症状的治疗作用。同时根据药物作用机制的特点，可以将注意缺陷症状、多动/冲动症状或执行功能障碍作为次要研究目的。在证明了药物对整体症状具有治疗作用的基础上，可以进一步分析是由哪一症状群的改善而主导了治疗作用的产生。

（二）研究人群

研究人群的诊断应按照国际公认的诊断分类系统，首选最新版的《美国精神障碍诊断与统计手册》第 5 版（DSM-5）或 ICD-10 诊断标准。建议使用结构化的评估工具，例如儿童情感障碍与精神分裂症定式检查问卷终身版（K-SADS-PL）进行诊断评定。

研究人群的年龄主要集中在 6~18 岁,同时儿童和青少年应予以区分。对学龄前儿童(<6 岁)和成年人的研究较少,如需对这两个特殊年龄段开展研究,应充分考虑其年龄特点、共病情况、受益和风险。

用于探索性研究中应以没有明显共病的 ADHD 患者作为研究对象。在验证性试验中纳入合并存在对立违抗障碍/品行障碍等共病的受试者是可行的,因为这样能够确保研究结果具有更广泛的适用性。

另外,还应在确保信息可靠来源(父母/监护人/教师)的前提下,记录更多的相关信息,例如疾病的亚型和严重程度、详细的病史(首发症状、持续时间、功能受损程度、既往治疗情况等)和其他特征。适当的使用量表可以有助于了解疾病亚型和严重程度,以选择合适的研究对象。应注意信息来源的可靠性,例如,青春期之前儿童的自我报告可能不是一个可靠的症状评定方法。

具有以下情况的患者应予以排除:

(1)除对立违抗障碍/品行障碍外,共病其他精神疾病(例如焦虑症、抑郁障碍、人格障碍、抽动秽语综合征等)。

(2)精神发育迟滞。

(3)当前或最近有物质滥用情况(入选前 6 个月)。

(4)正在进行不属于研究设计中包括的非药物治疗(例如认知或认知行为治疗)。

(5)正在进行针对 ADHD 的相关精神疾病药物治疗(对此治疗应进行洗脱)。

(6)存在严重躯体/神经疾病(例如癫痫)。

(三) 研究设计

应根据研究目性合理地选择研究设计。除早期的药效学、药动学/相互作用、剂量效应研究外,最常进行的是治疗验证性研究。治疗验证性研究包括短期试验和长期试验两部分。

1. 短期试验　在短期试验中,应采用随机、双盲、平行对照研究设计。一般来说,至少需要包含安慰剂或一种阳性对照药物。研究的持续时间至少应为 6 周。建议在儿童和青少年中进行单独的研究。

应根据研究的目的选择对照组。如果采用优效设计,对照药可以是阳性药或安慰剂,如果采用非劣效设计,对照药应包括阳性药和安慰剂。阳性对照药建议选择药理学机制相似的药物,也可以是目标适应证已获批的上市药品或临床治疗指南中的"金标准"药物。

如果患者正在接受某种对 ADHD 有影响的精神疾病药物治疗,应经过一个洗脱期。洗脱期的时长应根据服用药物的药理学特性来确定。

样本量的设计应根据统计学检验的要求,并结合药物临床试验的要求。

剂量效应研究需要进行至少 3 个剂量组的随机、对照、平行的固定剂量研究来尽可能地确定临床有效剂量范围的低限以及最佳剂量。通常情况下,推荐增加 1 个安慰剂组和 1 个阳性对照组。当哌甲酯作为参比药物时,试验的持续时间可以较短,即 6 周(稳定药物治疗的情况下），但是根据药物预期的作用方式（快速或缓慢起效），持续时间可能会有所不同。

2. 长期试验　除短期试验外，长期疗效的证实必须在至少一项设计良好的短期试验完成后实施。可以通过延长双盲期的时间（扩展试验）或使用一种随机撤药设计来实现。

在随机撤药设计中，所有患者均接受活性治疗。对治疗应答的患者随后被随机接受研究药物或安慰剂。对患者随访至少 6 个月以观察疗效的维持。疗效通常以恶化（复发）的患者数和/或发生该事件前的时间表示。研究设计时还应仔细考虑脱落（并非由于复发）和处理这些脱落的统计学方法可能带来的偏倚。另外，方案中应有专门措施来避免疾病的并发症（例如严重恶化的停药症状），例如严密监测、使用急救药物治疗或将恶化的患者转移至药物组接受适当的治疗。

3. 在特殊人群中的研究　目前认为 ADHD 可持续至成年。症状可能会从注意涣散和活动过多/冲动转变为注意涣散和多动。然而，该综合征被认为起源于儿童期。症状和合并病症可能不相同，同时，尚没有在老年人中的经验。因此，特殊人群仅限于成年人（<65 岁）。同时，应单独在该人群中证实疗效和安全性。类似地，在学龄前儿童（<6 岁）的经验也很少，也是值得探索的。需要一些经过调整的评价工具和给药剂量，这个给药剂量并不总是能够从年龄更大的年龄组推广至儿童组。考虑到精神疾病药物对大脑成熟和发育的安全性以及作为治疗目标的功能改善，受益/风险可能是不同的。

（四）有效性评价

应使用评定量表评价疗效。目前有许多 ADHD 症状评定量表，常用的有 Conners 儿童行为量表修订版（CPRS-R）、ADHD 症状评定量表（ADHD-SRS）、ADHD 评定量表-第 4 版-父母版（ADHD-RS-Ⅳ-Parent）和临床总体印象 ADHD 严重程度量表（CGI-ADHD-S）等。应该选择适合特定年龄组（儿童/青少年）且敏感性和特异性较好的评定量表。另外还应测定患者的功能结局，例如学校表现、社会功能和生活质量等。

由临床医师评价的"他评"量表应作为主要指标，来自可靠资料提供者（父母/监护人和教师）的评定量表可以作为次要指标。当基线与治疗后评分出现差异时即说明患者的症状得到了改善。结果应从统计学显著性和临床意义两方面进行考虑。为了评估临床意义，应列出治疗有效者的比例，从而进行有效率分析。作为灵敏度分析，建议按照获得轻度和显著改善的患者比例额外进行有效率分析。另外，同时还应记录病情恶化者的比例，这能为评估临床意义提供更多的信息。

（五）安全性评价

应对不良事件进行严密的监测，所有不良事件均应完整记录，并对试验期间发生药物不良反应、脱落和死亡的患者进行单独分析。安全性评价还应包括生命体征及体格检查、身高和体重、实验室检查及心电图检测等。另外，还应特别注意药物对大脑和躯体功能发育所造成的短期和长期影响。

需要关注的常见不良事件主要包括：

(1)反跳/撤药/依赖：当突然停止药物治疗时，可能会发生反跳和/或撤药现象。另外还应注意治疗期间可能出现的依赖症状。

(2)中枢神经系统不良反应：应根据药品的药理学特性研究药物对不同年龄组(儿童/青少年/成年人)的认知、反应时间和/或驾驶的影响和镇静程度。还应监测药物对精神行为方面的影响，例如抑郁、躁狂、精神病性症状、自杀意念和行为等。

(3)血液学不良反应：可能与药物作用机制相关的粒细胞缺乏症、再生障碍性贫血和血小板计数减少。

(4)心血管不良反应：应特别关注可能与药物作用机制相关的心脏毒性即高血压、心律失常和传导障碍，尤其是 Q-T 间期延长。

(5)内分泌不良反应：应特别关注生长、体重改变和性成熟。在青少年和成人中，还应评价性欲方面的异常，以及可能与药物作用机制相关的内分泌参数，例如催乳素和肾上腺激素等。

对长期治疗安全性的研究时间要长于长期疗效研究，研究应至少持续 1 年，同时，持续更长时间的前瞻性随访应作为上市后风险管理计划(risk management planning，RMP)的一部分。

设计案例：研究托莫西汀治疗 ADHD 的安全与有效性，以哌甲酯为阳性对照的随机、双盲、平行对照试验，治疗期为 8 周。

研究对象入组标准为：

(1)6~16 岁门诊 ADHD 患儿，体重 20~60kg。

(2)采用 K-SADS-PL 进行定式访谈，符合 DSM-Ⅳ 中 ADHD 诊断标准。

(3)ADHD-RS-Ⅳ-Parent 量表评分男性≥25 分，女性≥22 分，特定亚型>12 分。

(4)CGI-ADHD-S 量表评分≥4 分。

研究对象排除标准为：

(1)诊断为双相障碍、精神病性障碍或精神发育迟滞。

(2)自杀风险。

(3)服用研究药物之外的精神活性药物。

(4)运动障碍，诊断为抽动秽语综合征或有阳性家族史。

(5)根据 DSM-Ⅳ 诊断标准和 K-SADS-PL 确诊为焦虑障碍。

确认受试者筛选合格后，按照 1∶1 随机分配至托莫西汀治疗组或哌甲酯治疗组，治疗 8 周。托莫西汀组起始治疗剂量为 0.8mg/(kg·d)，晨起服药 1 次，第 5 天滴定至 1.2mg/(kg·d)，之后可以维持剂量或调整剂量范围在 0.8~1.8mg/(kg·d)。哌甲酯组起始治疗剂量为 0.2mg/(kg·d)，早晨和中午各服药一次，第 5 天滴定至 0.4mg/(kg·d)，之后可以维持剂量或调整剂量范围在 0.2~0.6mg/(kg·d)。为保持盲态，托莫西汀组中午服用安慰剂一次。

有效性评价指标为：

（1）主要疗效评估：有效率（定义为与基线相比，ADHD-RS-Ⅳ-Parent 量表总分减分率≥40%患者的比例）。

（2）次要疗效评估：ADHD-RS-Ⅳ-Parent 量表总分、注意缺陷分量表评分、冲动/多动分量表评分、CPRS-R 简表总分及分量表得分、CGI-ADHD-S 得分。

安全性评估指标为：

（1）研究药物暴露剂量和时间。

（2）治疗相关的不良反应。

（3）生命体征、心电图、实验室生化检查。

（欧建君　赵靖平）

第四章

治疗精神疾病的中药临床试验

　　运用我国传统中医药治疗各种精神疾病已经经历了漫长的实践,对西医药治疗精神疾病也是一种很好的完善和补充。为确保中药新药临床研究的规范化、科学性、前瞻性及可行性,我国卫生行政部门先后颁布了《中药新药临床研究指导原则》第一辑、第二辑和第三辑,并根据实际情况不断修订和完善相关的法律法规。

　　治疗精神疾病的新药临床试验需要像其他药物一样完成诸如药动学、耐受性、治疗疗效的探索性及验证性、风险-收益评估、不良反应类型、有效安全剂量等方面的研究。中药新药的临床试验既具有药物试验的一般属性,又有其特殊性。中药新药的临床试验与西医化学类新药临床试验相比,有其独有的特点:化学类新药多是在实验室发现的具有新型化学分子结构的物质,而中药新药则更多来自临床,部分复方制剂在尚未进行临床试验前可能已经在人体上有所应用;相对于化学类新药的理论医学基础来自现代医学理论知识体系,中药新药则来自中国传统中医药的医学知识;化学类新药在适应证的诊断、生化检测指标、疗效评定、病理等方面有比较量化、规范的标准,而中药新药上述方面的评价则较为主观化,缺乏量化及标准化。然而,虽然两类药物的临床试验有诸多不同之处,但也有很多共同点:如上市前需要完成共 3 期的临床试验,需要符合伦理要求及国家 GCP 标准,需要在相应适应证范围内满足安全性及有效性的要求,试验设计需要满足随机、盲法、对照等基本原则。

第一节　中药新药临床试验分期

　　我国中药新药临床试验已开展了数十年时间,近 10 余年来呈明显递增趋势,而精神科的相关中药新药的临床研究则起步相对较晚。依据国家新药审批的相关法律法规,无论中药新药或化学类新药都需完成 4 个阶段的临床试验:Ⅰ 期药动学与耐受性试验,Ⅱ 期探索性试验,Ⅲ 期验证性试验,Ⅳ 期应用性试验。精神科的中药新药的临床试验同样需要完成上述 4 个阶段的临床试验评估。

　　中药新药 Ⅰ 期临床试验是通过人体的药动学、耐受性研究,为设计合理的临床试验方案提供基础和依据。由于中药或中药复方制剂的特点,药动学研究相对比较困难,所以中药新药的Ⅰ期临床试验多只进行人体耐受性研究。

中药新药Ⅱ期临床试验进行小样本量的有效性、安全性初步评价及探索,并为Ⅲ期进一步的有效性、安全性评估提供推荐的适用药物剂量。

中药新药Ⅲ期临床试验是在Ⅱ期的基础上进行多中心、扩大样本量的进一步有效性、安全性的验证研究,从而为试验总结提供翔实、真实、可靠的用于统计学分析的数据集,为新药上市提供科学、可靠的临床试验证据,并为书写药品说明书的具体适应证或中医证型、安全窗药物剂量、量效关系、常见不良反应类型及相关处理、禁忌事项等提供临床试验证据。

中药新药Ⅳ期临床试验是药品上市后的继续监测,是在临床较为广泛应用的情况下发现该药较为罕见的严重不良反应,以及与其他药物的相互作用等,并可以继续发现药物安全性及有效性的临床数据。

在一种新药进行某一阶段的临床试验时,需要解决该阶段的研究目标,并根据该阶段的研究结果决定下一阶段的临床试验是否继续进行。

第二节　中药新药临床试验的伦理要求

中药新药的临床试验同化学类新药一样,是以人为试验对象的临床研究。临床试验必须在保证受试者安全及合法权益的基础上进行科学性探索研究。如何在保证受试者利益的基础上进行科学性研究,是包括中药新药在内的所有临床试验必须要解决的问题。我国颁布了《药物临床试验质量管理规范》(Good Clinical Practice,GCP),新药临床试验的伦理学评估是至关重要的。

医学伦理机构在审评一个中药新药临床试验是否符合伦理要求,通常要考虑以下几个方面。

一、受试者的知情同意

知情同意是指受试者在参加该中药临床试验前,有权利被告知并全面了解参加该试验后可能的获益及面临的风险。相对于化学类新药临床试验,在中药新药的临床试验中的受试者多认为中药副作用较少,具有全面调理功效。但实际上中药新药的临床试验安全性问题同化学类新药一样,需要引起高度重视,近年来中药新药临床试验过程中出现的安全性事件也并不少。这就要求我们在设计试验方案前必须满足随机性、双盲性、平行对照的原则,保证受试者全部得到公平对待。在受试者参与前有权知道自己可能会被分配到安慰剂组,需详细向受试者全面介绍临床试验可能面临的风险。不能过分夸大收益内容而简略风险告知。除该药的技术性问题外,不能向受试者隐瞒任何其他内容,尤其是安慰剂的使用、可能会面临的不良反应。只有在全面告知受试者收益-风险的基础上,受试者自愿参加该临床试验才算符合受试者的知情同意。

二、临床适应证设置中医证型的依据

中药的新药临床试验在不同阶段需要有相应的适应证或中医证型。伦理委员会在审查时,也需要结合该药的特点和目前临床上的相应经验等来审核该药的适应证是否能恰当地满足中医辨证论治体系,是否选择了恰当的适应证型范围。这也是中药新药临床试验的独有特点。选择了恰当的适应证型,也是用药安全的一个保障。基于此,审核中药新药临床试验的伦理机构人员中,必须要包括熟悉系统的中医学知识体系及具有较为丰富的中医临床经验的人员。

三、推荐用药剂量及依据

中药新药临床试验中的推荐用药剂量、服药疗程等基本上都是基于用于人体的临床数据及复方制剂中各种药物含量等的总结。而伦理机构在审核不同试验阶段的用药剂量时需结合该阶段的试验目的,如Ⅰ期临床试验是在正常人体应用,此时用药剂量需要有严格的前期动物实验数据报告,从而探索该药在人体的初步应用剂量范围及相应安全性问题。Ⅱ期临床试验是在满足Ⅰ期安全性基础上探索不同剂量、不同疗程的差异,从而找出有效药物剂量范围。Ⅲ期临床试验则是在扩大样本量的基础上对Ⅱ期的探索剂量的验证性试验。对于超过《中华人民共和国药典》的最大剂量或临床经验的剂量的情形,伦理委员会则需严格审查该剂量的使用有无客观、科学的应用依据。对于推荐剂量过大的中药新药,审核时更需严密、谨慎,以确保临床试验的安全性。

四、药物间的相互作用

中药新药的伦理审核中,该新药与其他药物合用时有无相互作用及具体作用类型表现(协同、拮抗或合用时有无严重不良反应事件的可能等),也是中药新药安全性审核的一个重要方面。例如某新药为含有红花成分的中药制剂,与华法林联用有可能增加受试者的出血风险。所以试验方案中是否包含药物间相互作用方面的内容,以及这些内容是否在《受试者知情同意书》中体现,是否包含了应急处理措施及终止标准等,也是伦理委员会审核该新药安全性时重点审查的内容。

五、中药新药风险/收益的评估

相对于中药新药的疗效性评估,中药的风险性评估是伦理委员会首先考虑需要审核的问题。在精神科,除常规地评估来自临床试验过程中的风险外,还需要评估对患者长期康复治疗带来的可能风险。通过风险性评估,来保证可能预料到的风险在可能的范围内实现最小化。对于中药新药的疗效性评估,需要结合中医药临床疗效的评估方法及精神科特有的各种精神心理量表的评分改变,从而评估受试者的预期收益,是否满足风险/收益比。对受试者的风险、收益评估的方法是否科学、规范及是否具有可操作性,也是评估临床试验方案设计是否合理与具有科学性的一个重要方面。伦理委员会需要评估整个试验方案的安全性、合理性及科学性是否满足伦理要求。对受试者的收益与风险的评估不是某一横断面的评估,而是整个临床试验实施过程中持续性的评估过程。伦理委员会通过审核申请者提交的年度评估报告中严重不良事件发生情况、受试者入组及中途退出情况、有无新的研究发现及上述资料是否会导致试验方案的改动等内容,来评估该药对受试者风险性大小。

六、安慰剂的使用及反安慰剂效应

在某些情况下,使用安慰剂对照,伦理上是可以接受的,但需要非常谨慎。在严谨的临床试验设计方案中,为消除受试者主观心理效应对试验结果的影响,从而客观评价新药的临床疗效,使用安慰剂是较为科学的安排。在实际经验中,我们已经发现安慰剂对于某些受试者的治疗疗效是不可忽视的,尤其是在精神科的焦虑、轻至中度抑郁障碍患者中,安慰剂的疗效可达30%~50%。在审核安慰剂应用合理性的问题时,伦理委员会必须考虑既要保证试验结果的科学性,又要使受试者面临的风险最小。安慰剂对照一般在疾病程度较轻、短期内不会有重大恶化可能或目前该病暂无有效治疗方法等情况下使用。

反安慰剂效应是近年来发现人的"意识"对不良反应有着很大的作用,在药物试验中过度关注并报告感觉到的躯体不适。在精神科主要表现为疼痛、乏力、恶心等主观不适。这些症状多程度较轻且持续时间短暂,但也有持续时间较长的报道。反安慰剂的机制目前认为和安慰剂机制类似,表现为下意识的条件反射及有意识的期待两方面。受试者对该药的信任程度,药物的包装、颜色等都有可能导致反安慰剂效应。在精神科中,焦虑症的患者发生反安慰剂效应可能性较大,这就需要临床医师做好患者心理疏导工作,增强患者的乐观及信任心态以减少反安慰剂效应。

七、自拟复方中药制剂的伦理要求

在临床中,有一些中药新药的复方制剂是临床医师在临床实践经验总结中自行研发的复方并命名的。伦理委员会在审核此类新药时,需审核该药是否符合国家药品生产、注册的相关规定,对申请者研究意图深入了解,是否有一定的循证医学证据等。

中药新药目前面临着走向国际化的问题,这就要求必须和化学类新药临床试验一样满足各项伦理学要求,遵循各项伦理原则,符合国际通用标准。伦理委员会在审核中药新药的临床试验时需要肩负满足受试者安全、健康、尊严及审核药物试验的科学性等责任,应客观、全面地审核评估中药新药的各方面问题。

第三节　GCP 在中药新药临床试验中的应用

GCP 是国际公认的临床试验标准,是有关临床研究的全过程包括方案设计、组织、实施、监视、审核、记录、分析、总结和报告的标准。中药新药临床试验实施 GCP 是我国中药新药临床试验的创举,使中药新药临床试验与国际接轨,是确保中药新药的研发水平、上市质量、临床疗效,保证受试者安全以及让中药国际化的重要举措。在中药新药临床试验实施 GCP 以来,我国中药临床试验在规范性、科学性、真实性等方面有了长足的进步。但由于中药是以植物药为基础的复方制剂,具有不同于化学药的特殊之处,这就决定了中药新药的临床试验在实施 GCP 的过程中,有一些需要不断改进的问题。

1. 中药新药的临床试验尚缺乏规范、成熟的模式　目前中药新药临床试验大多数都是在沿用化学类药品的试验方案模式,没有自己特有的,符合中医药实际情况的,客观、可量化及可行性高的疗效评定、辨证与辨病的统一、适应证的具体标准等标准参数,即使设定了相关标准也难以被国际所接受,是长期以来一直困扰中药临床试验的因素,也是限制中药国际化的重要障碍。所以制定并建立符合中药特色、符合临床试验经验的中药独有的质量规范方案、原则及技术指导,是目前急需解决的难题。

2. 中药新药临床证候诊断、疗效评估主观性因素较大　证候的诊断、疗效的评定量化、科学与客观的评估,是满足 GCP 要求的前提。但目前我国中医证候诊断多以经验为主,尤其是中医证候诊断应用于精神科疾病中,主观因素会更加扩大。而从科学性角度出发,度量事物的标准必须做到尽量化及客观化。近年来中医药领域在证候诊断的量化、规范化方面已经作出了很大努力并取得了相应进步。但就目前情况而言仍不能完全为国际所接受,所以在这方面我们需要改善和努力。

3. 中药新药临床试验的安全性评价仍然不足　受中国传统观念影响,"中药的安全性比西药好""中药不良反应少"等观念在国人大脑中根深蒂固。但实际上中药的不良反应,甚至是严重不良反应仍不少,如大家熟知的"马兜铃酸事件"就是一个典型的例子。出现这种情况,究其根源是因为对出现的一些异常指标与临床表现缺乏规范化和及时的辨认、分析及处理,以及对已经发生的不良反应缺乏足够的随访等。

4. 其他问题　中药新药复方还存在组成相对复杂导致多机制的药物疗效,证候适应范围过宽,因中药起效较慢导致受试者合并用药以及对合并用药的漏报等问题。以上都是目前中药新药临床试验在实施 GCP 标准时的障碍。

5. 针对上述问题的改进措施

(1)继续加强完善符合中医药特色的临床试验模式,尽最大努力做到中医证候诊断及中药疗效评价标准的量化、规范化、客观化。

（2）需进一步加强中药新药临床试验过程中 GCP 的质量监管，以确保试验数据的真实性、科学性。采取等同于国外西药临床试验过程的严格 GCP 质量管理，加大监察频率及力度，及时发现、反馈及解决出现的问题。

（3）规范 CRO 人员的培训及监管，加强 CRO 管理制度，增强 CRO 的门槛、临床监管水平。

（4）实现电子病历管理系统平台，减少纸质病历，以实现药物临床试验主要研究者（PI）、实验者与 CRO 及时、有效的沟通和交流，共同完成病历并提高病历质量。

（5）加强对临床试验中心相关人员就该药有关的中医学知识培训，从而提高入组患者质量，更客观地评价药物疗效。

第四节　中药新药的临床试验设计

本节从试验设计的基本类型，受试者的入组、排除和退出标准，中药新药临床试验需要记录的观察指标，对照试验方案设计，加载试验方案设计，样本量设计，统计资料分析等方面进行阐述。

一、试验设计的基本类型

试验设计有以下 4 个基本类型：

1. 随机平行组对照设计　是指受试者随机分配到各组，试验组和对照组同时进行；除此之外，试验组可分为多个药物剂量的试验组，对照组也可分为不同对照药物的对照组。由于遵循了随机的原则且几组同时进行，可减少各试验组与对照组之间的误差，满足统计学假设检验的要求。

2. 交叉设计　是指每个受试者随机地参与多个试验阶段并分别接受该阶段相应的处理，每个试验阶段开始前需要有足够的洗脱期，以消除上一阶段药物的迟滞效应。此种方案设计可以有效地控制个体差异。

3. 析因设计　是指同时对试验药物不同剂量进行评价或同时对多个试验药进行评价，以检验试验药物不同剂量间的疗效差异，或评价多种试验药物间相互关系及最佳剂量组合等。

4. 成组序贯设计　是指将整个试验过程分为若干个连续的组段，每个组段的受试者相同，且试验组与对照组样本比例相同，一旦某一组段结论有统计学意义，即可停止试验，这样可较早地得出试验结论，缩短试验周期。

5. 剂量-反应研究　是指将受试者随机分配到试验药物的不同剂量组，从而验证不同剂量的疗效差异及导致不良反应的风险大小，寻找出试验药物的最佳服用剂量。

二、受试者的入组、排除和退出标准

选择合适的受试者,是中药新药临床试验成功的重要开端。中药适应证多以中医证候诊断为主,也有以西医诊断为标准的。如果试验方案设计以中医证候诊断为标准,必须详细列出全国颁布的统一诊断标准(如《中医诊断名称及代码》等)的诊断标准条款。如果需要中医证候诊断合并西医诊断,需要同时列出国际诊断标准体系如 ICD/DSM 系统的相应诊断标准。

中药适应证候由药物的症状效应指标和证候属性指标组成。中医证候的设计分为主症及次症。主症是指该试验药物对疾病症状改善的主要效应证候或能反映疾病基本属性的主要指标,次要的效应证候或能辅助反映疾病基本属性的指标则为次症。证候诊断应遵循现行公认的标准、原则执行。这类标准主要是指国家标准和行业标准。参照国家发布的《中医病证分类与代码》《中医临床诊疗术语——证候部分》《中医病证诊断疗效标准》等。

国际、国内专业学术组织和会议所制定的标准,只要是现行公认的,也具有较高的权威性。

受试者入选标准必须严格符合中医的证候诊断标准和/或西医诊断标准,以及相应试验阶段的分期及目的。此外,入选标准还需要列出受试者性别、年龄、既往病史要求、治疗情况要求、家族史等其他标准。

受试者排除标准必须列出性别、年龄、病程、既往病史、病情严重程度、合并症、治疗情况、过敏史、妇女生理期等详细的排除标准。

受试者退出标准,包括研究者决定的受试者在疾病情况、合并服药、不良反应、需要紧急揭盲等情况下的退出;受试者以何种原因决定的自行退出。无论何种退出,退出前最后一次的评估结果归为试验的最终结果。

三、中药新药临床试验需要记录的观察指标

1. 人口学基本资料 性别、年龄、体重、身高、既往病史、既往用药史、过敏史、家族史等。

2. 体格检查指标 受试者入组前及每次随访时的生命体征。

3. 疗效指标 与疾病相关的临床证候/症状、体征;相应的生化检查指标;特殊检查如心电图、病理检查等。

4. 安全性指标 试验过程中出现的不良事件;与安全性评估有关的相关生化指标或其他检查指标;与预期可能出现的不良反应有关的检查指标。

观察指标必须尽量为量化指标。上述指标的记录者须具有相应的临床经验。当记录指标为患者的主观感受时,记录者不可使用具有诱导性的话语等。

四、对照试验方案设计

在中药新药的临床试验研究中,疾病的发生、改善或加重、转归往往是多因素综合作用的结果。有一些非处理因素的存在,导致试验结果分析更加复杂,并影响了临床试验的真实性和可靠性。为了控制试验过程中这些非控制因素对临床试验结果的影响,我们需要设计对照组。在新药的临床试验中,对照组可分为以下类型:

1. 安慰剂对照 安慰剂对照是指给受试者服用没有任何治疗作用的安慰剂。在精神科疾病治疗中,心理安慰因素较其他专科对治疗的影响作用更大,所以设置安慰剂对照可作为试验药物有效性的对照,并消除受试者的心理因素对治疗效果造成的偏倚。安慰剂多为淀粉等物质,其外形、颜色、气味等与试验药物一致。使用安慰剂必须通过伦理审核,以符合试验道德标准及不损害受试者利益为前提。

2. 空白对照 是指对治疗组应用试验药物,但对照组不采用任何治疗措施。但在实际的临床试验中,很少采用空白对照,一是很难符合伦理道德标准,二是对照组不给予任何治疗措施就难以做到双盲。

3. 阳性药物对照 应用目前已经证明有效的药物治疗受试者称为阳性药物对照,是目前中药新药临床试验中采用较多的方法,如在治疗抑郁障碍的中药新药临床试验中多采用西酞普兰或文拉法辛作为对照,也可采用上市的有适应证的中药作为对照。如中药新药的临床疗效不劣于阳性对照药,则可证明该药的有效性。

4. 自身对照 包括受试者服用试验药物治疗前后的自身对照;同一受试者在不同时期接受不同的治疗方法,比较不同药物治疗疗效的差异;及试验药物(如外用药或贴剂)同时给予同一受试者的身体不同部位的对照。

5. 配对对照 是指将对照组与试验组按照一定条件(性别、年龄、体重等)进行配对,然后每一对两个人随机分配到试验组或对照组,进而评价两组间疗效的差异。

6. 复合对照 是指试验组除加用试验药物以外,其他处理和对照组完全相同。多用于观察试验中药物的增效作用、减毒作用、针对不同治疗的目的等情况。

7. 历史对照 又称文献对照,是指将既往的相关文献报道结果作为对照组结果。

五、加载试验方案设计

是指应用安慰剂对照的试验设计中,对照组和试验组在同时接受目前临床标准化治疗的基础上,试验组加用试验药物治疗,而对照组加用安慰剂治疗。此种设计在中药新药临床试验中亦有应用,就精神科而言,可用于重性精神疾病的中药新药临床试验的研究中。如果患者单纯服用安慰剂或中药新药可能治疗效果微弱,而患者如不及时治疗可能会导致自杀、社会功能难以恢复等。在标准化治疗的基础上保证受试者基本治疗的疗效,再比较加用试验中药、安慰剂组治疗疗效差异有无统计学意义。

六、样本量设计

新药临床试验样本量的设计也是试验方案设计的一个重要环节。样本量不足可导致临床试验结果检验效能过低;样本量过多则会增加工作难度及导致研究资源不必要的浪费。而合理的样本量需要依据试验目的、试验方案设计、预计的失访率、治疗依从性大小等情况而定,且根据实际情况可调整统计学参数进而优化样本量。

七、统计资料分析

统计资料分析指对中药新药临床试验最终得出的数据进行整理、归纳的分析,并借助数理统计原理对资料进行分类,作组间比较及统计推断,研究者藉此对试验药物的有效性及安全性进行评价。其包括分析资料类型(计量资料、计数资料、等级资料);对于资料的质控(包括通过入组标准、排除标准来决定病例的取舍;通过基线临床特征分析、终极疗效判定、对失访者追踪调查失访原因等来决定失访病例的取舍;保证资料的完整性及准确性;保证组间的均衡性等);选择恰当的显著性差异检验方法,从而判断试验组中药新药的安全性及有效性。

统计报告书的书写需要严格按照统计分析计划书的规定,包括临床研究名称,试验药物及对照药物名称,药物来源、批号,临床试验的起止时间,该中药新药临床研究负责单位的名称、负责人,各研究中心的负责单位名称、负责人、统计人、统计完成时间等。

第五节 中药新药临床试验案例示范(抑郁障碍)

我国传统医学对抑郁障碍的认识较早,虽然古代文献中没有"抑郁障碍"的病名,但是历代医家对其病因、症状、治疗等方面却有丰富的记载,并将其归属于情志疾病"郁证"的范畴。目前大多数中医学家认为郁怒不畅使肝失调达、气失疏泄致肝气郁结是抑郁障碍的主要病因机制。此外,肝气不足、心火不宣、心神失调、脾气虚弱、肾精不足、肺气不顺等也被认为与抑郁障碍的发生及表现相关。

中药用于治疗抑郁障碍的历史悠久,如中医治疗抑郁障碍讲究辨证治疗,认为攻补兼施、理气开郁、怡情易性是治疗抑郁障碍的基本原则。对于抑郁障碍的实证,首先理气开郁,根据是否有血瘀、化火、食积等分别采用活血、降火、消食等治疗。同样,对于虚症则根据所损及的脏腑及亏虚的不同方面而补之。近年来,抑郁障碍中药新药研发也取得了一定进展,不断有新药进入临床试验,针对不同证候的抑郁障碍患者进行治疗或辅助治疗。总体来讲,抑郁障碍中药新药临床试验在相关抑郁障碍化学药物临床研究以及《中药新药临床研究指导原则》的基础上,结合抑郁障碍中医证候特点进行设计。

一、抑郁障碍中医证候诊断类型

郁证可分为以下几个证型:

1. 肝气郁结证　主症:精神抑郁,情绪不宁,胸部满闷,胁肋胀痛,痛无定处,脘闷嗳气,不思饮食,大便不调,苔薄腻,脉弦。

2. 气郁化火证　主症:性情急躁易怒,胸胁胀满,口苦而干,或头痛、目赤、耳鸣,或嘈杂吞酸、大便秘结、舌质红、苔黄、脉弦数。

3. 痰气郁结证　主症:精神抑郁,胸部闷塞,胁肋胀满,咽中如有物梗塞,吞之不下,咯之不出,苔白腻,脉弦滑。

4. 心神失养证　主症:精神恍惚,心神不宁,多疑易惊,悲忧善哭,喜怒无常,或时时欠伸,或手舞足蹈、骂詈喊叫等,舌质淡,脉弦。

5. 心脾两虚证　主症:多思善疑,头晕神疲,心悸胆怯,失眠健忘,食欲缺乏,面色不华,舌质淡,苔薄白,脉细。

6. 心肾阴虚证　主症:情绪不宁,心悸健忘,失眠,多梦,五心烦热,盗汗,口咽干燥,舌红少津,脉细数。

二、证候积分标准的制定

一般来说,证候积分由相应专家依据针对的证候类型和药物特性进行制定,通常主症根据轻、中、重度分别赋予2分、4分、6分,次症根据轻、中、重度分别赋予1分、2分、3分,如果没有相应症状则为0分。

设计案例

1. 研究目的　评价×××胶囊治疗轻、中度抑郁障碍(气阴不足、心脾两虚证)的有效性和安全性。

2. 设计类型及方案　采用区组随机、双盲双模拟、阳性药及安慰剂平行对照、多中心临床试验设计。阳性对照药选择国内上市的抗抑郁中药疏肝解郁胶囊。

3. 研究对象　气阴不足、心脾两虚证抑郁障碍患者。

(1)西医诊断标准和评价标准:参照《美国精神障碍诊断与统计手册》(第4版修订版)(DSM-Ⅳ-TR)有关抑郁发作诊断标准制定,包括重性抑郁发作、重性抑郁障碍单次发作、重性抑郁障碍反复发作。

评价量表:汉密尔顿抑郁量表(HAMD)、汉密尔顿焦虑量表(HAMA)、临床总体印象量表(CGI)。

(2)中医辨证及证候分级评分方法

1)主症:情绪低落、多思善愁。

主症根据严重程度和频次,分别给予无症状、轻、中、重计0、2、4、6分。

2)次症:①言语动作减少、目光迟滞、健忘、食少、便溏。②心悸胆怯、少寐多梦、心烦。

根据严重程度和频次,分别给予无症状、轻、中、重计0、1、2、3分。

舌脉:舌质淡红或偏红,舌苔白或花剥,脉细弱。

诊断标准:主症必备,次症兼具①组症状2项以上+②组症状2项以上者,结合舌脉,即可诊断。

4. 样本量　总的例数确定为600例,其中试验组360例(分为主症+次症①组与主症+次症②组各180例),阳性药组和安慰剂组各120例。

5. 入选标准

(1)符合抑郁障碍的诊断。

(2)HAMD-17积分≥17分,≤24分。

(3)抑郁发作次数≤3次,本次抑郁发作病程<2年。

(4)中医辨证为气阴不足、心脾两虚证。

(5)年龄在18~65岁,性别不限。

(6)经过1周安慰剂导入期,HAMD评分与筛查时比较,减分率<25%。

(7)自愿签署知情同意书者。

6. 排除标准

(1)有自杀倾向(HAMD第3项"自杀"得分>1分)。

(2)严重焦虑(HAMA>21分)。

(3)继发于其他精神疾病或躯体疾病的抑郁发作,双相情感性精神障碍患者。

(4)有严重或不稳定的心、肝、肾、内分泌、血液等内科疾病患者;癫痫患者;肝功能检查>正常值上限1.5倍者,或肝脏病患者。

(5)1年内有酒精和药物依赖者。

(6)入选前1周服用过阿普唑仑、氯氮䓬、丁螺环酮或疏肝解郁中药者;4周内服用过单胺氧化酶抑制剂,或氟西汀,或氯氮平,或接受过电休克治疗者。

(7)无人监护或依从性差,不能按医嘱服药者。

(8)过敏体质或对太子参、淫羊藿、葛根有过敏史,或对氟西汀有过敏史者。

(9)孕妇或哺乳期妇女或计划妊娠者。

(10)近1个月内参加过其他药物临床试验的患者。

(11)研究者认为不适宜参加临床试验者。

7. 有效性评价

(1)主要疗效指标:汉密尔顿抑郁量表(HAMD)积分减少值。

(2)次要疗效指标

1)评价量表:汉密尔顿抑郁量表(HAMD)积分减分率、汉密尔顿焦虑量表(HAMA)积分减少值、临床总体印象量表(CGI)评分。

2)中医证候疗效判定标准

疗效指数(n)＝（治疗前积分－治疗后积分）/治疗前积分×100%。

临床控制：中医临床症状、体征消失或基本消失，证候积分减少≥95%。

显效：中医临床症状、体征明显改善，证候积分减少≥70%。

有效：中医临床症状、体征均有好转，证候积分减少≥30%。

无效：中医临床症状、体征均无明显改善，甚或加重，证候积分减少不足30%。

8. 安全性评价

（1）一般体格检查、尿妊娠试验、尿常规、大便常规+潜血、血常规、肝功能、心电图。

（2）不良事件。

（李乐华　赵靖平）

第五章

精神疾病药物临床试验评价工具

　　精神疾病药物的有效性评估主要是评估精神症状治疗前后的变化,为了使对精神症状的评估具有一致性和敏感性,故发展了精神症状的评定量表。症状评定量表可以量化,能够敏感地反映症状的严重度变化,又可能使不同的评定者之间达到一致。所以采用症状评定量表作为药物临床试验评价疗效的工具。但必须使用公认的和可靠的症状评定量表,并且在临床试验开始前对所有参加试验的评定者进行一致性培训和检验。

　　主要疗效参数指标是症状评定量表终点评分与基线评分之间的改变,可表示为末次评估时的终点症状评分与基线值之差,常用减分值(基线评分-终点评分)和减分率[(基线评分-终点评分)/基线评分]×100%来表示。

　　此外,次要疗效评估应当评估试验药物对疾病其他方面的疗效,可以采用临床总体印象量表(CGI),包括CGI病情严重程度和CGI疗效总评的变化。

第一节　主要疗效评定工具

一、精神分裂症常用量表与评定标准

　　用于抗精神病药临床研究疗效评价的主要量表是阳性和阴性症状评定量表(PANSS)和简明精神病评定量表(BPRS)。由于PANSS中包含了BPRS,因此目前PANSS更为常用。其他还有阴性症状评定量表(scale for the assessment of negative symptom,SANS)和阳性症状评定量表(scale for the assessment of positive symptom,SAPS),因条目烦琐,不如PANSS应用广泛,如果希望分析药物对靶症状的疗效,也可以同时使用SANS和SAPS。

(一)阳性和阴性症状评定量表

　　阳性和阴性症状评定量表(PANSS)是为评定不同类型精神分裂症症状的严重程度而设计和标准化的评定量表,由简明精神病评定量表和精神病理评定量表合并改编而成。PANSS主要用于评定精神症状的有无及各项症状的严重程度,区分以阳性症状为主的Ⅰ

型和以阴性症状为主的Ⅱ型精神分裂症。PANSS的组成有阳性量表7项、阴性量表7项和一般精神病理量表16项,共30项,及3个补充项目评定攻击危险性,目前是国际上最常用的精神分裂症评定量表(表5-1)。

表5-1 阳性和阴性症状评定量表(PANSS)

项目	无	很轻	轻度	中度	偏重	重度	极重度
阳性症状评定量表							
P1:妄想	1	2	3	4	5	6	7
P2:联想散漫	1	2	3	4	5	6	7
P3:幻觉行为	1	2	3	4	5	6	7
P4:兴奋	1	2	3	4	5	6	7
P5:夸大	1	2	3	4	5	6	7
P6:猜疑/被害	1	2	3	4	5	6	7
P7:敌对性	1	2	3	4	5	6	7
阴性症状评定量表							
N1:情感迟钝	1	2	3	4	5	6	7
N2:情绪退缩	1	2	3	4	5	6	7
N3:情感交流障碍	1	2	3	4	5	6	7
N4:被动/淡漠社交退缩	1	2	3	4	5	6	7
N5:抽象思维困难	1	2	3	4	5	6	7
N6:交谈缺乏自发性和流畅性	1	2	3	4	5	6	7
N7:刻板思维	1	2	3	4	5	6	7
一般精神病理量表							
G1:关注身体健康	1	2	3	4	5	6	7
G2:焦虑	1	2	3	4	5	6	7
G3:自罪感	1	2	3	4	5	6	7
G4:紧张	1	2	3	4	5	6	7
G5:装相和作态	1	2	3	4	5	6	7
G6:抑郁	1	2	3	4	5	6	7
G7:动作迟缓	1	2	3	4	5	6	7
G8:不合作	1	2	3	4	5	6	7
G9:不寻常思维内容	1	2	3	4	5	6	7
G10:定向障碍	1	2	3	4	5	6	7
G11:注意障碍	1	2	3	4	5	6	7
G12:判断和自知力缺乏	1	2	3	4	5	6	7
G13:意志障碍	1	2	3	4	5	6	7

续表

一般精神病理量表							
项目	无	很轻	轻度	中度	偏重	重度	极重度
G14：冲动控制障碍	1	2	3	4	5	6	7
G15：先占观念	1	2	3	4	5	6	7
G16：主动回避社交	1	2	3	4	5	6	7
攻击危险性的补充项目(S)							
S1：愤怒	1	2	3	4	5	6	7
S2：延迟满足困难	1	2	3	4	5	6	7
S3：情感不稳	1	2	3	4	5	6	7

评定标准

PANSS 的每个项目都有定义和具体的 7 级操作性评分标准。其按精神病理水平递增的 7 级评分为：1-无；2-很轻；3-轻度；4-中度；5-偏重；6-重度；7-极重度。下面逐项介绍。因各项的 1 分均定义为无症状或定义不适用于该患者；2 分均定义为症状可疑，可能是正常范围的上限。故不再赘述。

P1：妄想(delusion)　指无事实根据，与现实不符，特异的信念，依据会谈中思维自然的表达，及由基层保健工作者或家属提供的其思维对社会交往和行为造成的影响评定。

3 轻度，存在一或两个不明确、不具体、并非顽固坚持的妄想，妄想不妨碍思考，社会交往或行为。

4 中度，存在一个多变的，未完全成型的不稳定的妄想组合，或几个完全成型的妄想，偶尔妨碍思考、社会交往或行为。

5 偏重，存在许多完全成型的且顽固坚持的妄想，偶尔妨碍思考、社会交往或行为。

6 重度，存在一系列稳定的、具体的妄想，可能系统化，顽固坚持，且明显妨碍思考、社会交往和行为。

7 极重度，存在一系列高度系统化或数量众多的稳定的妄想．并支配患者生活的主要方面，以致常引起不恰当和不负责任的行动，甚至可能因此危及患者或他人的安全。

P2：联想散漫(概念紊乱，conceptual disorganization)　指思维过程紊乱，其特征为思维的目的性、连贯性破坏，如赘述、离题、联想散漫、不连贯、显著的不合逻辑或思维阻隔。依据会谈中对认知语言表达过程的观察评定。

3 轻度，思维显赘述，离题或逻辑障碍。思维的目的性有些障碍，在压力下显得有些联想散漫。

4 中度，当交谈短暂和有序时尚可集中思维，当交谈较复杂或有轻微压力时就变得散漫或离题。

5 偏重，普遍存在构思困难，在无压力时也经常显得离题、不连贯或联想散漫。

6 重度，思维严重出轨及自相矛盾，导致明显的离题和思维中断，几乎是持续出现的。

7 极重度,思维中断到支离破碎的程度,明显的联想散漫,完全无法交谈,如"语词杂拌"或缄默。

P3:幻觉行为(hallucinatory behavior)　指语言表达或行为表明其知觉并非通过客观刺激产生,可以听觉、视觉、嗅觉或躯体感觉的形式出现。依据会谈中语言表达和躯体表现评定,也可由基层保健工作者或家属提供。

3 轻度,一或两种清晰但不经常出现的幻觉,或若干模糊异常的知觉,不引起思维或行为的扭曲。

4 中度,幻觉频繁出现但并不持续,患者的思维和行为仅受轻微的影响。

5 偏重,幻觉频繁出现,可能涉及一种以上感觉系统,导致思维扭曲和/或妨碍行为,患者可能对这些体验给予妄想性的解释并出现情绪反应,偶也出现语言反应。

6 重度,幻觉几乎持续存在,以致严重妨碍思维和行为,患者对这些幻觉信以为真,频繁的情绪和语言反应导致功能障碍。

7 极重度,患者对幻觉几乎全神贯注,幻觉实质上支配患者的思维和行为,幻觉被赋予固定的妄想性解释,并引起语言和行为反应,包括对命令性幻听的服从。

P4:兴奋(excitement)　指活动过度,表现在动作行为加速,对刺激的反应增强。高度警觉或过度的情绪不稳。依据会谈中动作行为的表现评定,也可由基层保健工作者或家属提供。

3 轻度,会谈中轻度的激越,警觉增高,或轻度的激动,但没有明显兴奋或情绪不稳的发作。讲话有轻微的紧迫感。

4 中度,会谈中表现出明显的激越或激动,影响语言和一般动作或偶有短暂暴发。

5 偏重,观察到明显的活动过度或频繁的动作行为暴发,造成患者在任何时候都难以保持坐姿超过数分钟。

6 重度,会谈中明显兴奋,注意力受限,在某种程度上影响个人功能,诸如饮食和睡眠。

7 极重度,明显的兴奋严重妨碍饮食和睡眠,无法进行人际交往,言语和动作行为的加速可能导致言语不连贯和衰竭。

P5:夸大(grandiosity)　指夸张己见及不现实的优势信念,包括一些妄想,如非凡的能力、财富、知识、名望、权力和道德正义。依据会谈中思维的自然表达,及由基层保健工作者或家属提供的这些想法对其行为的影响评定。

3 轻度,显出有些自大或自夸,但没有明确的夸大妄想。

4 中度,明确地和不切实际地感到自己比他人优越,有一些尚未定型的关于特殊地位或能力的妄想,但并未照此行动。

5 偏重,表达出有明确的关于非凡能力、地位或权力的妄想,影响患者的态度,但不影响行为。

6 重度,表达出有明确的优势妄想,涉及一个以上的项目(财富、知识、名望等),显著影响人际交往,并可能付诸行动。

7 极重度,思维、人际交往和行为受多重妄想的支配,这些妄想包括惊人的能力、财富、知识、名望、权力和/或道德水平,可能具有古怪的性质。

P6:猜疑/被害(suspiciousness/persecution) 指不现实或夸大的被害观念,表现在防卫、不信任态度,多疑的高度戒备,或是认为他人对其有伤害的非常明显的妄想。依据会谈中思维的自然表达,及由基层保健工作者或家属提供的这些想法对患者行为的影响评定。

3 轻度,表现出防卫或甚至公开的不信任态度,但思维、交往和行为很少受人影响。

4 中度,明确地显示出不信任感,并妨碍会谈和/或行为,但没有被害妄想的证据,或可能存在结构松散的被害妄想,但这些似乎不影响患者的态度或人际关系。

5 偏重,患者表现出明显的不信任感,以致严重影响人际关系,或还存在明确的被害妄想,对人际关系和行为造成一定程度的影响。

6 重度,明确的泛化的被害妄想,可能是系统化的,显著地妨碍人际关系。

7 极重度,一整套系统性被害妄想支配患者的思维和社会交往等行为。

P7:敌对性(hostility) 指语言或非语言表达出愤怒和怨恨。包括讥讽、被动攻击行为、辱骂和袭击。依据会谈中观察其人际行为,及由基层保健工作者或家属提供情况评定。

3 轻度,间接地或有限地表示愤怒,如讥讽、不尊敬、表达敌意及偶尔易激怒。

4 中度,存在明显敌对态度,经常表现易激惹及直接表达愤怒和怨恨。

5 偏重,患者高度易激惹,偶尔有辱骂或威胁。

6 重度,不合作、辱骂或威胁,显著地影响会谈,且严重影响社会交往,患者可能具有暴力和破坏性,但没有对他人进行人身攻击。

7 极重度,明显的愤怒造成极度不合作,无法与他人交往或对他人进行人身攻击。

N1:情感迟钝(blunted affect) 指情绪反应减弱,以面部表情、感觉调节及体态语言的减少为特征。依据会谈中观察情感基调和情绪反应的躯体表现评定。

3 轻度,面部表情和体态语言似乎显得呆板、勉强、做作,或缺少变化。

4 中度,面部表情和体态语言的减少使患者看上去显得迟钝。

5 偏重,情感总体上显得"平淡",面部表情仅偶尔有所变化,缺乏体态语言。

6 重度,大部分时间表现明显的情感平淡和缺乏情绪表达,可能存在无法调控的极端的情感发泄,如兴奋、愤怒或不恰当的无法控制的发笑。

7 极重度,完全缺乏面部的表情和体态语言,患者似乎持续地显示出木讷的表情或毫无表情。

N2:情绪退缩(emotional withdrawal) 指对生活事件缺乏兴趣、参与和情感投入。依据基层保健工作者或家属提供情况,及会谈中观察到的人际行为评定。

3 轻度,常缺乏主动性。偶尔显得对周围事件缺乏兴趣。

4 中度,患者总体上对环境和环境变化有情绪隔阂,但给予鼓励仍可参与。

5 偏重,患者对环境中的人和事件有明显的情绪疏远,抵抗任何参与的努力,患者显得疏远、温顺和漫无目的,但至少可进行短暂的交谈,注意个人需求,有时需要帮助。

6 重度,明显缺乏兴趣和情绪投入,导致与他人只能进行有限的交谈,常常忽略个人功能,因此患者需要协助和监督。

7 极重度,极度的兴趣和情绪投入的缺乏导致患者几乎完全退缩,无法交谈,并忽略个人需求。

N3:情感交流障碍(poor rapport)　指缺乏人际交往中的感情投入、交谈时的坦率及亲密感、兴趣或会谈者的投入,表现在人际关系疏远及语言和非语言交流的减少。依据会谈中的人际行为评定。

3 轻度,交谈以呆板、紧张或音调不自然为特征,可能缺乏情绪深度或停留在非个人的、理智性的水平。

4 中度,患者显出典型的冷淡,人际关系相当疏远,患者可能机械地回答问题,表现不耐烦或表示无兴趣。

5 偏重,明显的不投入并妨碍到会谈的词汇表达量,患者可能避开眼神的接触或面部表情的交流。

6 重度,患者显得高度冷漠,明显的人际疏远,回答问题敷衍,很少有投入会谈的非语言迹象,常常避开眼神的接触和面部表情的交流。

7 极重度,患者完全不投入会谈,显得完全冷漠,会谈中始终回避语言和非语言交流。

N4:被动/淡漠社交退缩(passive/apathetic social withdrawal)　指因被动、淡漠、缺乏精力或意志力使社会交往的兴趣和主动性下降,这导致人际投入的减少及对日常活动的忽视。依据基层保健工作者或家属提供的患者社会行为的情况评定。

3 轻度,显示对社会活动偶有兴趣,但主动性较差,通常只有在他人先主动表示时才会参与。

4 中度,被动地参与大部分的社会活动,但以无兴趣或机械的方式出现,倾向于退缩到不显眼的地方。

5 偏重,仅被动参与少数社会活动,且显得毫无兴趣或主动性,通常只花很少时间与他人相处。

6 重度,趋于淡漠和孤立,极少参与社会活动,偶尔忽视个人需求,很少有自发的社会接触。

7 极重度,极度的淡漠,与世隔绝,忽视个人需求。

N5:抽象思维困难(difficulty in abstract thinking)　指抽象-象征性思维模式受损,表现在分类、概括及解决问题时超越具体自我中心的过程出现困难。依据会谈中回答相似性问题和谚语解释类问题,及使用具体抽象模式的情况评定。

3 轻度,对较难的谚语倾向于照字面或给予个人化的解释,对极抽象和关联偏远的概念解释有些困难。

4 中度,经常使用具体化的思维模式,对大多数谚语某些分类有困难,倾向于被功能性方面和显著特征所迷惑。

5 偏重,以具体化的思维模式为主,对大多数谚语和许多分类有困难。

6 重度,无法领会任何谚语或比喻的抽象意义,仅能对最简单的相似事例作公式化的分类,思维空洞贫乏,或固定在功能性方面、显著特征和个人特质的解释。

7 极重度,只会使用具体化的思维模式。显示对谚语、一般隐喻或明喻及简单的分类无法理解,甚至不会用显著的和功能性的特征作为分类依据,本分级可适用于因显著认知功能缺损而无法与主试者进行最低限度交流的情况。

N6:交谈缺乏自发性和流畅性(lack of spontaneity and flow of conversation) 指交谈的流畅性下降,伴有淡漠、缺乏意志、防卫或认知缺损,表现在交流过程的流畅性和创造性下降。依据会谈中观察认知语言过程评定。

3 轻度,交谈显示很少有主动性,患者的回答简短且不加修饰,需要会谈者给予直接的和引导性的问题。

4 中度,交谈缺乏自然流畅,显得不顺畅或停顿,经常需要引导性的问题以诱导出充分的反应和交谈的进程。

5 偏重,患者表现出明显缺乏自发性及坦率,回答会谈者提问时仅用一或两个简短的句子。

6 重度,患者的反应仅局限于几个单字或短语,以回避或缩短交谈(如"我不知道""我没空说"),使交谈发生严重困难且毫无效果。

7 极重度,语言的交流最多局限于偶然的呓语,使交谈无法进行。

N7:刻板思维(stereotyped thinking) 指思维的流畅性、自发性和灵活性下降,表现在刻板、重复或思维内容空洞。依据会谈中观察认知语言过程评定。

3 轻度,态度或信念有些僵化,患者可能拒绝考虑另一种见解,或难以从一种观点改变成另一种观点。

4 中度,交谈围绕着一个重复的主题,导致改变话题困难。

5 偏重,思维刻板及重复,尽管会谈者努力,交谈仍仅局限于两三个受限的主题。

6 重度,无法控制地重复要求、声明、观点或问题,严重地妨碍交谈。

7 极重度,思维、行为和交谈被不断重复的牢固的观点或有限的短语所支配,导致患者的交流明显刻板、不恰当并受到限制。

G1:关注身体健康(somatic concern) 指诉说躯体不适或坚信有躯体疾病或功能失常,其范围从模糊的病感到身患重病的明确的妄想。依据会谈中表达的思维内容评定。

3 轻度,明显关心健康或身体问题,偶尔会提出问题并希望得到保证。

4 中度,主诉健康不佳或身体功能失常,但没有达到妄想的确信无疑,过度关心可通过保证而减轻。

5 偏重,患者大量或频繁地主诉患躯体疾病或身体功能失常,或显示1~2个关于这些主题的妄想,但尚未被其占据。

6 重度,患者被一个或几个明确的关于躯体疾病或器质性功能失常的妄想所占据,但情感尚未陷入其中,其思维经会谈者的努力能有所转移。

7 极重度,大量而频繁地诉说躯体妄想,或是灾难性的躯体妄想,完全支配患者的思维和情感。

G2:焦虑(anxiety) 指主观体验到神经紧张、担忧、恐惧或坐立不安,其范围从对现在或将来的过分关心到惊恐的感觉。依据会谈中的语言表达和相应的躯体表现评定。

3 轻度,表示有些担忧、过度关心或主观的坐立不安,但没有诉说或表现出相应的躯体症状和行为。

4 中度,患者诉说有明显的神经紧张症状,并反映出轻微的躯体症状,如手的震颤和过度出汗。

5 偏重,患者诉说有严重的焦虑问题,具有显著的躯体症状和行为表现,如明显的肌肉紧张,注意力下降,心悸或睡眠障碍。

6 重度,几乎持续感受到害怕并伴有恐惧,明显的坐立不安,或有许多躯体症状。

7 极重度,患者的生活严重地被焦虑困扰,焦虑几乎持续存在,有时达到惊恐的程度或表现为惊恐发作。

G3:自罪感(guilt feelings)　指为过去真实或想象的过失而后悔或自责的感觉。依据会谈中语言表达的罪恶观念及其对态度和思维的影响评定。

3 轻度,询问时引出患者对微小事件的模糊的内疚或自责,但患者显然并不过分在意。

4 中度,患者明确表示在意他对过去发生的一件真实事件的责任,但并未被其占据,态度和行为基本未受影响。

5 偏重,患者表示出强烈的罪恶感,伴有自我责难或认为自己应受惩罚,罪恶感可能有妄想基础,可能自发形成,可能来源于某种先占观念或抑郁心境,且不易被会谈者缓解。

6 重度,带有妄想性质的强烈的罪恶观念,导致出现绝望感或无价值感,患者认为应该为其过失受到严厉惩罚,甚至认为他现在的生活处境就是这种惩罚。

7 极重度,患者的生活被不可动摇的罪恶妄想所支配,感到自己应受严厉的惩罚,如终身监禁、酷刑或处死,可能伴有自杀念头,或将他人的问题归咎于自己过去的过失。

G4:紧张(tension)　指因恐惧、焦虑和激越而表现出明显的躯体症状,如僵直、震颤、大量出汗和坐立不安。依据会谈中语言表达的焦虑及紧张的躯体表现的严重程度评定。

3 轻度,姿势和动作表现出轻微担忧,如轻度僵硬,偶尔坐立不安,变换姿势或手部轻微快速震颤。

4 中度,明显的紧张表现为许多症状,如局促不安,明显的手部震颤,过度出汗或紧张性作态。

5 偏重,显著的紧张表现为许多症状,如紧张性颤抖,大量出汗和坐立不安,但会谈的进行并未受到明显的影响。

6 重度,显著的紧张妨碍人际交往,如持续的局促不安,无法静坐或过度换气。

7 极重度,明显的紧张表现为惊恐症状或显著的动作加速,如快速地来回走动和无法静坐超过 1 分钟,使会谈无法进行。

G5:装相和作态(mannerisms and posturing)　指不自然的动作或姿势,以笨拙、夸张、紊乱或古怪表现为特征。依据会谈中观察躯体表现评定,也可由基层保健工作者或家属提供。

3 轻度,动作轻度不自然(awkward)或轻微的姿势僵硬。

4 中度,动作明显不自然或不连贯,或短时间保持一种不自然的姿势。

5 偏重,观察到偶有古怪的仪式动作或扭曲的姿势,或长时间保持一种异常的姿势。

6 重度,经常重复出现古怪的仪式动作、作态或刻板动作,或长时间保持一种扭曲的姿势。

7 极重度,持续不断的仪式动作、作态或刻板动作导致功能严重受损,或几乎一直保持一种不自然的固定姿势。

G6:抑郁(depression) 指悲伤、沮丧、无助和悲观厌世的感觉。依据会谈中抑郁心境的语言表达及其对患者态度和行为的影响评定。也可由基层保健工作者或家属提供。

3 轻度,只在被问及时表示有些悲伤或失去信心,但总的态度或行为举止没有抑郁表现。

4 中度,明显地感到悲伤或无望,可能自发地流露,但抑郁心境未对行为或社会功能造成很大损害,患者通常还能高兴起来。

5 偏重,明显的抑郁心境伴有明显的悲伤、悲观厌世,丧失社会兴趣,精神运动迟滞和食欲、睡眠障碍,患者不易高兴起来。

6 重度,明显的抑郁心境伴有持续的痛苦感,偶尔哭泣,有无望和无价值感。另外,对食欲和/或睡眠以及正常动作和社会功能有严重影响,可能有自我忽视的症状。

7 极重度,抑郁感觉严重妨碍大多数主要功能,症状包括经常哭泣,明显的躯体症状,注意力损害,精神运动迟滞,丧失社会兴趣,自我忽视,可能的抑郁或虚无妄想,和/或可能有自杀意念或行为。

G7:动作迟缓(motor retardation) 指动作的能动性减退,表现在动作和言语的减慢或减少,对刺激的反应减退及身体(肌肉)的张力降低。依据会谈中的表现评定,也可由基层保健工作者或家属提供。

3 轻度,轻微的但可观察到的动作或讲话速度减慢,患者的谈话内容和姿势有点不足。

4 中度,患者的动作明显减慢,讲话的特点是词汇量不足,包括反应期延长,停顿延长或语速缓慢。

5 偏重,动作的能动性明显减退,导致会谈内容非常不足,或影响社会和职业功能,常常发现患者呆坐或卧床。

6 重度,动作极其缓慢,导致极少活动和讲话,患者基本上整天呆坐或卧床。

7 极重度,患者几乎完全不动,对外界刺激毫无反应。

G8:不合作(uncooperativeness) 指主动拒绝按照重要人物的意愿行事,包括会谈者、医院工作人员或家属,可能伴有不信任、防御、顽固、否定;抵制权威、敌对或好斗。依据会谈中观察到的人际行动评定,也可由基层保健工作者或家属提供。

3 轻度,以一种愤恨、不耐烦或讥讽的态度服从。会谈中可能婉转地反对敏感问题。

4 中度,偶尔直率地拒绝服从正常的社会要求,如整理自己的床铺,参加安排好的活动等。患者可能表现敌对、防御或否定的态度,但通常仍可共事。

5偏重,患者经常不服从周围环境的要求,可能被他人认为是一个"流浪者"或有"严重的态度问题",不合作表现为对会谈者明显的防御或易激惹,可能对许多问题不愿回答。

6重度,患者高度不合作,否定,甚至可能好斗,拒绝服从大部分社会要求,可能不愿开始或完成整个会谈。

7极重度,主动地抗拒严重影响日常功能的大多数方面,患者可能拒绝任何社交活动、个人卫生、与家属或工作人员谈话,甚至拒绝简短的会谈。

G9:不寻常思维内容(unusual thought content) 指奇怪、幻想式或荒诞的念头,其范围从离谱或不典型到歪曲的、不合逻辑的和明显荒谬的想法。依据会谈中思维内容的表达评定。

3轻度,思维内容有些奇怪或特异,或熟悉的观念,却用在古怪的上下文中。

4中度,观念经常被歪曲,偶尔显得非常古怪。

5偏重,患者表达许多奇怪的幻想的思维内容(如:是国王的养子,是死亡名单的逃脱者)或一些明显荒谬的想法(如:有一百名女子,通过牙齿填充物收到来自外太空的无线电讯息)。

6重度,患者表达许多不合逻辑的或荒谬的观念,有些具有非常古怪的性质(如:有三个脑袋,是外星人)。

7极重度,思维充满荒谬、古怪和怪诞的想法。

G10:定向障碍(disorientation) 指与环境联系的意识丧失,包括人物、地点和时间,可能由意识混乱或戒断引起,依据会谈中对定向问题的反应评定。

3轻度,一般的定向尚可,但精确的定向有些困难,如患者知道他在何地,但不知道确切地址;知道医院工作人员的名字,但不知道他们的职能;知道月份,但星期几搞错1天,或日期相差2天以上,可能有兴趣范围狭窄,表现为熟悉身边的环境但不知道外围的环境,如认识工作人员,但不认识市长或总统。

4中度,只能对时间、地点、人物部分定向,如患者知道他在医院里但不知道医院的名称;知道他所在城市的名称,但不知道村镇或行政区的名称;知道他主治人员的名字,但不知道其他直接照料者的名字;知道年份和季节,但不知道确切的月份。

5偏重,人物、时间、地点的定向力大部分受损,患者只有一些模糊的概念,如他在何处,似乎对环境中的大多数人都感觉陌生,可能会正确或接近地说出年份,但月份、星期几,甚至季节都不知道。

6重度,人物、地点、时间定向力明显丧失。如:患者不知道身在何处,对日期的误差超过1年,仅能说出当前生活中一两个人名。

7极重度,患者完全丧失人物、地点、时间定向力,严重混乱,完全忽视自己身在何处,现在的年份,甚至最熟悉的人,如父母、配偶、朋友等。

G11:注意障碍(poor attention) 指警觉集中障碍,表现为受内外刺激而分散注意力,以及驾驭、维持或转移注意力到新刺激时存在困难。依据会谈的表现评定。

3 轻度,注意力集中受限,偶尔容易分心或在会谈即将结束时显得注意涣散。

4 中度,会谈因注意力容易分散的倾向而受影响,难以长时间将注意力集中在一个主题上,或难以将注意力转向新的主题。

5 偏重,会谈因为注意涣散和难以适当地转换注意点而受到严重影响。

6 重度,患者的注意力由于受内在的或外在的刺激而明显分散,注意仅能维持片刻或需作很大努力。

7 极重度,注意力严重障碍,以致简短的交谈都无法进行。

G12:判断和自知力缺乏(lack of judgment and insight)　指对自身精神状况和生活处境的认识或理解力受损,表现在不能认识过去或现在的精神疾病或症状,否认需要在精神科住院治疗,所做决定的特点是对后果错误的预期,及不切实际的短期和长期计划。依据会谈中思维内容的表达评定。

3 轻度,认识到有某种精神障碍,但明显低估其严重性,治疗的意义或采取措施以避免复发的重要性,可能对未来计划的构想力差。

4 中度,患者表现为对疾病只有模糊或肤浅的认识,对于承认患病动摇不定,或对存在的主要症状很少认识,如妄想、思维和混乱、猜疑和社会退缩,患者可能将需要治疗理解为减轻一些较轻的症状,如焦虑、紧张和睡眠困难。

5 偏重,认识到过去但不是现在有精神障碍,如质疑,患者可能勉强承认一些无关的或不重要的症状,并倾向于以完全错误的解释或用妄想性思维来加以开脱,同样,认为不需要精神治疗。

6 重度,患者否认曾患精神障碍,患者否认过去或现在存在的任何精神症状,尽管尚能顺从,但否认需要治疗和住院。

7 极重度,断然否认过去或现在存在精神疾病,对目前的住院和治疗给予妄想性的解释(如因过失而受惩罚,被人迫害等),患者因此拒绝配合药物治疗或其他治疗。

G13:意志障碍(disturbance of volition)　指意志的产生、维护及对思维、行为、动作、语言的控制障碍。依据会谈中思维内容和行为表现评定。

3 轻度,患者的谈话和思维有些犹豫不决,轻度妨碍言语和认知过程。

4 中度,患者经常出现矛盾症状,做决定有明显的困难,交谈可因思维的变化不定而受影响,言语和认知功能明显受损。

5 偏重,意志障碍妨碍思维及行为,患者表现严重的犹豫不决,妨碍社会和动作活动的产生和持续,也可能表现为言语停顿。

6 重度,意志障碍妨碍简单的、自主的动作功能,如穿衣和梳洗,明显地影响言语功能。

7 极重度,意志几乎完全丧失,表现为严重的动作和语言抑制,导致不动和/或缄默。

G14:冲动控制障碍(poor impulse control)　指对内在冲动反应的调节和控制障碍,导致不顾后果的、突然的、无法调节的、武断的或误导的紧张和情绪的宣泄。依据会谈中观察到的行为及由基层保健工作者或家属提供的信息评定。

3 轻度,当面对应激或不如意时,患者容易出现愤怒和挫折感,但很少有冲动行为。

4 中度,患者对轻微的挑衅就会愤怒和谩骂,可能偶尔出现威胁、破坏或一两次冲突或程度较轻的打架。

5 偏重,患者反复出现冲动,包括谩骂、毁物或身体威胁,可能有一次严重的攻击,以致患者需要隔离、身体约束或必要时给予镇静。

6 重度,患者经常不计后果地出现攻击行为、威胁、强人所难和毁物,可能有性攻击,可能为对幻听的行为反应。

7 极重度,患者出现致命的攻击、性侵犯、反复的残暴行为或自残行为。需要不断地直接监护或约束以控制其危险性冲动。

G15:先占观念(preoccupation) 指专注于内在产生的思维和感觉。因内向体验而损害现实定向和适应性行为。依据会谈中对人际行为的观察评定。

3 轻度,过分关注个人需要和问题,使会谈转向自我中心的主题,对他人缺乏关心。

4 中度,患者偶尔表现自我专注,好像在做白日梦或关注内在体验,轻度妨碍交往。

5 偏重,患者常表现为专注于内向体验,明显影响社交和会谈功能,如出现目光呆滞、喃喃自语或自言自语,或出现刻板的动作模式。

6 重度,明显的内向性思维伴孤独性体验,使注意力、交谈能力及对环境的定向力严重受限,患者经常一个人微笑、大笑、喃喃自语、自言自语或大叫。

7 极重度,严重地专注于内向体验,极度影响所有重要的行为,患者不断地对幻觉作出语言和行为反应,很少注意他人或外部环境。

G16:主动回避社交(active social avoidance) 指社交减少伴有不当的恐惧、敌对或不信任。依据基层保健工作者或家属提供的社交功能状况评定。

3 轻度,患者与他人相处时似乎显得不自在,喜欢独自消磨时光,虽然在要求下仍在参加社会活动。

4 中度,患者非常勉强地参加大部分社交活动,但可能需要劝说,或可能因焦虑、猜疑或敌对而提早退出。

5 偏重,尽管他人努力邀请,患者仍恐惧或愤怒地回避许多社会交往,倾向于独自消磨空闲时间。

6 重度,患者因恐惧、敌对或不信任而极少参加社交活动,当他人接近时,患者表现出强烈的终止交往的倾向。总的来说,他将自己与他人隔离。

7 极重度,患者因极恐惧、敌对或被害妄想而不参加社交活动,最严重时患者回避所有的交往而与世隔绝。

S1:愤怒 主观状态为指向他人的不悦和激惹。

S2:延迟满足困难 强人所难,坚持立即满足其要求,当需要或渴望被延迟满足时,明显不悦。

S3:情感不稳 情绪表达不稳定、波动、不恰当和/或控制不良。

评定注意事项

PANSS 量表主要适用于成年人,由经量表使用训练的精神科医师对患者做精神检查,综合临床检查和知情人提供的有关信息进行评定。评定的时间范围通常指定为评定前一周内的全部信息,整个评定需时 30~50 分钟。

(二)简明精神病评定量表

简明精神病评定量表(BPRS)由 Overall 和 Gorham 于 1962 年编制。它是精神科应用得最广泛的评定量表之一,本量表初版为 16 项,以后增加为 18 项。量表协作组又增添了 2 项(工作和自知力)。BPRS 的条目已经被 PANSS 量表所包括,从 PANSS 量表中可以计算出 BPRS 量表的评分(表 5-2)。

表 5-2　简明精神病评定量表(BPRS)

圈出最适合患者情况的分数									
依据口头叙述	依据检测观察	未测	无症状	可疑或很轻	轻度	中度	偏重	重度	极重
1. 关心躯体健康		0	1	2	3	4	5	6	7
2. 焦虑		0	1	2	3	4	5	6	7
	3. 情感交流障碍	0	1	2	3	4	5	6	7
4. 概念紊乱		0	1	2	3	4	5	6	7
5. 罪恶观念		0	1	2	3	4	5	6	7
	6. 紧张	0	1	2	3	4	5	6	7
	7. 装相和作态	0	1	2	3	4	5	6	7
8. 夸大		0	1	2	3	4	5	6	7
9. 心境抑郁		0	1	2	3	4	5	6	7
10. 敌对性		0	1	2	3	4	5	6	7
11. 猜疑		0	1	2	3	4	5	6	7
12. 幻觉		0	1	2	3	4	5	6	7
	13. 运动迟缓	0	1	2	3	4	5	6	7
	14. 不合作	0	1	2	3	4	5	6	7
15. 不寻常思维内容		0	1	2	3	4	5	6	7
	16. 情感平淡	0	1	2	3	4	5	6	7
	17. 兴奋	0	1	2	3	4	5	6	7
18. 定向障碍		0	1	2	3	4	5	6	7
X1. 自知力障碍		0	1	2	3	4	5	6	7
X2. 工作不能		0	1	2	3	4	5	6	7
总分:		0	1	2	3	4	5	6	7
焦虑忧郁因子:　　缺乏活力因子:　　思维障碍因子:　　激活性因子:　　敌对猜疑因子:									

评定标准

BPRS 中所有项目采用 1~7 分的 7 级评分法,各级的标准为:①无症状;②可疑或很轻;③轻度;④中度;⑤偏重;⑥重度;⑦极重。如果未测,则计 0 分,统计时应剔除。

原版本无工作用评分标准,上海精神卫生中心和量表协作组与美国 Woerner(BPRS-

A）各编制了一份,本节将后两者附后,供评定时参考。

1. 关心躯体健康　指对自身健康的过分关心,不考虑其主诉有无客观基础。

2. 焦虑　指精神性焦虑,即对当前及未来情况的担心、恐惧或过分关注。

3. 情感交流障碍　指与检查者之间如同存在无形隔膜,无法实现正常的情感交流。

4. 概念紊乱　指联想散漫、凌乱和解体的程度。

5. 罪恶观念　指对以往言行的过分关心、内疚和悔恨。

6. 紧张　指焦虑性运动表现。

7. 装相和作态　指不寻常的或不自然的运动性行为。

8. 夸大　即过分自负,确信具有不寻常的才能和权力等。

9. 心境抑郁　即心境不佳、悲伤、沮丧或情绪低落的程度。

10. 敌对性　指对他人(不包括检查者)的仇恨、敌对和蔑视。

11. 猜疑　指检查当时认为有人正在或曾经敌意地对待他。

12. 幻觉　指没有相应外界刺激的感知。

13. 动作迟缓　指言语、动作和行为的减少与缓慢。

14. 不合作　指会谈时对检查者的对立、不友好、不满意或不合作。

15. 不寻常思维内容　即荒谬古怪的思维内容。

16. 情感平淡　指情感基调低,明显缺乏相应的正常情感反应。

17. 兴奋　指情感基调增高,激动,对外界反应增强。

18. 定向障碍　指对人物、地点或时间分辨不清。

量表协作组增加 2 个项目:

X1. 自知力障碍:指对自身精神疾病、精神症状或不正常言行缺乏认识。

X2. 工作不能:指对日常工作或活动的影响。

其中 1,2,4,5,8,9,10,11,12,15 和 18 项,根据患者自己的口头叙述评分;而 3,6,7,13,14,16,17 项,则依据对患者的观察评定。原版中,第 16 项"情感平淡"是依据"口头叙述"评分的,我们认为,还是"依据观察"评分为妥。

注意事项

1. 有的版本仅 16 项,即比 18 项量表少第 17 项和 18 项。

2. 评定员由经过训练的精神科专业人员担任。

3. 评定的时间范围　入组时,评定入组前 1 周的情况。以后一般相隔 2~6 周评定一次。

4. 一次评定约需进行 20 分钟的会谈和观察,主要适用于精神分裂症等精神病患者。

5. 本量表无具体评分指导,主要根据症状定义及临床经验评分。

（三）卡尔加里精神分裂症抑郁量表

精神分裂症患者也会存在抑郁症状,特别是在阳性症状控制以后,患者对疾病感到悲观更容易出现抑郁症状,而抑郁症状与阴性症状容易混淆,难以鉴别,因此发展了卡尔加里精神分裂症抑郁量表(Calgary depression scale for schizophrenia,CDSS)。这个量表可以较好地区分抑郁症状与阴性症状,更适合于精神分裂症抑郁症状的评定,不用于抑郁障碍的抑郁评定,进行精神分裂症抑郁症状治疗的临床研究可选用这个量表。

交谈者:每一条的第一个问题按书面形式提出,而随后的问题或细节追问则依你的判断而定。若无特殊规定,评定的时间跨度为最近2周。

注意:最后一条(第9条)以整个会谈的观察为基础而评定。

1. 抑郁情绪(depression)　你如何描述过去2周你的情绪(心境)?最近你是保持适当的愉快还是心情非常不好或精神不振?最近2周这种情况(用患者自己的话描述)每天出现多少时间?整天都是这样吗?

(0)无;(1)轻度:问及时才诉述有些悲伤或沮丧;(2)中度:最近2周内将近一半的时间持续明显抑郁情绪;每天均有;(3)重度:在半数以上时间里每日持续存在显著的抑郁情绪,妨碍日常活动和社会功能。

2. 绝望感(hopelessness)　你如何看待你的将来?你能说说你将来的打算吗?或者生活似乎没有希望?你是已经放弃,还是似乎还有理由再试一试?

(0)无;(1)轻度:最近2周有时感到绝望,但在一定程度上对将来仍存希望;(2)中度:最近1周持续存在中度的绝望感,在劝说下能认识到事情可能比想象的要好;(3)重度:持续和令人痛苦的绝望感。

3. 自我贬低(self-depreciation)　与别人相比你对自己怎样评价?你感觉比别人好些,不太好,还是与别人差不多?你是不是感觉不如别人或觉得自己没有价值?

(0)无;(1)轻度:有些自卑,但未达到感觉没有价值的程度;(2)中度:一半以下的时间自我感觉没有价值;(3)重度:多于一半的时间自我感觉没有价值。有可能接受相反的解释。

4. 罪感性牵连观念(guilty ideas of reference)　你是不是感到因某些事情而受责怪,甚至遭受不恰当的谴责?为了什么事?(不包括恰当的责备或谴责,排除罪恶妄想)

(0)无;(1)轻度:少数时间自觉受责备,但未感到受谴责;(2)中度:持续感觉受责备,和/或偶尔感觉受谴责;(3)重度:持续感到受谴责,当质疑时能认识到事情并非如此。

5. 病理性罪恶感(pathological guilt)　你是不是总是为过去所做的小事而自责?你认为有必要这样重视它吗?

(0)无;(1)轻度:有时因为一些小的过失而过分内疚,但时间不超过半数;(2)中度:过分夸大过去行为的严重性,经常(超过半数时间)为此而感到内疚;(3)重度:尽管并非他/她的过错,也经常感到自己应该为既往所有的错事而受责备。

6. 晨间抑郁(morning depression)　在过去2周内当你感到心情不好时,你是不是注意到一天中有一段特别的时间抑郁情绪比较重?

(0)无:无抑郁情绪;(1)轻度:有抑郁情绪,但无昼夜的差异;(2)中度:自发地提到上午的抑郁情绪较严重;(3)重度:上午的抑郁情绪明显较重,且受损的功能在午后改善。

7. 早醒(early wakening)　你是不是比平时早醒?这种情况一周发生多少次?

(0)无:无早醒;(1)轻度:偶尔(每周1~2次)比平时或闹钟定时早醒1小时或1小时以上;(2)中度:经常(每周3~5次)比平时或闹钟定时早醒1小时或1小时以上;(3)重度:每周6~7次(每天)比平时或闹钟定时早醒1小时或1小时以上。

8. 自杀(suicide)　你是不是有时感到活着已没有任何价值？你是不是想过要结束自己的生命？你是不是想过你可能采取什么行动？你确实做过吗？

(0)无；(1)轻度：常常想还不如死了好，或偶有自杀的想法；(2)中度：蓄意谋划自杀计划但未付诸行动；(3)重度：有明显以死亡为目的的自杀行动(即：手段无效而被意外发现)。

9. 观察到的抑郁表现(observed depression)　以评定者在整个面谈过程中的观察为根据评分。在交谈中适时使用"你是否感到想哭？"这样的问题，可能会引出此种观察有用的信息。

(0)无；(1)轻度：即使在交谈的某一时期，包括情感上中性的交谈，(被观察者)也会出现忧伤和悲痛；(2)中度：在整个交谈过程中均出现忧伤和悲痛，且时时伴随着郁闷单调的话音，泪流满面或几乎流泪；(3)重度：涉及忧伤的话题就哽咽，常常深深叹息和放声大哭，或检查者确认他/她一直处于欲哭无泪的悲痛欲绝状态。

(四)阴性症状评定量表

1982 年，美国 Nancy C. Andreasen 因研究精神分裂症阴性症状和阳性症状的需要，编制了阳性症状评定量表(SAPS)和阴性症状评定量表(SANS)，其中 SANS 弥补了以往精神病评定量表对阴性症状注意不足的缺点，因此备受青睐。国内费立鹏曾组织我国 4 家精神科机构对 SANS 进行修订及研究，撰写了《精神病阴性阳性症状评定量表使用有关问题》。SANS 每次评定需时 20~30 分钟，评定时间范围均为最近 1 个月的情况(表 5-3)。

表 5-3　阴性症状评定量表(SANS)

情感平淡或迟钝							意志缺乏						
1. 面部表情很少变化	0	1	2	3	4	5	13. 衣着及个人卫生差	0	1	2	3	4	5
2. 自发动作减少	0	1	2	3	4	5	14. 工作或学习不能持久	0	1	2	3	4	5
3. 姿势表情贫乏	0	1	2	3	4	5	15. 躯体少动	0	1	2	3	4	5
4. 眼神接触差	0	1	2	3	4	5	16. 意志缺乏总评	0	1	2	3	4	5
5. 无情感反应	0	1	2	3	4	5	兴趣社交缺乏						
6. 语调缺乏波动	0	1	2	3	4	5	17. 娱乐的兴致和活动减少	0	1	2	3	4	5
7. 情感平淡总评	0	1	2	3	4	5	18. 性活动减少	0	1	2	3	4	5
思维贫乏							19. 亲密感缺乏	0	1	2	3	4	5
8. 语量贫乏	0	1	2	3	4	5	20. 社交兴趣下降	0	1	2	3	4	5
9. 言语内容贫乏	0	1	2	3	4	5	21. 兴趣社交缺乏总评	0	1	2	3	4	5
10. 言语中断	0	1	2	3	4	5	注意障碍						
11. 应答迟缓	0	1	2	3	4	5	22. 不注意社交	0	1	2	3	4	5
12. 言语障碍总评	0	1	2	3	4	5	23. 心理测试时注意涣散	0	1	2	3	4	5
							24. 注意障碍总评	0	1	2	3	4	5

总分：

综合评价总分：

注：0=无，1=可疑，2=轻微，3=轻度，4=显著，5=严重。

（五）阳性症状评定量表

SAPS 是 SANS 的补充工具，主要评定精神分裂症的阳性症状。SAPS 每次评定需时 45~60 分钟，评定时间范围均为最近 1 个月的情况（表 5-4）。

表 5-4　阳性症状评定量表（SAPS）

幻觉		18. 思维被插入	0 1 2 3 4 5
1. 听幻觉	0 1 2 3 4 5	19. 思维被夺	0 1 2 3 4 5
2. 评论性幻觉	0 1 2 3 4 5	20. 妄想总评	0 1 2 3 4 5
3. 对话性幻觉	0 1 2 3 4 5	**怪异行为**	
4. 躯体或触幻觉	0 1 2 3 4 5	21. 衣着和外表	0 1 2 3 4 5
5. 嗅幻觉	0 1 2 3 4 5	22. 社交行为和性行为	0 1 2 3 4 5
6. 视幻觉	0 1 2 3 4 5	23. 攻击和激越行为	0 1 2 3 4 5
7. 幻觉总评	0 1 2 3 4 5	24. 重复和刻板行为	0 1 2 3 4 5
妄想		25. 怪异行为总评	0 1 2 3 4 5
8. 被害妄想	0 1 2 3 4 5	**阳性思维形式障碍**	
9. 嫉妒妄想	0 1 2 3 4 5	26. 出轨（思维散漫）	0 1 2 3 4 5
10. 罪恶或过失妄想	0 1 2 3 4 5	27. 言语不切题	0 1 2 3 4 5
11. 夸大妄想	0 1 2 3 4 5	28. 言语不连贯	0 1 2 3 4 5
12. 宗教妄想	0 1 2 3 4 5	29. 逻辑障碍	0 1 2 3 4 5
13. 躯体妄想	0 1 2 3 4 5	30. 赘述	0 1 2 3 4 5
14. 关系妄想	0 1 2 3 4 5	31. 言语云集	0 1 2 3 4 5
15. 被控制妄想	0 1 2 3 4 5	32. 言语随境转移	0 1 2 3 4 5
16. 读心妄想	0 1 2 3 4 5	33. 音联	0 1 2 3 4 5
17. 思维被广播	0 1 2 3 4 5	34. 阳性思维形式障碍总评	0 1 2 3 4 5

总分：

综合评价总分：

注：0=无，1=可疑，2=轻微，3=轻度，4=显著，5=严重。

二、抑郁障碍常用量表与评定标准

用于抗抑郁药的临床研究疗效评估量表主要是汉密尔顿抑郁量表和蒙哥马利-艾斯伯格抑郁量表。蒙哥马利-艾斯伯格抑郁量表仅 10 个条目，认为都是抑郁障碍的核心心境症状或情绪症状。因此，最好两个量表同时使用。

（一）汉密尔顿抑郁量表-17 项（HAMD-17）

汉密尔顿抑郁量表由汉密尔顿（Hamilton）于 1960 年编制，是临床上评定抑郁状态时应用得最为普遍的量表。本量表有 17 项、21 项和 24 项 3 种版本,最常用的是 17 项版本。这些项目包括抑郁所涉及的各种症状,并可归纳为 7 类因子结构。总分>17 分,可认为有肯定的抑郁,一般作为研究入组的标准(表 5-5)。

表 5-5 汉密尔顿抑郁量表-17 项(HAMD-17)

项目	无	轻度	中度	重度	极重度
1. 抑郁心境	0	1	2	3	4
2. 有罪感	0	1	2	3	4
3. 自杀	0	1	2	3	4
4. 入睡困难	0	1	2		
5. 睡眠不深	0	1	2		
6. 早醒	0	1	2		
7. 工作和兴趣	0	1	2	3	4
8. 阻滞	0	1	2	3	4
9. 激越	0	1	2	3	4
10. 精神性焦虑	0	1	2	3	4
11. 躯体性焦虑	0	1	2	3	4
12. 胃肠道症状	0	1	2		
13. 全身症状	0	1	2		
14. 性症状	0	1	2		
15. 疑病	0	1	2	3	4
16. 体重减轻	0	1	2		
17. 自知力	0	1	2		

评分标准

HAMD 大部分项目采用 0~4 分的 5 级评分法:(0)无;(1)轻度;(2)中度;(3)重度;(4)很重。少数项目评分为 0~2 分的 3 级评分法:(0)无;(1)轻-中度;(2)重度。下面分别介绍 17 个项目名称及具体的评分标准。

1. 抑郁心境 (1)只在问到时才诉述;(2)在谈话中自发地表达;(3)不用言语也可以从表情、姿势、声音或欲哭中流露出这种表情;(4)患者的自发言语和非言语表达(表情、动作),几乎完全表达为这种情绪。

2. 有罪感 (1)责备自己,感到自己已连累他人;(2)认为自己犯了罪,或反复思考以往的过失和错误;(3)认为目前的疾病是对自己错误的惩罚,或有罪恶妄想;(4)罪恶妄想伴有指责或威胁性幻觉。

3. 自杀　(1)觉得活着没有意思;(2)希望自己已经死去,或常想到与死有关的事;(3)消极观念(自杀观念);(4)有严重自杀行为。

4. 入睡困难　(1)主诉有时有入睡困难,即上床后半小时仍不能入睡;(2)主诉每晚均入睡困难。

5. 睡眠不深　(1)睡眠浅,多噩梦;(2)半夜(晚12点以前)曾醒来(不包括上厕所)。

6. 早醒　(1)有早醒,比平时早醒1小时,但能重新入睡;(2)早醒后无法重新入睡。

7. 工作和兴趣　(1)提问时才诉述;(2)自发地直接或间接表达对活动、工作或学习失去兴趣,如感到无精打采,犹豫不决,不能坚持或需强迫才能工作或活动;(3)病室劳动或娱乐不满3小时;(4)因目前的疾病而停止工作,住院者不参加任何活动或者没有他人帮助便不能完成病室日常事务。

8. 阻滞　(1)精神检查中发现轻度迟缓;(2)精神检查中发现明显迟缓;(3)精神检查困难;(4)完全不能回答问题(木僵)。

9. 激越　(1)检查时有些心神不定;(2)明显的心神不定或小动作多;(3)不能静坐,检查中曾起立;(4)搓手、咬手指、扯头发、咬嘴唇。

10. 精神性焦虑　(1)问及时诉述;(2)自发地表达;(3)表情和言谈流露出明显的忧虑;(4)明显惊恐。

11. 躯体性焦虑　(1)轻度;(2)中度,有肯定的躯体性焦虑症状;(3)重度,躯体性焦虑症状严重,影响生活或需加处理;(4)严重影响生活和活动。

12. 胃肠道症状　(1)食欲减退,但不需他人鼓励便自行进食;(2)进食需他人催促或请求和需要应用泻药或助消化药。

13. 全身症状　(1)四肢、背部或颈部有沉重感,背痛、头痛、肌肉疼痛,全身乏力或疲倦;(2)症状明显。

14. 性症状　(1)轻度;(2)重度;(3)不能肯定,或该项对被评者不适合(不计入总分)。

15. 疑病　(1)对身体过分关注;(2)反复思考健康问题;(3)有疑病妄想;(4)伴幻觉的疑病妄想。

16. 体重减轻　(1)一周内体重减轻0.5kg以上;(2)一周内体重减轻1kg以上。

17. 自知力　(0)知道自己有病,表现为抑郁;(1)知道自己有病,但归于伙食太差、环境问题、工作太忙、病毒感染或需要休息等;(2)完全否认有病。

注意事项:本量表适用于有抑郁症状的成年患者。可用于抑郁障碍、躁郁症、神经症等多种疾病的抑郁症状之评定,尤其适用于抑郁障碍。然而,本量表对于抑郁障碍与焦虑症,却不能较好地进行鉴别,因为两者都有类似的项目。

(二)蒙哥马利-艾斯伯格抑郁量表(MADRS)

Montgomery 和 Asberg 于 1979 年编制了 Montgomery-Asberg 抑郁量表(Montgomery-Asberg depression rating scale, MADRS),目的是编制一个能敏感反映抑郁症状变化的量表,选出了 10 项抑郁障碍的主要症状,能敏感反映抗抑郁治疗的效果(表 5-6)。

表5-6 蒙哥马利-艾斯伯格抑郁量表(MADRS)

项目	评分标准	得分
1. 观察到的抑郁	0=无 1 2=看起来是悲伤的,但能使之高兴一些 3 4=突出的悲伤忧郁,但其情绪仍可受外界环境影响 5 6=整天抑郁,极度严重	
2. 抑郁主诉	0=在日常心境中偶有抑郁 1 2=有抑郁或情绪低沉,但可使之愉快些 3 4=沉湎于抑郁沮丧心境,但环境仍可对心境有些影响 5 6=持久不断的深度抑郁沮丧	
3. 内心紧张	0=平静,偶有瞬间的紧张 1 2=偶有紧张不安及难以言明的不舒服感 3 4=持久的内心紧张,或间歇呈现的恐惧状态,要花费相当努力方能克制 5 6=持续的恐惧和苦恼,极度惊恐	
4. 睡眠减少	0=睡眠如常 1 2=轻度入睡困难,或睡眠较浅,或时睡时醒 3 4=睡眠减少或睡眠中断2小时以上 5 6=每天睡眠总时间不超过2~3小时	
5. 食欲减退	0=食欲正常或增进 1 2=轻度食欲减退 3 4=没有食欲,食而无味 5 6=不愿进食,需他人帮助	

项目	评分标准	得分
6. 注意力集中困难	0＝无 1 2＝偶有思想集中困难 3 4＝思想难以集中,以致干扰阅读或交谈 5 6＝完全不能集中思想,无法阅读	
7. 懒散	0＝活动发动并无困难,动作不慢 1 2＝有始动困难 3 4＝即使简单的日常活动也难以发动,需花很大努力 5 6＝完全呈懒散状态,无人帮助什么也干不了	
8. 感受不能	0＝对周围的人和物的兴趣正常 1 2＝对日常趣事的享受减退 3 4＝对周围不感兴趣,对朋友和熟人缺乏感情 5 6＝呈情感麻木状态,不能体验愤怒、悲痛和愉快,对亲友全无感情	
9. 悲观思想	0＝无 1 2＝时有时无的失败、自责和自卑感 3 4＝持久的自责或肯定的但尚近情理的自罪,对前途悲观 5 6＝自我毁灭、自我悔恨或感罪恶深重的妄想,荒谬绝伦、难以动摇的自我谴责	
10. 自杀观念	0＝无 1 2＝对生活厌倦,偶有瞬间即逝的自杀念头 3 4＝感到不如死了的好,常有自杀念头,认为自杀是一种可能的自我解决的方法,但尚无切实的自杀计划 5 6＝已拟适合时机的自杀计划,并积极准备	
总评分		

注意事项

极度抑郁:MADRS≥35;重度抑郁:35>MADRS≥30;中度抑郁:30>MADRS≥22;轻度抑郁:22>MADRS≥12;缓解期:MADRS<12。

三、双相躁狂常用量表与评定标准

用于躁狂发作的主要疗效评估的量表是杨氏躁狂评定量表(YMRS)。它是信度和效度得到公认的评价工具。欧洲的 Bech-Rafaelsen 躁狂量表(BRMAS)虽未被广泛使用,但也具有良好的信度和效度。这些评定量表均可在躁狂发作急性期和持续治疗的研究中用于评价病情改善情况。两个量表有许多相似之处:均有 11 个条目,评定采用会谈与观察相结合的方式,由经过量表训练的精神科医师进行临床精神检查后,综合家属或病房工作人员提供的资料进行评定。一次评定需 10~20 分钟。评定的时间范围一般规定为最近 1 周。

对于由躁狂相转为抑郁相的患者,应当使用信度好的抑郁量表(如 HAMD、MADRS)进行评定。MADRS 由于包含躯体症状的条目比 HAMD 少,在反映抑郁症状的变化方面更敏感,被认为是治疗学研究的最佳抑郁症状评定工具之一。

（一）杨氏躁狂评定量表

杨氏躁狂评定量表(YMRS)于 1978 年由 Young 提出,用来评定躁狂症状以及严重程度,不是诊断量表,是症状分级量表。

注意事项:

杨氏躁狂评定量表共有 11 个条目,1、2、3、4、7、10、11 条目是 0~4 级评分,5、6、8、9 条目是 0~8 级评分,目的在于区分兴奋不合作的患者;严格按照评分标准和指导语进行,评定的时间跨度是最近 1 周;评分依靠现场交谈检查,同时参考知情人信息;可以评定极限分;症状判定根据患者的平时情况作为参考;两个评分之间难以确定时的原则,0~4 分的条目选高分,0~8 分的条目选中间分。结果判定标准:正常,0~5 分;轻度,6~12 分;中度,13~19 分;重度,20~29 分;极重度,30 分以上(表 5-7)。

表 5-7　杨氏躁狂评定量表(YMRS)

项目		评分标准
1. 心境高涨	0	无
	1	询问时承认有轻度或可能的心境高涨
	2	主观感到有肯定的心境高涨;乐观自信;愉悦与内容相称
	3	心境高涨,与内容不相称;幽默
	4	欣快;不适当的发笑;唱歌

项目	评分标准	
2. 活动——精力增加	0	无
	1	主观上增加
	2	活跃;手势增多
	3	精力过剩;有时活动过多;坐立不安(可以安静下来)
	4	运动性兴奋;持续活动过多(无法安静下来)
3. 性兴趣	0	正常;未增加
	1	轻度或可能增加
	2	询问时承认主观上有肯定的性兴趣增加
	3	自发谈及性内容;详细描述;自述性欲增强
	4	明显的性举动(指对患者、工作人员或检查者)
4. 睡眠	0	睡眠没有减少
	1	睡眠比平时减少≤1小时
	2	睡眠比平时减少1小时以上
	3	自述睡眠需要减少
	4	否认需要睡眠
5. 易激惹	0	无
	1	
	2	主观上感到易激惹
	3	
	4	检查中有时易激惹;最近有愤怒或烦恼发作
	5	
	6	检查中经常易激惹;自始至终回答简短、生硬
	7	
	8	敌意;不合作;无法检查
6. 语言——速度与数量	0	未增加
	1	
	2	感觉话多
	3	
	4	时有语速或语量增加,或啰嗦
	5	
	6	紧迫;语速和语量持续增加;难以打断
	7	
	8	急迫;无法打断,说个不停

续表

项目		评分标准
7. 语言——思维形式障碍	0	无
	1	赘述;轻度分散(随境转移);思维敏捷
	2	分散;失去思维的目标;经常改变话题;思维加速
	3	思维奔逸;离题;难以跟上其思维;音联,模仿言语
	4	语无伦次;无法交流
8. 思维内容(夸大)	0	正常
	1	
	2	想法与计划增多、新的兴趣
	3	
	4	特殊的计划;超宗教的内容
	5	
	6	夸大或偏执观念;援引观念
	7	
	8	妄想;幻觉
9. 破坏——攻击行为	0	无,合作
	1	
	2	好讥讽;时有提高嗓门,戒备
	3	
	4	要求多;威胁
	5	
	6	检查中威胁检查者;大声喊叫;检查困难
	7	
	8	攻击;破坏;无法检查
10. 外表	0	穿戴修饰得体
	1	轻度邋遢
	2	修饰不佳;中度凌乱;过分修饰
	3	蓬乱;衣着不整;过分化妆
	4	极度邋遢;过分佩戴饰品;奇异的服装
11. 自知力	0	存在;承认有病;同意需要治疗
	1	承认可能有病
	2	承认有行为改变,但否认有病
	3	承认可能有行为改变,但否认有病
	4	否认有任何行为改变

(二) Bech-Rafaelsen 躁狂量表

Bech-Rafaelsen(倍克-拉范森)躁狂量表(Bech-Rafaelsen mania rating scale,BRMAS)由

Bech 和 Rafaelsen 于 1978 年编制,本量表共 11 项。标准 BRMAS 中,各项目采用 0~4 分的 5 级评分法。各级的标准为:(0)无该项症状或与患者正常时的水平相仿;(1)症状轻微;(2)中度症状;(3)症状明显;(4)症状严重。对每项症状,都规定有具体的工作用评分标准(表 5-8)。

表 5-8　Bech-Rafaelsen 躁狂量表(BRMAS)

圈出最适合患者情况的分数(依据口头叙述)					
	无症状	轻微	中等	较重	严重
1. 动作	0	1	2	3	4
2. 言语	0	1	2	3	4
3. 意念飘忽	0	1	2	3	4
4. 语音/喧闹程度	0	1	2	3	4
5. 敌意破坏行为	0	1	2	3	4
6. 情绪	0	1	2	3	4
7. 自我评价	0	1	2	3	4
8. 接触	0	1	2	3	4
9. 睡眠	0	1	2	3	4
10. 性兴趣	0	1	2	3	4
11. 工作	0	1	2	3	4

四、焦虑障碍常用量表与评定标准

用于焦虑障碍药物临床研究的主要疗效评估量表,被广泛接受的疗效评价工具是汉密尔顿焦虑量表(HAMA),总分可用作主要终点。

惊恐障碍的疗效指标还可以使用惊恐障碍严重程度量表(the panic disorder severity scale,PDSS)及惊恐和场所恐惧量表(panic and agoraphobia scale,PAS)。创伤后应激障碍的疗效指标还可以采用临床用创伤后应激障碍诊断量表(CAPS),该量表能够采集 PTSD 的核心症状(根据 DSM)。

(一)汉密尔顿焦虑量表

汉密尔顿焦虑量表(HAMA)由汉密尔顿(Hamilton)于 1959 年编制,是精神科临床中常用的量表之一。本量表包括 14 个反映焦虑症状的项目,主要涉及躯体性焦虑和精神性焦虑两大类因子结构(表 5-9)。

表 5-9　汉密尔顿焦虑量表（HAMA）

圈出最适合患者情况的分数					
1. 焦虑心境	0	1	2	3	4
2. 紧张	0	1	2	3	4
3. 害怕	0	1	2	3	4
4. 失眠	0	1	2	3	4
5. 认知功能	0	1	2	3	4
6. 抑郁心境	0	1	2	3	4
7. 躯体性焦虑:肌肉系统	0	1	2	3	4
8. 躯体性焦虑:感觉系统	0	1	2	3	4
9. 心血管系统症状	0	1	2	3	4
10. 呼吸系统症状	0	1	2	3	4
11. 胃肠道症状	0	1	2	3	4
12. 生殖泌尿系统症状	0	1	2	3	4
13. 自主神经系统症状	0	1	2	3	4
14. 会谈时行为表现	0	1	2	3	4

评分标准

HAMA 所有项目采用 0~4 分的 5 级评分法,各级的标准为:(0)无症状;(1)轻;(2)中等;(3)重;(4)极重。

HAMA 没有工作用评分标准,14 个条目所评定的症状如下:

(1)焦虑心境:担心、担忧,感到有最坏的事情将要发生,容易激惹。

(2)紧张:紧张感、易疲劳、不能放松、情绪反应、易哭、颤抖、感到不安。

(3)害怕:害怕黑暗、陌生人、一人独处、动物、乘车或旅行及人多的场合。

(4)失眠:难以入睡、易醒、睡得不深、多梦、梦魇、夜惊、醒后感疲倦。

(5)认知功能:记忆、注意力障碍,指注意力不能集中,记忆力差。

(6)抑郁心境:丧失兴趣、对以往爱好缺乏快感、抑郁、早醒。

(7)肌肉系统症状:肌肉酸痛、活动不灵活、肌肉抽动、肢体抽动、牙齿打颤、声音发抖。

(8)感觉系统症状:视物模糊、发冷发热、软弱无力感、浑身刺痛。

(9)心血管系统症状:心动过速、心悸、胸痛、血管跳动感、晕倒感、心搏脱漏。

(10)呼吸系统症状:胸闷、窒息感、叹息、呼吸困难。

(11)胃肠道症状:吞咽困难、嗳气、消化不良(进食后腹痛、胃部烧灼感、腹胀、恶心、胃部饱感)、肠动感、肠鸣、腹泻、体重减轻、便秘。

(12)生殖泌尿系统症状:尿意频数、尿急、停经、性冷淡、过早射精、勃起不能、阳痿。

(13)自主神经系统症状:口干、潮红、苍白、易出汗、易起"鸡皮疙瘩"、紧张性头痛、毛发竖起。

（14）会谈时行为表现：①一般表现为紧张、不能松弛、忐忑不安、咬手指、紧紧握拳、摸弄手帕、面肌抽动、不停顿足、手发抖、皱眉、表情僵硬、肌张力高、叹息样呼吸、面色苍白；②生理表现为吞咽、打嗝、安静时心率快、呼吸快（≥20 次/min）、腱反射亢进、震颤、瞳孔放大、眼睑跳动、易出汗、眼球突出。

注意事项：本量表主要用于评定神经症及其他患者焦虑症状的严重程度，但不适于估计各种精神病时的焦虑状态。同时，与 HAMD 相比较，有些重复的项目，如抑郁心境，躯体性焦虑，胃肠道症状及失眠等，故对于焦虑症与抑郁障碍也不能很好地进行鉴别。

（二）Yale-Brown 强迫量表

Yale-Brown 强迫量表（Yale-Brown obsessive compulsive scale，Y-BOCS）用于强迫障碍的临床治疗研究，可评价患者是否是强迫障碍患者或具有强迫症状（表5-10）。

评分标准：0，无症状；1，轻；2，中等；3，重；4，极重。

表 5-10　Yale-Brown 强迫量表（Y-BOCS）

圈出最适合患者情况的分数					
强迫思维分量表					
1. 花在强迫思维上的时间	0	1	2	3	4
2. 社交或工作能力受强迫思维影响的程度	0	1	2	3	4
3. 强迫思维所致痛苦烦恼程度	0	1	2	3	4
4. 对强迫思维的抵制	0	1	2	3	4
5. 控制强迫思维的程度	0	1	2	3	4
强迫动作分量表					
6. 花在强迫动作上的时间	0	1	2	3	4
7. 受强迫动作干扰的程度	0	1	2	3	4
8. 强迫动作所致痛苦烦恼程度	0	1	2	3	4
9. 对强迫动作的抵制	0	1	2	3	4
10. 控制强迫动作的程度	0	1	2	3	4
强迫思维总得分（1~5 项）					□□
强迫动作总得分（6~10 项）					□□
Y-BOCS 总分					□□

注意事项：

本量表主要用于评定强迫障碍患者的强迫症状严重程度和疗效。研究显示该量表的内部信度一致性好，α 系数为 0.83。

包括 10 个条目，评分为 0~4 分，共 5 级。

条目 4 和 9 的评分：0 分指主观上对症状完全抵制，4 分指主观上对症状放弃抵制。

条目 5 和 10 的评分：0 分指对症状可完全控制，4 分指对症状完全不能控制。

五、物质依赖障碍常用量表与评定标准

(一) 阿片类药物戒断症状评定量表

该量表由原卫生部药政管理局颁布,有 23 个戒断症状项目,症状分为 5 个级别(Ⅰ~Ⅴ),每个症状项目严重程度评分为 0~3 分,0 分为无症状;1 分为轻度,经询问有症状者;2 分为中度,主动诉述症状,可忍受;3 分为重度,有症状,不能忍受。总分为级数(Ⅰ~Ⅴ)×度数(0~3 分)。其评估较为烦琐(表 5-11)。

表 5-11　阿片类药物戒断症状评定量表

症状		评分	
		度	总分
Ⅰ级	渴求		
	焦虑		
Ⅱ级	哈欠		
	流涕		
	出汗		
	流泪		
	困倦		
Ⅲ级	震颤		
	寒战		
	骨肌肉痛		
	畏食		
	瞳孔扩大		
	腹痛腹泻		
	蜷曲姿势		
Ⅳ级	失眠		
	激动不安		
	恶心呕吐		
	血压升高		
	呼吸深快		
	脉搏加快		
Ⅴ级	体重下降		
	自发射精		
	冲动行为		
总　分			

（二）临床阿片类药物戒断症状评分量表

临床阿片类药物戒断症状评分量表（COWS）由威臣（Wesson）制定，是信度和效度得到公认的评价工具，2004 年应用于美国卫生和人类服务部发布的《丁丙诺啡治疗阿片类成瘾培训手册》，用于快速评估阿片类戒断症状。COWS 由 11 个项目组成，可在 1~15 分钟内完成。总分 47 分，分为轻度（5~12 分），中度（13~24 分），中重度（25~36 分），重度（>36 分）。

对于各项，标记最能描述受试者体征或症状的选项，仅对与阿片类药物戒断有明显关系的项目评分。例如，如果由于患者在评估前慢跑而有心率增加，则心率增加将不会添加到评分中（表 5-12）。

表 5-12　临床阿片类药物戒断症状评分量表（COWS）

1. 静息脉率_____次/min 患者坐位或平躺 1 分钟后开始测量 0-脉率≤80 次/min 1-脉率 81~100 次/min 2-脉率 101~120 次/min 4-脉率>120 次/min	7. 胃肠不适　在过去半小时内 0-无胃肠道症状 1-胃痉挛 2-恶心或大便稀溏 3-呕吐或腹泻 5-腹泻或呕吐多次发作
2. 出汗　在过去半小时内，排除室温或患者活动的影响 0-未诉畏寒或潮红 1-自诉寒战或潮红 2-潮红或可观察到面部湿润 3-额头或脸部汗珠 4-面部流汗	8. 震颤　观察伸出的双手 0-没有震颤 1-患者可感觉到震颤，但不能观察到 2-肉眼可见轻微震颤 4-全身震颤或肌肉抽搐
3. 坐立不安　在评估中观察 0-可以静坐 1-自诉静坐困难，但能够这样做 3-频繁走动或手脚动作过多 5-不能静坐超过几秒钟	9. 哈欠　在评估中观察 0-没有 1-在评估中打哈欠 1~2 次 2-在评估中打哈欠 3 次及以上 4-1 分钟内打哈欠多次
4. 瞳孔大小 0-室内灯光下瞳孔呈针尖状或为正常大小 1-室内灯光下瞳孔可能大于正常大小 2-瞳孔中度扩大 5-瞳孔过度散大以致只能看到虹膜边缘	10. 焦虑或烦躁 0-没有 1-患者自诉越来越烦躁或焦虑 2-患者存在明显的焦虑、烦躁 4-患者太过焦虑或烦躁以致很难参与评估

续表

5. 骨或关节疼痛 如果患者之前有疼痛,只对由阿片类戒断引起的额外部分才评分 0-没有 1-轻度弥漫性不适 2-患者报告关节/肌肉重度弥漫性疼痛 4-患者按揉关节或肌肉并因不适而不能静坐	11. 鸡皮疙瘩样皮肤 0-皮肤光滑 3-可以感觉到汗毛竖立或手臂上体毛竖立 5-立毛明显
6. 流涕和流泪 排除感冒症状或过敏引起 0-不存在 1-鼻塞或不寻常的眼睛湿润 2-流涕或流泪 4-不断流涕或眼泪从两颊流下来	总分:_____ 【总分即为所有 11 个项目得分总和】

(三)稽延性戒断症状评定量表

由中国学者时杰(2009)等编制,由 19 个条目构成,分为 4 个因子:躯体症状、情绪症状、渴求症状、睡眠障碍。用于评估急性戒断综合征之后持续存在的一组综合征即稽延性戒断症状,包括躯体症状、焦虑情绪、心理渴求、睡眠障碍四个主要方面的症状。采用 0~4 分五级评分,0-没有(没有该项症状);1-轻度(有轻微的该项症状);2-中度(能明显地感觉到该项症状);3-重度(该症状很严重,但尚能忍受);4-极重(该症状很严重,无法忍受)(表 5-13)。

表 5-13 稽延性戒断症状评定量表

编号	项目	评分
1	感到心慌	
2	感到全身有说不出的难受	
3	感到手和脚怎么放都不舒服	
4	感到肌肉或关节疼痛	
5	感到全身没力气	
6	感到烦躁不安	
7	感到孤独	
8	对一切都不感兴趣	
9	常因一点小事发脾气	
10	睡眠不好时便想吸	
11	没有毒品便度日如年	
12	心里老是想着吸一口	

编号	项目	评分
13	心里烦闷时就想吸	
14	看见与毒品有关的人或事就想吸	
15	想到与毒品相关的人或事便想吸	
16	感到睡眠不足	
17	晚上入睡困难	
18	睡眠很浅,中途容易醒来	
19	早上醒得太早	
总分		

（四）临床机构酒精依赖戒断评估表（CIWA-Ar）（表 5-14）

表 5-14 临床机构酒精依赖戒断评估表（CIWA-Ar）

序号	条目内容	评分
1. 恶心和呕吐 询问:你是否感到恶心? 你吐过吗? 根据观察综合评分	0＝没有恶心和呕吐 1＝轻微恶心,没有呕吐 4＝间断恶心和干呕 7＝经常恶心,频繁干呕和呕吐	☐
2. 震颤 动作:双臂伸直,手指展开 根据观察综合评分	0＝没有震颤 1＝看不到震颤,但用手指能感觉到 4＝中度震颤,患者双臂伸平时能看到 7＝重度;即使双臂不伸平也看到震颤	☐
3. 出汗 根据观察综合评分	0＝看不到出汗 1＝少量出汗,但手掌潮湿 4＝前额明显看到汗珠 7＝大汗淋漓	☐
4. 触觉障碍 询问:你是否感到皮肤痒、针刺、灼烧或麻木感,或者皮肤上或皮肤底下像有虫子爬? 根据观察综合评分	0＝没有 1＝非常轻微的瘙痒、针刺、灼烧、麻木或虫爬感 2＝轻微的瘙痒、针刺、灼烧、麻木或虫爬感 3＝中度瘙痒、针刺、灼烧、麻木或虫爬感 4＝中度严重的触幻觉 5＝重度严重的触幻觉 6＝极为严重的触幻觉 7＝持续的触幻觉	☐

续表

序号	条目内容	评分
5. 听觉障碍 询问:你感到周围有奇怪的声音吗? 它们刺耳吗? 这些声音令你很不舒服吗? 你对这些声音感到害怕吗? 你听到什么让你心神不宁,打扰你的声音了吗? 你听到一些你知道不存在的声音吗? 根据观察综合评分	0=不存在声音 1=非常轻度的刺耳或可以引起恐惧 2=令人感到轻度刺耳或恐惧轻微 3=中度令人感到刺耳或恐惧 4=中度严重的幻听 5=严重的听幻觉 6=极为严重的听幻觉 7=持续的听幻觉	☐
6. 视觉障碍 询问:你感到眼前的光线比以前看到的亮吗? 你感到颜色与以前你看到的有什么不同吗? 你看到的这些东西使你的眼睛不舒服吗? 你看到什么让你心神不宁的东西了吗? 你看到一些你知道不存在的东西了吗? 根据观察综合评分	0=不存在视幻觉 1=极轻微的不适 2=轻度的不适 3=中度的不适 4=中度严重的视幻觉 5=严重的视幻觉 6=极为严重的视幻觉 7=持续的视幻觉	☐
7. 焦虑 询问:你感到紧张吗? 根据观察综合评分	0=没有焦虑,比较轻松 1=轻微焦虑 4=中度焦虑 7=类似于严重谵妄或急性分裂样反应的急性惊恐状态	☐
8. 激越 根据观察综合评分	0=正常行为 1=比正常行为稍有过分 4=中度的心神不宁或坐立不安 7=在交谈的绝大部分时间里来回走动,或行为粗鲁,经常观察到患者来回走动	☐
9. 头痛、头胀 询问:你感觉到头不舒服吗? 你是不是感到头部有像带子绑着一样的紧箍感? 注意:本条目不评定头晕或头重脚轻、眼花的感觉,但是要评定头胀的严重程度	0=不存在 1=极轻微 2=轻度 3=中度 4=中度严重 5=严重 6=非常严重 7=极为严重	☐
10. 定向力和感觉的清晰度 询问:今天是几月几号? 你在哪里? 我是谁?	0=完整定向力,能够做连续加法 1=不能够做连续加法,对日期也不确定 2=时间定向错误,但错误不超过2天 3=时间定向错误,且错误超过2天 4=地点和人物定向错误	☐
总分		

注:评分标准为,CIWA-Ar得分超过7分的患者要考虑酒精戒断综合征,7~10分为轻度戒断状态,11~15分为中度戒断状态,16分以上时为重度戒断状态。

（五）渴求视觉模拟评估表（VAS）（表 5-15）

表 5-15　渴求视觉模拟评估表（VAS）

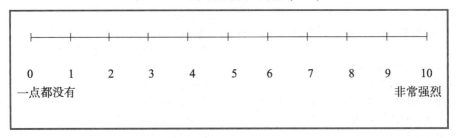

注：评定标准为，0~10 线段代表心理渴求程度，从"一点都没有"到"非常强烈"。研究对象根据当时心理渴求体验情况在线段上标记，其标记处的刻度为心理渴求的程度。

第二节　次要疗效评定工具

一、大体功能评定

（一）临床总体印象量表

临床总体印象量表（CGI）是一份总体评定量表。最先由 WHO 设计，用于 IPSS 研究，以评定临床疗效。本书介绍的是由美国 NIMH 修订的 1976 年版本，可适用于任何精神科治疗和研究对象（表 5-16）。

表 5-16　临床总体印象量表

编号	项目	评分
1	病情严重程度（SI）	
2	疗效总评（GI）	
3	疗效指数（EI）	

评分标准

本量表共分 SI、GI 和 EI 三项，分述于下。

1. 病情严重程度（severity of illness，SI）　采用 0~7 分的 8 级计分法，根据具体患者的病情与同一研究的其他同类患者比较，作出评定：（0）无病；（1）基本无病；（2）极轻；（3）轻度；（4）中度；（5）偏重；（6）重度；（7）极重。

2. 疗效总评（global improvement，GI）　采用 0~7 分的 8 级计分法。根据被评者目前病情与入组时相比，作出评定。（0）未评；（1）显著进步；（2）进步；（3）稍进步；（4）无变化；（5）稍恶化；（6）恶化；（7）严重恶化。

3. 疗效指数（efficacy index，EI）　需综合治疗效果和治疗引起的副作用等，给予评定。这里仅指所研究的治疗本身所产生的疗效和副作用。疗效分 4 级：（4）"显效"，指症状完全或基本消失；（3）"有效"，指症状有肯定进步或部分症状消失；（2）"稍有效"，指症状略有减轻;(1)无变化"或"恶化",指症状毫无减轻或恶化。副作用也分 4 级:(1)"无",指没有副作用;(2)"轻",指有些副作用,但并不影响患者的功能;(3)"中",指副作用明显影响患者功能;(4)"重",指发生了严重的甚至危及患者安全的副作用。疗效指数(EI)= 疗效分/副作用分。

注意事项

1. 需注意要根据上次评定后的情况直接评定;GI 及 EI 则要将评定时间范围内的情况与入组时相比,然后作出评定。

2. 评定时间范围 一般为 2~4 周。

3. SI 的评定在 WHO 设计的老版本中,不分病种,不论研究对象的病情特征,而根据评定者的印象,把研究对象与一般精神病患者类比,作出判断。现介绍的版本,则根据和同类患者相比较,加以评定。例如研究对象是神经症性抑郁,则与神经症性抑郁相比较;研究对象为急性精神分裂症,则与急性精神分裂症者相比较,评定具体患者的严重程度。

4. GI 是疗效总评,而 EI 也有疗效评定部分,两者有两点区别:第一,GI 评定疗效时,不论效果是否为研究的治疗所产生,一概包括在内;而 EI 只评定所研究的治疗疗效。第二,GI 中疗效分 8 级;而 EI 中仅分 4 级。二者不要混淆。

5. 副作用的有无和轻重,对 EI 的影响极大。在评定副作用时,只评该治疗所引起者,而且标准从严掌握。

二、社会功能评估

(一) 个人和社会功能量表

个人和社会功能量表(PSP)考察 4 个主要领域的功能:请评定患者过去 1 个月内的功能水平。说明:

(1)有益的社会活动:上班或上学;做家务;志愿者工作或团体活动。

(2)个人关系和社会关系:配偶、亲属和/或朋友;治疗以外的支持系统。

(3)自我照料:洗澡、淋浴;洗头;刷牙;换衣服;服药;吃饭。

(4)扰乱及攻击行为:讲话太大声、咒骂、言语威胁;打坏或扔物品、打架;扬言伤害自己或他人。

采用两套不同的操作标准评定严重程度(表 5-17):

表 5-17 个人和社会功能量表(PSP)

	无	轻	中度	明显	严重	非常严重
a. 对社会有益的活动,包括工作和学习	☐	☐	☐	☐	☐	☐
b. 个人关系和社会关系	☐	☐	☐	☐	☐	☐
c. 自我照料	☐	☐	☐	☐	☐	☐
d. 扰乱及攻击行为	☐	☐	☐	☐	☐	☐

续表

a~c方面的严重程度：	d方面的严重程度：
1. 无	1. 无
2. 轻,只有非常熟悉患者本人的人才知道	2. 轻,对应表现为轻度无礼,不爱交际,或抱怨不止
3. 中度,每个人都清楚看出患者有问题,但考虑到其社会文化背景、年龄、性别和受教育水平,则未明显妨碍其在该领域内执行其功能的能力	3. 中度,例如说话声音过大,或用过于放肆的态度与他人说话,或进餐的方式不合社交礼仪
4. 明显,问题已严重妨碍患者在该领域内功能的执行;但是没有专业人员或社会的帮助,患者仍然能够做些事,尽管不到位和/或偶尔为之;若有人协助,患者可能达到以前的功能水平	4. 明显,当众侮辱他人,损坏物品,经常出现社交不妥的行为但不具危险性(当众脱光衣服或小便)
5. 严重,若没有专业人员的帮助,问题已使患者无法在该领域内执行任何功能,或已使患者只能扮演破坏性角色,但是没有生存危险	5. 严重,经常有言语威胁或经常有身体攻击,没有造成严重伤害的意图或可能性
6. 非常严重,功能损害和问题严重到已危及患者的生存	6. 非常严重,定义为经常的攻击行为,其目的是或者很可能导致严重伤害

91~100	全部4个领域的功能均优异。受试者因良好的品质而得到高度评价,能够充分地应对生活问题,参与广泛的社会活动
81~90	在所有4个领域的功能良好,仅有常见的问题和困难
71~80	a~c领域中一个或多个存在轻度困难
61~70	a~c领域中一个或多个存在中度但不明显的困难,或者在d领域存在轻度困难
51~60	a~c领域之一存在明显的困难,或者d领域存在中度困难
41~50	a~c领域中的两个或三个存在明显的困难,或者一个领域存在严重困难,d领域存在或不存在中度困难
31~40	a~c领域中之一存在严重的困难且至少一项存在明显困难,或者d领域存在明显困难
21~30	a~c领域中有两个存在严重的困难,或者在d领域存在严重困难,伴或不伴a~c领域的损害
11~20	所有a~d领域均存在严重困难,或者d领域存在非常严重的困难,伴或不伴整个a~c领域的损害。若患者对外界刺激有反应,建议评分为20~16;若没有反应,建议评分为11~15
1~10	基本功能缺乏自主性,伴有极端的行为,但是没有生命危险(评分6~10);或有生命危险,如因营养不良、脱水、感染或不能识别明显危险的环境引起的死亡危险(评分1~5)

PSP 总分评分指南

(1)71~100:这些评分仅反映轻度困难。

(2)31~70:这些评分反映了不同程度的功能障碍。

(3)0~30:这些评分反映了功能障碍导致患者需要加强支持或监管。

注意事项

(1)本量表主要用于精神分裂症患者的总体功能状况和疗效。跨文化研究显示该量表的内部信度一致性好,α 系数为 0.87,重测信度系数为 0.98。

(2)为结构性访谈工具。所有的问题均与行为及功能有关。评估每部分的严重程度:独立完成>需口头提醒>需别人协助>完全靠别人完成。

(3)单项 100 分,以 10 分为一个评分等级。

(4)一次访谈评定需 10 分钟左右的时间。

(5)评定时注意事项

1)不评估自杀风险和行为,但评估由此造成的功能损害。

2)若患者与照料者不一,以照料者为准。

3)避轻就重。

4)d 领域评分注意:①如果患者只是偶尔出现扰乱及攻击行为(在所询问的时间范围内只发生过 1~2 次,并且专业人员认为在未来 6 个月内可能不会再发生),评分要降低一级。②经常的定义:在所询问的时间范围内出现 3 次或 3 次以上的相关行为,或者次数虽少于 3 次,但评估者根据患者所处的环境以及过去的行为表现,认为在未来 6 个月内有可能再出现类似行为。

5)解释 PSP 量表评分结果(表 5-18)

表 5-18　解释 PSP 量表评分结果

71~100	轻度困难到无困难
	只有那些熟悉患者的人知道
31~70	不同的困难程度
	61~70:每个人都能看见的困难,但不妨碍执行功能的能力
	51~60:困难已妨碍功能,需要帮助才能执行
	41~50:困难已严重妨碍功能,不能执行某些任务
	31~40:严重困难,特别是在干扰和攻击行为方面有严重问题
0~30	需要加强支持或监管才可执行任务

(二)功能大体评定量表

功能大体评定量表(GAF)假定精神疾病与健康属一连续过程(1~100 分),评定受试者心理、社会、职业功能,不包括由躯体问题(或环境)的缺陷所致的功能损害。

91~100　无症状。很多方面的活动功能极佳,生活问题似乎从未失控,因为他/她具有很多积极的品质而被他人求助。

81~90　没有症状或症状极微(如临考前轻度焦虑),对生活普遍满意,仅有一些日常问题或烦恼(如偶与家人争吵)。各方面功能良好,对很多活动均有兴趣并能参加,社会能力强。

71~80　如有症状,大多为时短暂且属于对心理社会刺激的必然反应(如与家人争吵后出现注意涣散)。社会、职业或学习能力仅有轻微损害(如一时学业落后于他人)。

61~70　存在一些轻度症状(如抑郁心境或轻度失眠)或是社交、职业或学习功能的某一方面有些困难(如偶有逃学或在家行窃),但是一般功能良好,保持着某些有意义的人际关系。

51~60　中度症状(如情感平淡、说话冗赘、偶有惊恐发作)或是社交、职业或学习能力中度损害(如几乎没有朋友、与同事有冲突)。

41~50　严重症状(如自杀意念、严重的强迫性仪式动作、频繁行窃)或是社交职业或学习功能严重损害(如没有朋友、不能维持一份工作)。

31~40　现实检验或语言交流有某些损害(如言语常常缺乏逻辑性,概念模糊或前后不连贯),或是在几方面如工作或学习、家庭关系、判断、思维或心境有严重损害(如抑郁者回避朋友,对家庭冷淡或不能工作;儿童常常欺负较幼者、在家胆大妄为并逃学)。

21~30　行为明显受妄想或幻觉的影响或是言语交流或判断有严重损害(如有时思维破裂,行为明显不适当,自杀先占观念),或是几乎所有方面的功能均丧失(如整日卧床,无工作、家庭或朋友)。

11~20　有伤害自己或他人的危险(如有明确致死期望的自杀企图,频繁暴力,躁狂性兴奋),或是有时不能维持起码的个人卫生(如便床,尿裤子),或是言语交谈明显受损(如大多是思维破裂或缄默)。

1~10　持续存在严重的自伤或伤人的危险(如经常暴力),或是长期不能维持起码的个人卫生,或是有明确致死期望的严重自杀行为。

0　信息不充分。

评定说明

本量表是医师评定工具,GAF 评分反映了"目前的功能水平",主要用于评定精神分裂症患者的整体功能水平。这一信息对整体治疗是有用的,可以评估药物对功能的影响并预后,可提供对个体的心理、社会和职业功能的标准化评估。

评分标准:量表值范围从 1 代表理论上功能缺陷最严重的个体,到 100 代表理论上最健康的个体;共 10 个主要类别,每个分数范围的描述有 2 个组成部分:第 1 部分涉及症状的严重程度,第 2 部分涉及功能。为了在 10 个等分范围内选择特定的量表评分,需明确相邻 2 个等分值被定义的特征,以便决定受试者更接近于这个还是那个。用 0 分表示"信息不充分"。

评分操作:每次评分从最高的一级开始,判断受试者的症状严重度或功能水平是否比该级描述的要求要差,评分逐级往下直到该级与受试者症状严重度或功能水平的匹配达到最好。若严重度处在症状和功能之间,则取更重的那个。看下一个低一级的级别以明确患者的症状严重度或功能水平都不符这一类别,这一级对症状严重度和功能水平来说都太重了。在 10 分的评分范围内明确特定的 GAF 评分,考虑受试者的功能是在所描述的 10 分范围的高限还是低限。

(三) SF-36 健康调查简表

SF-36 健康调查简表(SF-36)主要内容:首先提的这些问题是关于你现在的健康状况和你目前的日常活动。

请你尽可能准确地回答每个问题。

1. 总体来讲,你的健康状况是:

　①非常好　　　　②很好　　　　③好　　　　　④一般　　　　⑤差

2. 跟 1 年前比,你觉得自己的健康状况是:

　①比 1 年前好多了　　　②比 1 年前好一些　　　③跟 1 年前差不多

　④比 1 年前差一些　　　⑤比 1 年前差多了

　(权重或得分依次为 1,2,3,4 和 5)

健康和日常活动

以下这些问题都和日常活动有关。请你想一想,你的健康状况是否限制了这些活动?如果有限制,程度如何?

3. 重体力活动。如跑步、举重、参加剧烈运动等:

　①限制很大　　　　　　②有些限制　　　　　　③毫无限制

　(权重或得分依次为 1,2,3;下同)

4. 适度的活动。如移动一张桌子、扫地、打太极拳、做简单体操等:

　①限制很大　　　　　　②有些限制　　　　　　③毫无限制

5. 手提日用品。如买菜、购物等:

　①限制很大　　　　　　②有些限制　　　　　　③毫无限制

6. 上几层楼梯:

　①限制很大　　　　　　②有些限制　　　　　　③毫无限制

7. 上一层楼梯:

　①限制很大　　　　　　②有些限制　　　　　　③毫无限制

8. 弯腰、屈膝、下蹲:

　①限制很大　　　　　　②有些限制　　　　　　③毫无限制

9. 步行 1 500m 以上的路程:

　①限制很大　　　　　　②有些限制　　　　　　③毫无限制

10. 步行 1 000m 的路程:

　①限制很大　　　　　　②有些限制　　　　　　③毫无限制

11. 步行 100m 的路程:

　①限制很大　　　　　　②有些限制　　　　　　③毫无限制

12. 自己洗澡、穿衣:

　①限制很大　　　　　　②有些限制　　　　　　③毫无限制

在过去的 4 个星期里,你的工作和日常活动有无因为身体健康的原因而出现以下这些问题?

13. 减少了工作或其他活动时间：

①是 　　　　　　　　②不是

（权重或得分依次为1,2;下同）

14. 本来想要做的事情只能完成一部分：

①是 　　　　　　　　②不是

15. 想要做的工作或活动种类受到限制：

①是 　　　　　　　　②不是

16. 完成工作或其他活动困难增多（如需要额外的努力）：

①是 　　　　　　　　②不是

在过去的4个星期里,你的工作和日常活动有无因为情绪的原因（如压抑或忧虑）而出现以下这些问题?

17. 减少了工作或活动时间：

①是 　　　　　　　　②不是

（权重或得分依次为1,2;下同）

18. 本来想要做的事情只能完成一部分：

①是 　　　　　　　　②不是

19. 干事情不如平时仔细：

①是 　　　　　　　　②不是

20. 在过去的4个星期里,你的健康或情绪不好在多大程度上影响了你与家人、朋友、邻居或集体的正常社会交往?

①完全没有影响 　　　②有一点影响 　　　③中等影响

④影响很大 　　　　　⑤影响非常大

（权重或得分依次为5,4,3,2,1）

21. 在过去的4个星期里,你有身体疼痛吗?

①完全没有疼痛 　　　②有一点疼痛 　　　③中等疼痛

④严重疼痛 　　　　　⑤很严重疼痛

（权重或得分依次为6,5.4,4.2,3.1,2.2,1）

22. 在过去的4个星期里,你的身体疼痛影响了你的工作和家务吗?

①完全没有影响 　　　②有一点影响 　　　③中等影响

④影响很大 　　　　　⑤影响非常大

（如果7无8无,权重或得分依次为6,4.75,3.5,2.25,1.0;如果为7有8无,则为5,4,3,2,1）

你的感觉

以下这些问题是关于过去的4个星期里你自己的感觉,对每一条问题所说的事情,你的情况是什么样的?

23. 你觉得生活充实：

①所有的时间　　②大部分时间　　③比较多时间

④一部分时间　　⑤小部分时间　　⑥没有这种感觉

（权重或得分依次为 6,5,4,3,2,1）

24. 你是一个敏感的人：

①所有的时间　　②大部分时间　　③比较多时间

④一部分时间　　⑤小部分时间　　⑥没有这种感觉

（权重或得分依次为 1,2,3,4,5,6）

25. 你的情绪非常不好,什么事都不能使你高兴起来：

①所有的时间　　②大部分时间　　③比较多时间

④一部分时间　　⑤小部分时间　　⑥没有这种感觉

（权重或得分依次为 1,2,3,4,5,6）

26. 你的心里很平静：

①所有的时间　　②大部分时间　　③比较多时间

④一部分时间　　⑤小部分时间　　⑥没有这种感觉

（权重或得分依次为 6,5,4,3,2,1）

27. 你做事精力充沛：

①所有的时间　　②大部分时间　　③比较多时间

④一部分时间　　⑤小部分时间　　⑥没有这种感觉

（权重或得分依次为 6,5,4,3,2,1）

28. 你的情绪低落：

①所有的时间　　②大部分时间　　③比较多时间

④一部分时间　　⑤小部分时间　　⑥没有这种感觉

（权重或得分依次为 1,2,3,4,5,6）

29. 你觉得筋疲力尽：

①所有的时间　　②大部分时间　　③比较多时间

④一部分时间　　⑤小部分时间　　⑥没有这种感觉

（权重或得分依次为 1,2,3,4,5,6）

30. 你是个快乐的人：

①所有的时间　　②大部分时间　　③比较多时间

④一部分时间　　⑤小部分时间　　⑥没有这种感觉

（权重或得分依次为 6,5,4,3,2,1）

31. 你感觉厌烦：

①所有的时间　　②大部分时间　　③比较多时间

④一部分时间　　⑤小部分时间　　⑥没有这种感觉

（权重或得分依次为 1,2,3,4,5,6）

32. 过去的 4 个星期里,健康和情绪问题影响了你的社会活动吗(如走亲访友)?：

①所有的时间　　②大部分时间　　③比较多时间

④一部分时间　　⑤小部分时间　　⑥没有这种感觉

（权重或得分依次为1,2,3,4,5,6）

总体健康情况

请看下列每一条问题,哪一种答案最符合你的情况?

33. 我好像比别人容易生病:

①绝对正确　　②大部分正确　　③不能肯定

④大部分错误　　⑤绝对错误

（权重或得分依次为1,2,3,4,5）

34. 我跟周围人一样健康:

①绝对正确　　②大部分正确　　③不能肯定

④大部分错误　　⑤绝对错误

（权重或得分依次为5,4,3,2,1）

35. 我认为我的健康状况在变坏:

①绝对正确　　②大部分正确　　③不能肯定

④大部分错误　　⑤绝对错误

（权重或得分依次为1,2,3,4,5）

36. 我的健康状况非常好:

①绝对正确　　②大部分正确　　③不能肯定

④大部分错误　　⑤绝对错误

（权重或得分依次为5,4,3,2,1）

第三节　不良反应评定工具与方法

一、治疗时出现的症状评定量表

治疗时出现的症状评定量表(treatment emergent symptom scale,TESS),国内一般简称为"副作用量表"。由美国NIMH编制于1973年。它在同类量表中项目最全,覆盖面最广,既包括常见的不良症状和体征,又包括若干实验室检查结果(表5-19)。

表5-19　副作用量表(TESS)

严重程度:0=无;1=可疑或极轻;2=轻度;3=中度;4=重度
处　　理:0=无;1=加强观察;2=予拮抗药;3=减少剂量;4=减少剂量并予拮抗药;5=暂停治疗; 　　　　　6=中止治疗
与药物的关系:1=肯定无关;2=可能无关;3=可能有关;4=很可能有关;5=肯定有关

续表

	严重程度	处理	与药物的关系		严重程度	处理	与药物的关系
中毒行为:				17. 视物模糊	☐	☐	☐
1. 中毒性意识模糊	☐	☐	☐	18. 便秘	☐	☐	☐
2. 兴奋或激越	☐	☐	☐	19. 唾液增多	☐	☐	☐
3. 情感忧郁	☐	☐	☐	20. 出汗	☐	☐	☐
4. 活动增加	☐	☐	☐	21. 恶心呕吐	☐	☐	☐
5. 活动减退	☐	☐	☐	22. 腹泻	☐	☐	☐
6. 失眠	☐	☐	☐	心血管系统:			
7. 嗜睡	☐	☐	☐	23. 血压降低	☐	☐	☐
化验异常:				24. 头昏和昏厥	☐	☐	☐
8. 血象异常	☐	☐	☐	25. 心动过速	☐	☐	☐
9. 肝功能异常	☐	☐	☐	26. 高血压	☐	☐	☐
10. 尿液异常	☐	☐	☐	27. EKG 异常	☐	☐	☐
神经系统:				其他:			
11. 肌强直	☐	☐	☐	28. 皮肤症状	☐	☐	☐
12. 震颤	☐	☐	☐	29. 体重增加	☐	☐	☐
13. 扭转性运动	☐	☐	☐	30. 体重减轻	☐	☐	☐
14. 静坐不能	☐	☐	☐	31. 食欲减退或畏食	☐	☐	☐
自主神经系统:				32. 头痛	☐	☐	☐
15. 口干	☐	☐	☐	33. 迟发性运动随意	☐	☐	☐
16. 鼻塞	☐	☐	☐	34. 其他＿＿＿	☐	☐	☐

总评定(治疗前不必记录)

A. 与本项研究的其他患者相比,他的治疗所致的副作用的严重程度:　　　　　　　　　☐

　　0=无　1=轻　2=中　3=重　4=不肯定

B. 与本项研究的其他患者相比,患者诉述因副作用所引起的痛苦为:　　　　　　　　　☐

　　0=无　1=轻　2=中　3=重　4=不肯定

　　　　TESS 原版本要求对每项症状作三方面的评定:严重度、症状和药物的关系以及采取的措施。

　　　　其中"症状和药物关系"栏分为:无关;基本无关;可能有关;很可能有关和肯定有关

等 5 个等级(量表协作组经应用后,删除了这一栏,规定只有可能或肯定和治疗有关的症状才予以评定)。

"采取措施"栏,评定针对副作用所作处理,分成 0~6 分 7 个等级:(0)不需任何处理;(1)加强观察;(2)予以拮抗药;(3)改变剂量;(4)改变剂量并予以拮抗药;(5)暂停治疗;(6)终止治疗。

"严重度"栏,评定症状的严重水平(0~4):(0)无该项症状;(1)极轻或可疑;(2)轻度,指不影响功能活动,患者因之稍有烦恼,只有模棱两可的证据证明症状存在,或完全基于患者的报告;(3)中度,一定程度的功能影响,但对生活无严重影响,患者因而感到不舒服或不安,可直接观察到症状的存在;(4)重度,严重影响患者的活动和生活,就具体症状而言,有些症状只要肯定存在,其严重度至少达到中度。

最后两项为总评。A 为严重度总评,B 为痛苦程度总评。均为和同一研究的其他患者比较的结果(0~3):(0)无;(1)轻;(2)中;(3)重。

评定注意事项

1. 评定员应为经量表训练的精神科医师。

2. 评定员应根据患者报告,体格检查结果以及实验室报告作出评定,有些项目,还应向患者家属或病房工作人员询问。

3. 评定时间　治疗前及治疗后 2 周、4 周和 6 周各评定一次。

4. 用于评定各种精神疾病药物引起副作用的成年患者。

5. 有些症状较轻,难以判断是否系治疗所致,为谨慎,宜将可能与治疗有关者也加以评定,并在表格中注明,分析时再取舍。

6. 在评定中发现 C 栏——与药物的关系,颇难评定且带主观性。例如,在研究某一新药,要判断某一项症状与该药关系,感到十分困难,因而在实际应用中,有时仅取 A 栏与 B 栏。

二、药源性锥体外系症状评定量表

药源性锥体外系症状评定量表(drug induced extrapyramidal symptoms scale,DIEPSS)要求评价人员仔细阅读手册中关于定位点的详细说明,按症状的严重程度填写,无该项症状则填"0"。

0=无,正常　　1=极轻度,可疑　　2=轻度　　3=中等程度　　4=严重

1. 步态　即走路碎步慢走姿势。评价走路速度的减慢,步伐的减少,上肢摆动幅度减少以及前屈姿势和前冲步态现象的程度。　　　　　　　　　　　　　　□

2. 运动徐缓　即动作减慢和减少。动作开始或结束时表现为延迟或困难。评价面部表情变化的缺乏(面具脸)和单调,说话含糊不清。　　　　　　　　　　　□

3. 流涎　唾液分泌过多。　　　　　　　　　　　　　　　　　　　　　　□

4. 肌僵直　即上肢屈伸运动的阻力。评价齿轮现象,蜡样屈曲现象,铅管样硬直和

腕关节活动程度。　　　　　　　　　　　　　　　　　　　　　　　　□

5. 震颤　于口部、手指、四肢以及躯干可观察到反复、有规律(4~8Hz)的震颤,以及有规律的运动。　　　　　　　　　　　　　　　　　　　　　　　□

6. 静坐不能　即主观的、内在的不安感及由此引起的忧虑。感觉坐不住、腿动多,感觉不安,总想不停地动等。评价运动亢进症状(身体摇摆、双脚来回交替、原地踏步、反复交叉双腿和转来转去)。　　　　　　　　　　　　　　　　　　□

7. 肌张力障碍　由于肌肉紧张异常亢进而引发的症状。评价在舌、颈部、四肢、躯干等部位可以观察到肌肉僵直、扭转等持续异常状态。评价舌外伸、斜颈、向后仰头、牙齿紧闭、眼球上翻、角弓反张综合征等。　　　　　　　　　　　　　　　　　□

8. 运动功能障碍　异常运动亢进状态。于脸部、口部、舌部、颌、四肢、躯干等部位观察到不自觉、无目的、无规则、不随意的运动。包含舞蹈样运动和手足徐动症样运动,但不对震颤进行评价。　　　　　　　　　　　　　　　　　　　　　□

9. 严重程度概括　锥体外系症状整体的严重程度。　　　　　　　　　□

三、Simpson-Angus 量表

辛普森-安格斯量表(Simpson-Angus 量表,SAS)用于评定抗精神病药治疗中所引起的锥体外系副作用。评估步态、手臂、头部和腿的僵硬度及震颤和流涎。本量表最初发展于一种观点,即认为抗精神病药的效果“与其产生锥体外系症状的倾向性成正比”。研究显示该量表的内部信度一致性好,α 系数可达 0.79~0.83。

请为以下每一项条目选择一个恰当的评分。

1. 步态　当受试者步入检查室时,对其进行检查。观察受试者的步态、手臂摆动和一般姿势,所有这些构成了该项条目总体评分的依据。根据以下标准进行评分:

0:正常

1:受试者行走时手臂摆动减少

2:双臂摆动明显减少,伴有明显的手臂僵直

3:步态僵硬,伴有双臂僵直在腹前

4:弯腰驼背拖足而行的步态,伴有前冲后倾

2. 落臂　受试者和检查者都将手臂举到肩膀高度,然后让手臂向两侧落下。在正常受试者,当手臂碰击身体两侧时可以听到响亮的拍击声。患有严重帕金森综合征的患者,手臂落下非常缓慢。

0:正常,双臂自由落下时伴有响亮的拍击声和回弹

1:落下稍缓慢,可听到较轻的接触声和小幅度的回弹

2:落下缓慢,无回弹

3:落下明显缓慢,完全无拍击声

4:双臂落下犹如遇到阻力,像被胶水黏住一样

3. 摇肩 将受试者的手臂在肘部弯曲呈直角,每次检查一只手臂,检查者一只手握住其手,同时将另一只手紧握受试者的肘部。将受试者的上臂前后来回推动,并将肱骨外旋。根据以下标准评价阻力程度,从正常到极度僵直:

0:正常

1:轻度僵直和阻力

2:重度僵直和阻力

3:明显僵硬,伴有被动运动困难

4:极度僵直和僵硬,几乎呈冻肩

4. 肘强直 分别将肘关节弯曲呈直角,并被动屈伸,观察并同时触摸受试者的肱二头肌,并对该操作的阻力进行评定(分别记录是否存在齿轮样强直)。

0:正常

1:轻微僵直和阻力

2:中度僵直和阻力

3:明显僵硬,伴有被动运动困难

4:极度僵直和僵硬,几乎为冻肘

5. 腕强直 检查者一只手握住手腕,另一只手握住手指,屈伸手腕,并将手腕向尺侧和桡侧活动。根据以下标准对该操作的阻力进行评定:

0:正常

1:轻微僵直和阻力

2:中度僵直和阻力

3:明显僵硬,伴有被动运动困难

4:极度僵直和僵硬,几乎为冻腕

6. 腿的摆动 让受试者坐在检查台上,双腿下垂自由摆动。检查者握住其踝部,并上抬直到膝关节部分伸展,然后让腿落下。落下有阻力和缺少摆动是本项条目评分的依据。

0:双腿自由摆动

1:双腿摆动轻度减少

2:摆动有中度阻力

3:明显有阻力和摆动减幅

4:完全无摆动

7. 头部转动 受试者坐着或站着,被告知检查者要将其头部左右摆动,但不会受伤,他应该尝试一下并放松(检查者应获知有颈部疼痛或头部移动困难的问题以避免引起疼痛)。在颈后用手指将受试者的头抱在两手之间。轻轻转动头部一圈共 3 次,评价肌肉对该活动的阻力。

0:松弛,无抵抗

1:活动时有轻度阻力,尽管转动时间可能正常

2：阻力明显,转动时间减少

3：阻力明显,转动减慢

4：头部出现僵直,转动困难

8. 眉间轻敲　告诉受试者张大双眼、不要眨眼,以稳定的速度快速轻敲其眉间区域。记录受试者连续眨眼的次数。

0：0~5 次眨眼

1：6~10 次眨眼

2：11~15 次眨眼

3：16~20 次眨眼

4：21 次以上眨眼

9. 震颤　受试者步入检查室时对其进行观察,然后重新检查该项:

0：正常

1：轻度的手指震颤,在观察和触摸时较为明显

2：手或者手臂的间歇性震颤

3：一个或一个以上肢体的持续性震颤

4：全身震颤

10. 流涎　在患者讲话时对其进行观察,然后要求其张开嘴并抬起舌头。按以下标准进行评分:

0：正常

1：口涎过多致张嘴或抬舌时发生口涎积聚

2：口涎过多,并可能偶尔造成说话困难

3：因口涎过多而说话困难

4：明显口涎外流

注意事项

包括 10 项条目的神经系统检查,分 0~4 分的 5 级评分。

评估肌张力障碍:短暂的或持续的肌肉收缩,通常是头部、颈部和舌头的肌肉。喉部或咽部的肌张力障碍是急症,其他表现包括动眼危象(单眼或双眼上翻)、伸舌和斜颈。

评价帕金森综合征:药源性帕金森综合征通常表现为与特发性帕金森综合征一样的综合征,静止性震颤(节律为 3~6 次/s)、强直(铅管样或齿轮样)、运动迟缓(面具脸、始发动作困难、步态拖曳、走路时手臂摆动减少、自发动作减少)。如果存在强直且定向障碍,则不可能是帕金森综合征,须除外恶性综合征。

不足之处:未包括评定运动不能或运动迟缓的条目;有些评分标准定义显得不精确,如"响亮的拍击声"不是一个量化指标;有几个条目的评估时常有困难,如腿的摆动。

四、Barnes 静坐不能量表

Barnes 静坐不能量表(Barnes akathisia rating scale,BARS)用于评定静坐不能的客观和主观表现。包括 4 项神经系统检查,评分为 0~3 的 4 级或 1~5 的 5 级。

评分指导

应在患者取坐位时进行观察,然后一边与其自由交谈,一边让其站立(每个姿势保持至少 2 分钟)。在其他情况下,如从事日常活动时,观察到的症状也可以评定。随后,主观感觉应采用直接提问的方式获得。为每一项条目圈出一个恰当的回答。

客观

0:正常,偶尔有肢体不安的活动。

1:存在特征性的坐立不安动作,包括在坐位时腿(脚)的曳行或做踏步运动,或一条腿摆动,和/或在站立时两脚来回摆动或"原地踏步",但这些动作存在的时间少于观察时间的一半。

2:观察到如上述"1"中描述的现象,且存在的时间占到观察时间的至少一半。

3:在观察期间,患者不断出现特征性的坐立不安动作,和/或患者不能保持坐位或站立而不走动或踏步。

主观

1. 对坐立不安的知觉

0:不存在内在的不安感。

1:非特异性的内在不安感。

2:患者意识到不能保持腿不动,或感到对腿部活动的渴求,和/或诉说尤其在被要求静立或静坐时内心不安感加重。

3:感到在大部分时间有一种强烈的要求活动的冲动,和/或报告在大部分时间有强烈的走动或踏步的意愿。

2. 诉说与坐立不安相关的痛苦

0:无痛苦

1:轻度

2:中度

3:重度

3. 对静坐不能的总体临床评价

0:无——无感觉到坐立不安的证据或意识。观察到特征性的静坐不能动作,若没有内在不安感或活动腿部的冲动性渴求的主观报告,应当归入假性静坐不能一类。

1:可疑——非特异性的内在紧张感和不安动作。

2:轻度静坐不能——意识到腿部的不能静止,和/或在被要求静止站立时内在不安感会加重。存在不安动作,但不一定能观察到特征性的静坐不能的坐立不安动作。这种情况引起轻微痛苦或不引起痛苦。

3:中度静坐不能——意识到有上述轻度静坐不能的坐立不安,同时有特征性的坐立不安动作,如在站立时两脚来回摆动。患者感到这种情况令人痛苦。

4:显著静坐不能——有主观的坐立不安经历,包括有走动或踏步的冲动性渴求。但患者能够保持坐姿至少 5 分钟。该情况明显令人痛苦。

5:严重静坐不能——患者诉说绝大多数时间存在强烈的想要上下踏步的冲动。不能坐下或躺下数分钟。持续性不能静止并伴有强烈的痛苦和失眠。

注意事项

静坐不能主观表现为内在不安感和/或不得已活动的迫切感,客观表现可包括:站或坐时摇晃、抬腿走步似乎在现场行军、坐时交叉双腿又放下。静坐不能必须同精神分裂症患者常见的焦虑和紧张性行为区别开,考虑症状的出现时间及与下列内容的关系:开始服用药物的时间、主动控制症状的能力、与心理事件的关联等。患者通常能够区分真正的静坐不能和焦虑。

对坐立不安的主观知觉是诊断真正的静坐不能必需的,如果患者对坐立不安无知觉,他/她不会有痛苦感——评分为"0"。对痛苦感(与坐立不安相关的)的评定是通过询问患者来评估的,在正式检查期间观察患者(坐、站)而患者并不知道其正在被观察。

五、异常不自主运动量表

异常不自主运动量表(abnormal involuntary movement scale,AIMS)用于评估可能与药物有关的异常运动(运动障碍)。在进行评级之前请按试验手册要求详细完成检查程序。对观察到的最严重的情况进行评级,活动时发生的运动要比自发出现者低一个等级。为每一项条目圈出恰当的回答。

(一)面部及口部运动

1. 面部表情肌肉

(例如,前额、眉毛、眶周区域、脸颊部的运动。包括皱眉、眨眼、微笑、扮鬼脸)

0:无

1:轻微,可能很正常

2:轻度

3:中度

4:重度

2. 唇部和口周区域

(例如噘嘴、噘嘴、咂嘴)

0:无

1:轻微,可能很正常

2:轻度

3:中度

4:重度

3. 下颌

(例如,咬合、咬紧牙关、咀嚼、张口、侧向运动)

0:无

1:轻微,可能很正常

2:轻度

3:中度

4:重度

4. 舌头

(仅于舌在口腔内外运动增多时评定,不评定无法维持的运动)

0:无

1:轻微,可能很正常

2:轻度

3:中度

4:重度

(二) 四肢运动

5. 上肢(手臂、腕部、手、手指)

包括舞蹈样动作(即快速的、无客观目的的、无规律的、自发的),手足徐动症样运动(即缓慢的、无规律的、复杂的、扭动的)。不包括震颤(即重复的、规律的、有节奏的)

0:无

1:轻微,可能很正常

2:轻度

3:中度

4:重度

6. 下肢(腿、膝、踝部、脚趾)

(例如,膝关节侧向运动、足部轻叩、脚跟下落、足部扭动、足内翻或外翻)

0:无

1:轻微,可能很正常

2:轻度

3:中度

4:重度

(三) 躯干运动

7. 颈部、肩部、髋部

(例如,摇头、转动、扭动、髋部转动)

0:无

1:轻微,可能很正常

2:轻度

3:中度

4:重度

(四)总体评价

8. 异常运动的严重程度

依据上述条目的最高单项得分而定。

0:无、正常

1:轻微

2:轻度

3:中度

4:重度

9. 因异常运动而影响正常运动

0:无、正常

1:轻微

2:轻度

3:中度

4:重度

10. 患者对异常运动的觉察(仅根据患者的报告进行评级)

0:未觉察到

1:觉察到,无痛苦

2:觉察到,轻度痛苦

3:觉察到,中度痛苦

4:觉察到,严重痛苦

(五)牙齿状况

11. 牙齿和/或义齿目前是否有问题

0:否

1:是

12. 患者是否经常戴义齿?

0:否

1:是

注意事项

包括12项神经系统检查,前7项系统评估面部和口部运动、四肢和躯体运动,第8~10项总体评定涉及严重程度、功能受损及症状所致的痛苦感。第8项评分依据上述项目的最高单项得分而定,第 11~12 项评估牙齿状况。

检查要求:要在患者未觉察到其正在被评定时进行观察;使用硬座、稳固且不带扶手的椅子以便标准化评估;要求患者取出可能在他们口腔里的义齿或糖果;要求患者演练可消除不自主运动,如手指轻叩、双臂屈伸、走步等。

前 10 项按严重程度从 0(无症状)到 4(重度)递增来评定。前 7 项的评分需考虑不自主运动的数量、频度和幅度。1 分(轻微)可能是正常范围的极限,只有激发下才可见的运动需减去 1 分。需区分颤抖和运动障碍表现。按检查中观察到的最严重程度来评分。

(赵靖平　欧建君)

国际ICH-GCP节选

前　言

《药物临床试验质量管理规范》(GCP)是涉及人类受试者的临床试验的设计、实施、记录和报告的国际性伦理和科学质量标准。遵循这一标准,为保护对象的权利、安全性和健康,为与源于《赫尔辛基宣言》的原则保持一致以及临床试验数据的可信性提供了公众保证。

ICH-GCP指导原则的目的是为欧盟、日本和美国提供统一的标准,以促进这些管理当局在其权限内相互接受临床数据。

本指导原则中确立的原则也可应用于可能影响人类对象安全和健康的其他临床研究。

1. 术语

(1)药品不良反应(ADR):在一个新的药品或药品的新用途在批准之前的临床实践,尤其是治疗剂量尚未确定前,ADR是指与药物任何剂量有关的所有有害的和非意求的反应。该术语用于药品是指在药品与不良反应之间的因果关系至少有一个合理的可能性,即不能排除这种关系。

对已上市药品,ADR指人用于预防、诊断或治疗疾病或改善生理功能的药物在常用剂量时出现的有害和非意求反应。

(2)不良事件(AE):在用药患者或临床研究对象中发生的任何不幸医疗事件,不一定要与治疗有因果关系。因此,一个不良事件(AE)可以是与使用(研究)药物在时间上相关的任何不利的和非意求的征兆(包括异常的实验室发现)、症状或疾病,而不管其是否与药物有关(参见ICH临床安全性数据管理指导原则:快速报告的定义和标准)。

(3)稽查:对试验相关活动和文件进行系统与独立的监察,以判定试验的实施和数据的记录、分析与报告是否符合试验方案、申办方的标准操作规程(SOP)、《临床试验质量管理规范》(GCP)以及适用的管理要求。

(4)设盲:一种使试验的一个或几个部分的人员不知道治疗分配的程序。单盲通常指对象不知道;双盲通常指对象、研究人员、监查员不知道,在某些情况下数据分析人员也不知道治疗分配。

(5)病例报告表(CRF):设计的用来记录试验方案要求的向申办方报告的有关每一例对象的全部信息的印刷的、光学的或电子的文件。

(6)临床试验/研究:在人类对象进行的任何意在发现或证实一种试验用药品的临床、药理学和/或其他药效学作用;和/或确定一种试验用药品的任何不良反应;和/或研究一种试验用药品的吸收、分布、代谢和排泄,以确定药物的安全性和/或有效性的研究。术语临床试验和临床研究同义。

(7)对照(药物):临床试验中用作对照的试验用药品或市售药物(即阳性对照)或安慰剂。

(8)合同研究组织(CRO):与申办方订立契约完成一个或多个有关申办方的试验任务和功能的个人或组织(商业性的、学术的或其他)。

(9)文件:描述或记录试验的方法、实施和/或结果,影响试验的因素,以及采取的措施等任何形式的记录(包括但不限于书面、电子、磁性和光学的记录,以及扫描、X射线和心电图)。

(10)独立的数据监察委员会(IDMC):由申办方设立一个独立的数据监察委员会,它定期对研究进展、安全性数据和有效性终点进行评估,向申办方建议是否继续、调整或停止试验。

(11)独立的伦理委员会(IEC):一个由医学专业人员和非医学专业人员组成的独立机构(研究机构的、地区的、国家的或超国家的审评机构或委员会),其职责是保证参加试验对象的权益、安全性和健康;并通过对试验方案、研究人员、设施以及用于获得和记录试验对象知情同意的方法和材料的合理性进行审评和批准/提供起促进作用的意见,以对这种保护提供公众保证。

在不同的国家,独立的伦理委员会的法律地位、组成、职责、操作和适用的管理要求可能不同,但是应当如本指导原则所述,允许独立的伦理委员会按GCP进行工作。

(12)知情同意:一个对象在被告知与其作出决定有关的所有试验信息后,自愿确认他或她参加一个特定试验的意愿过程。知情同意采用书面的、签字并注明日期的知情同意书。

(13)视察:管理当局在试验单位、申办方和/或合同研究组织或管理当局认为合适的其他机构对其认为与临床试验有关的文件、设备、记录和其他资源进行的官方审查的活动。

(14)机构审查委员会(IRB):由医学、科学和非科学成员组成的一个独立机构,其职责是通过对试验方案及其修订本,获得受试对象知情同意所用的方法和资料进行审评、批准和继续审评,以确保一项试验的受试对象的权利、安全和健康得到保护。

(15)试验用药品:一种在临床试验中供试验的或作为对照的活性成分或安慰剂的药物制剂,包括一个已上市药品以不同于所批准的方式适用或组合(制剂或包装),或用于一个未经批准的适应证,或用于收集一个已批准用法的更多资料。

(16)监查:监督一个临床试验的进展,保证临床试验按照试验方案、标准操作规程(SOP)、《药物临床试验质量管理规范》(GCP)和适用的管理要求实施、记录和报告的活动。

(17)试验方案:一个阐明试验的目的、设计、方法学、统计学考虑和组织的文件。试验方案通常也给出试验的背景和理论基础,但这可以写在与方案有关的其他参考文件中。在ICH指导原则中,试验方案这一术语指试验方案和方案的修改。

(18)质量保证(QA):为保证试验的进行和数据产生、记录以及报告都符合《药物临床试验质量管理规范》(GCP)和适用管理要求所建立的有计划的系统活动。

(19)质量控制(QC):在质量保证系统内所采取的操作技术和活动,以查证与试验相关的活动都符合质量要求。

(20)随机化:为了减少偏倚,采用机遇决定分配的原理将试验对象分配到治疗组或对照组的过程。

(21)严重不良事件(SAE)或严重药品不良反应

发生在任何剂量的任何不幸医学事件:

- 导致死亡。

- 危及生命。

- 需要住院治疗或延长住院时间。

- 导致永久或严重的残疾/能力丧失。

- 先天性异常/出生缺陷。

(见ICH临床安全性数据管理指导原则:快速报告的定义和标准)

(22)源数据:临床试验中的临床发现、观察或其他活动的原始记录及其可靠副本中的全部资料,它们对于重建和评价试验是必要的。源数据包含在源文件中(原始记录或可靠副本)。

(23)源文件:原始文件、数据和记录(如医院记录、临床和办公室图标、实验室笔记、备忘录、对象日记卡或评价表、药房发药记录、自动仪器的记录数据、在核对后作为准确副本的可靠复印件或抄件、显微胶片、摄影负片、缩微胶卷或磁介质、X线、对象文件,以及保存在药房、实验室和参与临床试验的医学技术部门中的记录)。

(24)申办方:对一项临床试验的发起、管理和/或财务负责的个人、公司、机构或组织。

(25)对象/试验对象:参加一项临床试验作为试验药品的接受者或作为对照的个人。

2. ICH-GCP 的原则

(1)临床试验的实施应符合源自《赫尔辛基宣言》的伦理原则,与GCP和适用管理要求一致。

（2）在开始一项试验之前，应当权衡个体试验对象和社会的可预见风险、不方便和预期的受益。只有当预期的受益大于风险时，才开始和继续一项临床试验。

（3）试验对象的权利、安全和健康是最重要的考虑，应当胜过科学和社会的利益。

（4）关于试验用药品可得到的非临床和临床资料应足以支持所提议的临床试验。

（5）临床试验应当有坚实的科学基础，有明确、详细描述的试验方案。

（6）临床试验的实施应当遵循事先已经得到研究机构审查委员会（IRB）/独立的伦理委员会（IEC）批准/赞成的试验方案。

（7）一名合格医师的职责永远是给予对象医疗保健，代表对象作出医学决定。

（8）参与实施临床试验的每一个人应当在受教育、培训和经验方面都有资格完成他或她的预期任务。

（9）每一个对象应当在参加临床试验前获得自由给出的知情同意书。

（10）所有临床试验资料被记录、处理和储存的方式应当允许资料的准确报告、解释和核对。

（11）可能鉴别对象身份的记录的保密性应当得到保护，依照适用的管理要求尊重隐私和保密规定。

（12）试验用药品应当按照适用的《药品生产质量管理规范》（GMP）生产、处理和储存。试验用药品应按照已批准的方案使用。

（13）应当建立保证试验各方面质量的程序系统。

3. 机构审查委员会/独立的伦理委员会（IRB/IEC）

（1）职责

1）IRB/IEC应当保护所有试验对象的权利、安全和健康。应当特别注意那些可能包括弱势对象的试验。

2）IRB/IEC应当得到以下文件：试验方案/修改，研究人员申请用于试验的书面知情同意书及其更新件，对象招募程序（如广告），提供给对象的书面材料，研究者手册（IB），可得到的安全性材料，对象可获得的付款和补偿，研究人员的最新简历和/或其他证明其资格的文件，以及IRB/IEC履行其职责所需要的任何其他文件。

IRB/IEC应当在合理的时限内审查所提议的临床研究，提供书面审评意见，审评的结论如下：

- 批准/赞成意见。

- 在批准/赞成之前需要的修改。

- 不批准/负面的意见。

- 终止/暂停先前的批准/赞成意见。

3）IRB/IEC应当参照现行简历和/或IRB/IEC要求的其他相关文件，考虑所提议试验的研究人员的资格。

4)IRB/IEC 应当根据人类对象的危险度,间隔一定时间对正在进行的试验继续审评,但至少每年一次。

5)在 IRB/IEC 评价中,当补充资料对于保护对象的权利、安全和/或健康有意义时,IRB/IEC 可能需要更多关于保护对象的资料。

6)当一个将进行的非治疗试验是由对象的可接受的合法代表给出知情同意时,IRB/IEC 应当确定,所建议的方案和/或其他文件已经充分说明了相关的伦理学考虑,并符合这一类试验的适用管理要求。

7)试验方案指出试验对象或其合法的可接受的代表不可能先给出知情同意时,IRB/IEC 应当确定所提议的方案和/或其他文件充分说明了相关的伦理学考虑,并符合这一类试验的适用管理要求。

8)IRB/IEC 应当审评支付给对象款项的数量和方式,以确认没有对试验对象的胁迫问题或不正当影响。给对象的支付应当按比例分配,而不是完全按对象是否完成试验而定。

9)IRB/IEC 应当保证,关于支付给对象的款项,包括支付方式、数量和支付给试验对象的时间表已列于知情同意书和将提供给对象任何其他书面资料上,应注明按比例支付的方式。

(2)组成、职责和操作

1)IRB/IEC 应由合理数目的成员组成,他们全体都有审评和评价科学、医学和所提议试验的伦理学方面的背景和经验。建议 IRB/IEC 应包括:①至少 5 名成员;②至少一名成员关心的重要领域是非科学领域;③至少一名成员独立于研究机构/试验单位。

只有那些独立于试验研究者和申办方的 IRB/IEC 成员才能对一个试验的相关事项投票/提出建议。

应当提供一份 IRB/IEC 成员的名单和他们的资格表。

2)IRB/IEC 应当按照书面的操作程序完成其职责,应当保存其活动的书面记录和会议记录,并应当遵守 GCP 和适用的管理要求。

3)IRB/IEC 应当在达到其书面操作程序中规定的法定人数的正式会议上作出决定。

4)只有参加 IRB/IEC 评审和讨论的成员才可投票/提出他们的评价和/或意见。

5)研究者应当提供试验各方面的资料,但不应当参加 IRB/IEC 的审议或 IRB/IEC 的投票/意见。

IRB/IEC 可邀请在特别领域有专门知识的非成员来帮助。

(3)程序:IRB/IEC 应当建立书面文件和遵循其程序,程序应包括:

1)确定其组成(成员姓名和资格)和授权。

2)安排时间,通知其成员,举行会议。

3)对试验进行初始审评和继续审评。

4)酌情确定继续审评的频度。

5)依照适用的管理要求,为已经获得 IRB/IEC 批准/赞成的正在进行的试验的较小修改提供快速审评和批准/赞成意见。

6）说明在 IRB/IEC 书面签署对试验的批准/赞成意见之前不得接纳对象进入试验。

7）说明在方案的适当修改预先得到 IRB/IEC 的书面批准/赞成之前，不能偏离或改变试验方案，除非有必要排除对于对象的直接危害，或方案的改变只涉及试验的后勤或管理方面（如更换监查员，改变电话号码）。

8）说明研究人员应当立即报告 IRB/IEC 的事项：①偏离或改变方案以消除试验对象的直接危害；②增加对象风险的改变和/或明显影响试验实施的改变；③所有严重的和非预期的药品不良反应（ADR）；④对试验的进行或对象的完全可能不利影响的新资料。

9）确保 IRB/IEC 迅速通知研究者/研究机构的事项：①与试验有关的决定/建议；②IRB/IEC 决定/意见的理由；③请求 IRB/IEC 决定/意见的程序。

（4）记录：IRB/IEC 应当保留全部有关记录（如书面的程序、成员名单、成员的职业/联系表、提交的文件、会议记录，以及往来信件）至完成试验后至少 3 年，并在管理当局需要时可以提供其书面程序和成员名单。

4. 研究者

（1）研究者的资格和协议

1）研究者应当在受教育、培训和经验方面有资格承担实施试验的责任，应当符合适用的管理要求所说明的所有条件，并应当通过现时的个人简历和/或申办方、IRB/IEC 和/或管理当局要求的其他相关文件提供这种资格证明。

2）研究者应当充分熟悉在试验方案、研究者手册、产品资料以及申办方提供的其他资料中所述的试验用药品的合适用途。

3）研究者应当了解并遵循 GCP 和适用的管理要求。

4）研究者/研究机构应当允许申办方的监查和稽查，以及管理部门的视察。

5）研究者应当有一份在试验中承担各种任务的人员总名单。

（2）足够的资源

1）研究者应能证明（如根据遗忘的数据）在协议的招募期内接纳所需要数目的合适对象的可能性。

2）研究者在协议的试验期内应当有足够的时间实施和完成试验。

3）在可预见的试验期内，研究者应当有足够数量的合格职员和充足的设备来争取安全地实施试验。

4）研究者应当保证所有的试验辅助人员已充分了解试验方案、试验用药品，及他们与试验相关的责任和职能。

（3）试验对象的医疗保健

1）作为一名研究者或次级研究人员的合格医师（或牙医），应当对与试验有关的所有医学（牙科）决定负责。

2)在对象参加一个试验期间或以后,研究者/研究机构应当保证为对象的任何不良反应,包括与试验有关的临床上有意义的实验室测定值提供合宜的医疗保健。研究者知道并发疾病需要医疗保健时,研究者/研究机构应当通知对象。

3)如果对象有初级医师并且对象同意让初级医师知道,建议研究者将对象参加试验的事通知对象的初级医师。

4)尽管一名对象没有义务给出他/她中途退出试验的理由,研究者仍应当在充分尊重对象权利的同时作出合理的努力确认其退出理由。

(4)与 IRB/IEC 的交流

1)在开始一个试验前,研究者/研究机构应当有 IRB/IEC 对试验方案、知情同意书、知情同意书的更新、对象招募程序(如广告)以及提供给对象的任何其他书面资料的书面的、注明日期的批准/赞成意见。

2)作为研究者/研究机构向 IRB/IEC 书面申请的一部分,研究者/研究机构应当向 IRB/IEC 提供研究者手册的当前文本。如果研究者手册在试验中更新,研究者/研究机构应当向 IRB/IEC 提供更新的研究者手册。

3)在试验期间,研究者/研究机构应当向 IRB/IEC 提供全部供审评的文件。

(5)对试验方案的依从性

1)研究者/研究机构应当按照经过申办方和(如有必要)管理当局同意,并得到 IRB/IEC 批准/赞成的方案实施试验。研究者/研究机构和申办方应当在方案上或另立的合同上签字,确认同意方案。

2)研究者在没有取得申办方同意和事先得到 IRB/IEC 对于一个修改的审评与书面批准/赞成时,不应当偏离或改变方案,除非必须消除试验对象的直接危险或这些改变只涉及试验的供应或管理方面(如更换监查员、改变电话号码)。

3)研究者,或由研究者指定的人,应当记录和解释已批准方案的任何偏离。

4)为了消除对试验对象的直接危险,研究者可以在没有 IRB/IEC 的预先批准/赞成意见前改变方案。所实施的改变与改变的理由以及所提议的方案修改尽可能地提交给 IRB/IEC 审评并得到批准/赞成。

(6)试验用药品

1)在试验单位,试验用药品计数的责任归于研究者/研究机构。

2)只要允许/需要,研究者/研究机构可以/应当将试验单位研究者/机构对试验用药品计数的责任部分或全部指派给在研究者/研究机构监督下的合适的药师或其他适当的人员。

3)研究者/研究机构和/或受研究者/研究机构指派的一名药师或其他合适的个人,应当保存试验用药品交到试验单位的记录,在试验单位的存货清单,每位对象的使用记录,和未使用的药品交还给申办方或另法处置的记录。这些记录应包含日期、数量、批号/系列号、时效期(如有)和分配给试验用药品和试验对象的特别编码。研究者应保持记载有按方案说明给予对象药量的记录,并应与从申办方处收到的试验用药品总数一致。

4)试验用药品应按申办方的说明储存并符合适用的管理要求。

5)研究者应当保证试验用药品只按已批准的方案使用。

6)研究者或研究者/研究机构指定的人,应当向每一位对象解释试验用药品的正确用法,并应在适合于该试验的一定间隔检查每一位对象完全遵照使用说明用药。

(7)随机化程序和破盲:研究者应当遵循试验的随机化程序(如果有),并应保证依照方案打开随机号码。如果试验采用盲法,研究者应当立即记录并向申办方解释试验用药品的任何提前破盲(如意外破盲,因严重不良事件破盲)。

(8)试验对象的知情同意

1)在获得和证明知情同意过程中,研究者应当遵循适用的管理规定,应当符合 GCP 和源自《赫尔辛基宣言》的伦理原则。在开始试验前,研究者应当有 IRB/IEC 对于书面的知情同意书和提供给对象的其他文字资料的书面批准/赞成意见。

2)无论何时得到与对象的知情同意可能相关的新的资料后,提供给对象的书面知情同意书和其他文字资料都应当进行修改。修改后的书面知情同意书和其他文字资料在适用前都应当得到 IRB/IEC 的批准/赞成。如果有与对象继续参加试验的愿望可能相关的新资料,应及时通知对象和对象的合法可接受代表。这种资料的交流应当被记录下来。

3)无论试验研究人员还是试验职员,都不应强迫或不正当地影响一个对象参加或继续参加一个试验。

4)关于试验的口述或书面的资料,包括书面的知情同意书,都不应包含会引起对象或对象的合法可接受代表放弃或看来像是放弃任何合法利益的语言;或者免除或看来像是免除研究者、机构、申办方或他们的代理由于疏忽应负责任的语言。

5)研究者或由研究者指定的人,至少应当告诉对象,或如果对象不能提供知情同意时告诉对象的合法可接受的代表,所有与试验相关的方面,包括文字资料和 IRB/IEC 的批准/赞成意见。

6)关于试验的口述和书面资料,包括书面知情同意书,所用的语言应当是非技术术语性的实用语言,对于对象或对象的合法可接受代表或公正的见证人应当是易懂的。

7)在可能得到知情同意之前,研究者或研究者指定的人应当让对象或对象的合法接受代表有充足的时间和机会询问关于试验的详细情况和决定是否参加试验。应当回答所有问题,让对象或对象的合法可接受代表满意。

8)在对象参加试验之前,对象或对象的合法可接受代表以及执行知情同意讨论的人应亲自签署知情同意书并注明日期。

9)如果一名对象不能阅读,或一位合法可接受的代表不能阅读,在整个知情同意讨论期间必须有一位合法可接受的代表在书面的知情同意书和其他文件资料交给对象后,向对象或对象的合法可接受代表进行阅读并解释,在对象或对象的合法可接受代表已经口头同意对象参加试验,并且如果可能在知情同意书上签字并注明日期。见证人通过签署知情同意书证明,知情同意和其他文字资料已被准确地向对象或对象的合法可接受代表作了解释,对象或对象的合法可接受代表显然懂得这些解释,知情同意是对象或对象的合法可接受代表自由给出的。

10）知情同意讨论和提供给对象的书面的知情同意书以及其他文字资料应当包括以下问题的解释：

（a）试验涉及的研究。

（b）试验目的。

（c）试验治疗和随机分配到各种治疗的可能性。

（d）试验进行的程序，包括所有侵袭性程序。

（e）对象的责任。

（f）试验的试验性方面。

（g）带给对象，可能时带给胚胎、胎儿或哺乳婴儿的合理预见的危险或不方便。

（h）可合理预见的受益。不存在预期的临床受益时，对象应当知道这一点。

（i）对象可能得到的可替代治疗程序或过程，以及这些治疗的重要潜在受益和风险。

（j）在与试验相关的伤害事件中对象可获得的补偿和/或治疗。

（k）给参加试验对象的预期按比例分配的支付（如果有）。

（l）对象因参加试验的预期花费（如果有）。

（m）对象参加试验是自愿的，对象可以拒绝参加试验，或在任何时候退出试验而不会受到处罚或损失本来对象有权利得到的利益。

（n）监查员、稽查员、IRB/IEC 和管理当局将被准予在不违反对象的保密性，在适用法律与规定准许的程度直接访问对象的原始医学记录以查证临床试验程序和/或数据，对象或对象的合法可接受的代表通过签署书面的知情同意书授权这种访问。

（o）在适用法律和/或规定允许的范围，能鉴别对象的记录应保密，不得公开这些记录。如果试验结果发表，对象鉴别仍然是保密的。

（p）如果得到与对象继续参加试验的愿望可能相关的资料，对象或对象的合法可接受代表将得到及时通报。

（q）需要进一步了解有关试验资料和试验对象在行使权利时的联系人，以及在发生与试验有关的伤害时的联系人。

（r）对象参加试验可能被终止的可预见情况和/或理由。

（s）对象参加试验的预期持续时间。

（t）参加试验对象的大致人数。

11）在参加试验前，对象或对象的合法可接受代表应收到一份已签署并注明日期的书面知情同意书的复印件和其他提供给对象的书面资料。对象参加试验期间，对象或对象的合法可接受代表应收到已签署并注明日期的知情同意书的更新的复印件和提供给对象的书面资料的修改文本。

12）当一个临床试验（治疗的或非治疗的）包括那些只能由其合法可接受代表表示进入试验的对象时（如未成年人，或严重痴呆患者），应当在对象能理解的程度告知对象关于试验的信息。如果可能，对象应当亲自签署书面的知情同意书并注明日期。

13)一个非治疗试验(如对于对象没有可预期的直接临床好处的试验)应当在那些亲自同意并在书面的知情同意书上签字和注明日期的对象中进行。

14)只要符合下列条件,非治疗试验可以在由合法可接受代表同意的对象中进行:

(a)试验的目的不能通过在能亲自给出知情同意的对象中进行的试验达到。

(b)对象的可预见风险很低。

(c)对于对象健康的负面影响被减到最小,并且是最低的。

(d)法律不禁止该试验。

(e)明确地寻求 IRB/IEC 对接纳这些对象的批准/赞成意见;书面的批准/赞成意见同意接纳这些对象。

除非被证明是一个例外,这类试验应当在具有预期适用试验用药品的疾病或状况的患者中进行。这些试验中对象应当受到特别的密切检查,如果他们显得过分痛苦,应当退出试验。

15)在紧急情况下,不可能事先得到研究对象的知情同意时,应该请求研究对象的合法可接受代表(如果在场)的同意,必须让研究对象的合法可接受代表清楚知情同意 10)的全部内容。

(9)记录和报告

1)研究者应当保证给申办方的病例报告表(CRF)和所有需要的报告中的数据的准确性、完整性、易辨性和及时性。

2)CRF 中来自源文件的数据应当与源文件一致,如有不一致应作出解释。

3)CRF 中数据的任何改变或变更,应当注明日期、姓名首字母和说明(如有必要),并应当使原来的记录依然可见(即应保留核查痕迹);这同样适用于文字和电子的改变或更正。申办方应当向研究者和/或研究者指定的代表提供关于进行这种更正的指南。申办方应当有书面的程序以保证在 CRF 中由申办方指定的代表作出的改变或更正是有记录的、有必要的,并得到研究者的认可。研究者应当保留改变和更正的记录。

4)研究者/研究机构应当按(6. 临床试验必需文件)中所述和适用管理要求保存试验文件。研究者/研究机构应当采取措施防止这些文件的意外或过早破坏。

5)基本文件应当保留到最后批准在一个 ICH 地区上市后至少 2 年,和直到最后在一个 ICH 地区没有未决的或仍在考虑的上市应用,或试验用药品的临床研究正式停止后至少已过去 2 年。但是,如果适用的管理要求需要或申办方签署的协议需要,这些文件应当被保存更长时间。申办方有责任通知研究者/研究机构,到什么时候这些文件不必再保存。

6)试验的财务方面事宜应在申办方与研究者/研究机构的协议书中说明。

7)根据监查员、稽查员、IRB/IEC 或管理当局的要求,研究者/研究机构应当提供他们查阅所需的与试验有关的全部记录。

(10)进展报告

1)研究者应当每年一次,或应 IRB/IEC 要求的频度向 IRB/IEC 提交书面的试验情况摘要。

2)研究者应当向申办方、IRB/IEC 和研究机构提供关于明显影响试验实施和/或增加对象风险的任何改变的书面报告。

（11）安全性报告

1)除了试验方案或其他文件（如研究者手册）认为不必即时报告的那些严重不良事件(SAE)以外，所有 SAE 都应当立即向申办方报告。即时报告应理解为迅速的详细书面报告。即时和随访报告中的对象鉴别应当采用指定给试验对象的独特号码，而不是对象姓名、个人身份号码和/或地址。

研究者还应当服从关于管理当局和 IRB/IEC 报告非预期的药物严重不良反应的适用管理要求。

2)在试验方案中被确定为对安全性评价是关键的不良事件和/或实验室异常，应当按照报告要求和申办方在方案中说明的时限内向申办方报告。

3)对于所报告的死亡事件，研究者应当向申办方和 IRB/IEC 提供所需要的全部附加资料（如解剖报告和最终医学报告）。

（12）试验的终止或暂停：如果一项试验因为任何理由过早停止或暂停，研究者/研究机构应当迅速通知试验对象，应当保证对象的合适治疗和随访，和根据适用的管理要求通知管理当局。另外：

1)如果研究者未与申办方事先协议便终止或暂停一项试验，研究者应当通知研究机构，研究者/研究机构应当立即通知申办方和 IRB/IEC 提供终止或暂停试验的详细书面解释。

2)如果申办方终止或暂停一项试验，研究者应当立即通知研究机构，研究者/研究机构应立即通知 IRB/IEC 并向 IRB/IEC 提供终止和暂停的详细书面解释。

3)如果 IRB/IEC 终止或暂停它对一项试验的批准/赞成意见，研究者应当通知研究机构，研究者/研究机构应当立即通报申办方并提供终止或暂停的详细书面解释。

（13）研究者的最终报告：在试验完成后，研究者应当通知研究机构，研究者/研究机构应当向 IRB/IEC 提供试验结果的摘要，向管理当局提供所需要的所有报告。

5. 研究者手册

（1）前言：研究者手册（IB）是与试验用药品的人类对象研究有关的临床资料和非临床资料的汇编。手册的目的是向研究者和参与试验的其他人员提供资料，帮助他们了解方案的许多关键特征的基本原理并遵循这些关键特征，如剂量、剂量频度/间隔、给药方法和安全性监察程序。IB 也提供支持在临床试验期间对研究对象的临床管理的见解。资料应当是简明、简单、客观、均衡、非宣传性的形式，使医师或潜在的研究者了解手册的内容，对于所提议的试验的合理性作出他们自己的无偏倚的风险-利益评价。因此，合格的医学人士一般会参加 IB 的编写，但是 IB 的内容应当得到产生所描述数据的学科认可。

本指导原则描述的是 IB 应当包括最低限度资料并为其编排提出建议。可以预料，可用到的资料类型和范围将随试验用药品的开发阶段变化。如果试验用药品上市，并且它的药理学为广大医学从业者了解,可能就不需要一本详尽的 IB。若管理当局许可,一本基本的产品资料手册,包装说明或标签可能是合适的选择,只要他们包括对研究者重要的关于试验用药品最近的、综合性的、详细的各方面资料。如果正在研究一个已上市产品的新用途(即一个新的适应证),应当特别准备一份关于该新用途的 IB。IB 至少应当一年审评一次,必要时按照申办方的书面程序修改。根据新药的发展阶段和得到的有关新资料,或许需要更频繁地进行修改。但是,依照 GCP 要求,有关新资料可能很重要,在将其列入修改的 IB 之前,需要通知研究者、机构审查委员会(IRB)/独立的伦理委员会(IEC),和/或管理当局。

通常,申办方负责保证向研究者提供最新的 IB,研究者有责任将最新的 IB 提供给负责的 IRB/IEC。在由研究者申办试验时,申办方-研究者应当决定手册是否可从制造商处得到。如果由申办方-研究者提供试验用药品,那么他或她应当向研究人员提供必要的资料。当准备一个正式的 IB 是不符合实际时,作为一种替代,申办方-研究者应当在试验方案中提供扩展的背景资料,包含本指导原则所述的最低限度的最近资料。

(2)研究员手册的内容:IB 应当包括下列章节,每一节附参考文献:

1)目录。

2)摘要:应当有一个简短的摘要(最好不超过 2 页),重点是与试验用药品发展阶段有关的、有意义的物理学、化学、药学、药理学、毒理学、药动学、药效学和临床资料。

3)前言:应当有一个简短的前言,说明试验用药品的化学名(批准时的通用名和商品名),所有活性成分,试验用药品的药理学分类和它在这一类中的预期位置(如优势),试验用药品正在进行研究的基本原理,预期的预防、治疗或诊断适应证。最后,前言应当提供评价试验用药品的一般方法。

4)物理学、化学和药学特性和处方:应当有关于试验用药品的描述(包括化学式和/或结构式),以及关于物理学、化学和药学特性的简短摘要。

在试验过程中允许采取合宜的安全措施,如果临床上相关,应当提供所用配方包括赋形剂的描述,并应提出配方理由,也应当给出制剂储存和处理的说明。

应当提及与其他已知化合物的结构相似性。

5)非临床研究:应当以摘要形式提供所有非临床的药理学、毒理学、药动学和试验用药品代谢研究的有关结果。摘要应当说明所采用的方法学、结果,以及这些发现与所研究的治疗的关系,和对人类可能的不利与以外的影响。

如果知道/可以得到,可以适当提供下列资料:

● 实验的(动物)种属。

● 每组动物的数目和性别。

● 剂量单位(如:mg/kg)。

● 剂量间隔。

● 给药途径。

● 给药持续时间。

- 系统分布的资料。

- 暴露后随访的期限。

- 结果,包括下列方面。

- 给药或毒性作用的性质和频度。

- 药理或毒性作用的严重性或强度。

- 开始作用时间。

- 作用的可逆性。

- 作用持续时间。

- 剂量-反应。

只要可能应采用表格/列表增强陈述的清晰度。

随后的章节应当讨论研究的最重要发现,包括所观察到作用的剂量-反应关系,与人类的相关性,以及在人类中研究的各方面。如果合适,在同一动物种属的有效剂量和非毒性剂量的发现应当做比较(即应当讨论治疗指数)。应当说明这一资料与所提议的人用剂量的相关性。只要可能,应根据血/组织水平的药物浓度计算 mg/kg 体重的剂量。

(a)非临床药理学:应当包括试验用药品的药理学方面的摘要,如有可能还包括药品在动物的重要代谢研究摘要。这样一个摘要应当合并评价潜在治疗活性(如有效性模型、受体结合和特异性)以及评价安全性的研究(如不同于评价治疗作用的评价药理学作用的专门研究)。

(b)动物的药动学:应当给出试验用药品在所研究种属动物中的药动学、生物转化以及处置的摘要。对发现物的讨论应当说明试验用药品的说明及其部位、系统的生物利用度及其代谢,以及它们与人类的药理学和毒理学发现物的关系。

(c)毒理学:在不同动物种属中进行的相关研究所发现的毒理学作用摘要应按以下栏目描述:

- 单剂量给药。

- 重复给药。

- 致癌性。

- 特殊毒理研究(如刺激性和致敏性)。

- 生殖毒性。

- 遗传毒性(致突变性)。

6)在人类的作用:应当提供试验用药品在人类的已知作用的充分讨论,包括关于药动学、药效学、剂量-反应、安全性、有效性和其他药理学领域。只要可能,应当提供每一个已经完成的临床试验的摘要。还应当提供试验用药品在临床试验以外用途的结果,如上市期间的经验。

①试验用药品在人体的药动学和代谢:应当写出试验用药品的药动学资料摘要,包括以下方面:

- 药动学(包括代谢和吸收、血浆蛋白结合、分布和消除)。
- 试验用药品的一个参考剂型的生物利用度(绝对和/或相对生物利用度)。
- 人群亚组(如性别、年龄和脏器功能受损)。
- 相互作用(如药物-药物相互作用和药物与食物的相互作用)。
- 其他药动学数据(如在临床试验期间完成的群体研究结果)。

②安全性和有效性:应当提供从先前人体试验(健康志愿者和/或患者)中得到的关于试验用药品(包括代谢物)的安全性、药效学、有效性和剂量-反应资料的摘要,应讨论这些资料的含义。如果已经完成许多临床试验,从多项研究以及亚组适应证的安全性和有效性得出的摘要可能清楚地展示有关数据。将所有临床试验的药品不良反应制成表格的摘要(包括所有被研究的适应证)将是有用的。对于在适应证或亚组之间药品不良反应类型/发生率的重要差异应当进行讨论。

③销售经验:IB 应当识别试验用药品已经上市或已经批准的国家。从上市使用中得到的任何重要资料应当摘要陈述(如处方、剂量、给药途径和药品不良反应)。IB 也应当识别试验用药品还没有得到批准/注册上市或退出上市/注册的所有国家。

7)数据和研究人员指南摘要:本节应当提供一个非临床和临床数据的全面讨论,只要可能,对试验用药品不同方面的各种来源的资料作一摘要。这样,研究者可以得到现有数据的最见闻博广的解释,和这些资料对于将来临床试验意义的评价。

只要合适,应对有关产品已发表的报告进行讨论。这有助于研究者预料药品不良反应或临床试验中的其他问题。

这一节的总目的是让研究者对可能的风险和不良反应,以及临床试验中可能需要的特殊监察、观察资料和防范措施有一个清楚的了解。这种了解应当以可得到的关于研究该药物的物理学、化学、药学、药理、毒理和临床资料为基础。根据先前人类的经验和试验用药品的药理学,指南也应向临床研究者提供可能的过量服药和药品不良反应的识别和处理。

6. 临床试验必需文件

(1)引言:必需文件是指那些可单独和合起来用于评价试验的实施及所产生的数据质量的文件。这些文件反映研究者、申办方和监查员对 GCP 和所有的现行管理要求的依从性。

必需文件也用于其他一些目的。在研究者/研究机构和申办方驻地现场及时将必需文件归档,能够极大地帮助研究者、申办方和监查员对试验进行成功的管理。作为确认试验实施的有效性和所收集数据完整性过程的一部分,这些文件也经常受申办方委派的独立稽查员稽查并接受管理当局视察。

下面简要列出最低限度的必需文件。根据其在试验不同阶段的征程产生,可将不同文件分为三部分:①在临床试验开始之前;②临床试验进行期间;③完成或终止临床试验后。每一文件都要说明其目的,以及是否将该文件列入研究者/研究机构或申办方或双方的档案中。如果每个部分都易于辨认,则将一些文件合并也是可以接受的。

试验开始时,在研究者/研究机构驻地及申办方办公室都应建立试验总档案。只有当监查员审核了研究者/研究机构及申办方双方的档案并确定所有必要的文件都在适宜的档案卷宗内,试验才能最后结束。

在该指导原则内提及的任何或所有文件可能受到,也应当提供让申办方稽查员的稽查和主管部门的视察。

(2)临床试验开始之前:在指定研究计划阶段,应产生下列文件并在试验正式开始之前归档(附表1)。

附表1　试验开始前的文件管理

文件标题		目的	归档在	
			研究者/研究机构	申办方
1	研究者手册	证明有关试验药品的相关信息和最新科研动态已经提供给研究者	×	×
2	已签字的试验方案和修改(若有)及病例报告表(CRF)样本	证明研究者和申办方同意试验方案/修改和CRF	×	×
3	受试对象应知信息		×	×
	- 知情同意书(包括所有实用的译文)	证明知情同意	×	×
	- 任何其他书面信息	证明受试对象获得恰当的书面信息(内容及措辞)以支持他们提供完全知情同意的能力	×	
	- 招募对象的广告(若使用)	证明招募手段是合宜的且无胁迫嫌疑		
4	试验的财务状况	记录研究者/研究机构和申办方之间关于试验的财务协议	×	×
5	保险陈述(必要时)	证明受试对象遭受与试验相关伤害时将获得补偿	×	×
6	参与试验各方之间签署的协议,例如: - 研究者/研究机构和申办方 - 研究者/研究机构和CRO - 申办方和CRO - 研究者/研究机构和主管部门(必要时)	证明一致同意	×××	×× (需要时) × ×

	文件标题	目的	归档在	
			研究者/研究机构	申办方
7	IRB/IEC 对以下各项内容的书面批准/赞成意见并注明日期 - 试验方案和任何修改 - CRF(如适用) - 知情同意书 - 任何其他提供给受试对象的书面资料 - 招募志愿者广告(若使用) - 对受试对象的补偿(若有) - 任何其他获得批准/赞成意见的文件	证明试验已经过 IRB/IEC 评估并获得批准/赞成意见。确认文件的版本编号和形成日期	×	×
8	IRB/IEC 的组成	证明 IRB/IEC 的组成符合 GCP 要求	×	×(必要时)
9	主管部门对试验方案的认可/批准/通报(必要时)	证明在试验开始之前已经按照现行的管理要求获得了主管部门适宜的认可/批准/通报	×(必要时)	×(必要时)
10	研究者和次级研究人员履历和/或证明其资格的其他相关文件	证明有资格并适合执行试验和/或为受试对象提供医疗指导	×	×
11	试验方案中涉及的医学/实验室/技术程序和/或测试的正常值和/或正常范围	记录各项测试的正常值和/或正常范围	×	×
12	医疗/实验室/技术程序/测试 - 资格证明,或 - 认可证明,或 - 已建立的质量控制和/或外部质量评价,或 - 其他验证体系(必要时)	证明研究设备完成所需要测试项目的能力,支持研究结果的可靠性	×(必要时)	×
13	研究药物容器标签样本	证明对现行标签规定的依从性及提供给受试对象的用法说明书的适宜性		×
14	研究药物及试验相关材料(如果在试验方案或研究者手册没有提及)传递指南	记录确保研究药物和试验相关材料被恰当贮存、包装、分发和处置的指导原则	×	×

	文件标题	目的	归档在	
			研究者/研究机构	申办方
15	研究药物及试验相关材料的物理运送	证明研究药物及试验相关材料的运送日期、批号和运送方法。允许追踪药物批号、运送条件状况和责任	×	×
16	所运送的研究药物的分析证明	证明用于试验的研究药物的成分、纯度和浓度		×
17	盲法试验的解码程序	说明在紧急状况下,如何揭示加盲研究药物的身份而不使其余受试对象的治疗破盲	×	× (若可行应有第三方)
18	总随机表	证明受试人群的随机化方法		× (若可行应有第三方)
19	试验前监查报告	证明试验场所适于开展试验(可与20合并)		×
20	试验开始的监查报告	证明研究者及研究小组成员已评估了试验程序(可与19合并)	×	×

（3）临床试验进行期间：除了上述文件应归档外,在试验进行过程中,下述文件也应添加到档案中,以证明所有获得的新的相关资料都记录在案(附表2)。

附表2　试验进行中的文件管理

1	更新的研究者手册	证明所获得的相关信息被及时反馈给研究者	×	×
2	对下列内容任何的更改: - 试验方案/修改和CRF - 知情同意书 - 任何提供给受试对象的书面资料 - 招募受试对象的广告(若使用)	记录对这些试验相关文件的修改,这些改变在试验期间生效	×	×
3	- IRB/IEC对以下各项内容的书面批准/赞成意见(注明日期) - 试验方案修改 - 下列文件修订本- 知情同意书 - 任何其他提供给受试对象的书面资料 - 招募志愿者广告(若使用) - 任何其他获得批准/赞成意见的文件 - 对试验的持续审评(必要时)	证明这些修改和修订都经过IRB/IEC的审评并获得批准/赞成意见。确认记录的版本的编号和日期	×	×

4	必要时管理当局对下列内容的认可/批准/通报 - 试验方案修改及其他文件	证明符合现行管理要求	× （必要时）	×
5	新的研究者和/或次级研究人员的履历		×	×
6	试验方案中涉及的医学/实验室/技术程序和/或测试的正常值范围的更新	记录在试验期间修订的正常值和正常范围	×	×
7	医学/实验室/技术程序和/或测试的更新 - 资格证明，或 - 认可证明，或 - 已建立的质量控制和/或外部质量评价，或 - 其他验证体系（必要时）	证明在整个试验期间各项测试都是符合要求的	× （必要时）	×
8	研究药物及试验相关材料运送记录		×	×
9	新批次研究药物的分析证明			×
10	监查随访报告	记录监查员的现场访问及结论		×
11	现场访问之外的相关通讯联络记录 - 信件 - 会议记录 - 电话记录	记录关于试验管理、违背试验方案、试验实施、不良事件（AE）报告等方面的协议或重要讨论	×	×
12	署名的知情同意书	证明知情同意遵照 GCP 和试验方案在每一受试对象参加研究之前获得；并证明受试对象对直接访问数据的许可	×	
13	原始记录 源文件	记录受试对象的状态，证明所收集试验数据的完整性。包括与试验和医学治疗有关的原始文件以及受试对象的病史记录	×	

14	已签字、注明日期且完整的病例报告表(CRF)	证明研究者或授权的研究小组成员确认所记录的观测值	× (复印件)	× (复印件)
15	CRF更正记录	证明获得初始数据记录后对CRF的所有更改/补充或更正	× (复印件)	× (复印件)
16	一线研究者向申办方通报有关严重不良事件及相关报告	一线研究者根据SAE报告规定向申办方通报严重不良事件及相关报告	×	×
17	申办方和/或研究者向主管部门和IRB/IEC提交的非预期的药物严重不良反应及其他安全性资料	申办方和/或研究者向主管部门和IRB/IEC通报非预期的药物严重不良反应及其他安全性资料	× (必要时)	×
18	申办方向研究者通报的安全性资料	申办方根据已发现的SAE向研究者通报安全性资料	×	×
19	向IRB/IEC和主管部门提交的中期报告或年度报告	向IRB/IEC和管理当局提交中期报告或年度报告	×	× (必要时)
20	受试对象筛选记录	记录进入试验前筛选程序的受试对象的身份证明	×	× (必要时)
21	受试对象身份证明编码表	研究人员/研究机构保存的一份被招募进入试验并获得试验号码的所有受试对象姓名的保密名单	×	
22	受试对象招募日志	记录按试验流水号根据时间顺序招募试验对象	×	
23	研究药物在试验点的可计数性	证明试验药品是按照试验方案使用的	×	×
24	签字页	记录所有授权在CRF上进行数据登录和/或更正的人员的签名及姓名首字母	×	×
25	保存体液/组织样本的记录(若有)	记录如果需重复分析时保留样本的存放位置和标识	×	×

(4)临床试验完成或终止之后:在试验完成或终止之后,试验前及试验中所列文件及下列文件均应归档(附表3)。

附表 3　试验结束后的文件管理

1	试验药品在试验点的可计数性	证明试验药品是根据试验方案使用的。证明在研究现场收到的、发放给受试对象的、受试对象送还的、返还给申办方的试验药品的最后计数	×	×
2	试验药品销毁记录	证明未被使用的试验药品由申办方或在研究现场销毁的情况	× (若在研究现场销毁的话)	×
3	完整的受试对象身份鉴别编码表	在需要随访时允许鉴别被招募进入试验的所有受试对象的身份。编码表必须保密并存放至约定时间	×	
4	稽查证明(如需要)	证明已进行过稽查		×
5	试验结束监察报告	证明所有试验结束所必需的活动都已完成,必需文件的副本保存在合适的档案中		×
6	治疗分配表及解码记录	返还给申办方以证明任何发生过的解码操作		×
7	必要时研究者向 IRB/IEC 及合适时向主管部门提交的总结报告	证明试验的完成	×	×
8	临床研究报告	提供试验的结果和解释	× (如合适)	×

(赵靖平)

参考文献

[1] 贺佳.随机对照试验及统计学分析在临床医学应用中存在的问题[J].第二军医大学学报,2006,27(7):697-700.

[2] 李立明.流行病学[M].北京:人民卫生出版社,2007.

[3] 郭韶洁,赵秀丽.我国药物临床试验质量控制存在若干问题的探讨[J].中国临床药理学杂志,2013,29(2):155-157.

[4] 青雪梅,房繁恭,刘保延,等.实用性随机对照试验及其方法学特征思考[J].北京中医药大学学报,2008,31(1):14-18.

[5] 宋苹,唐雪春,梁伟雄,等.建立"三级质控"体系,提高药物临床试验质量[J].中国新药杂志,2005,14(7):896-897.

[6] 张明,刘雄飞,郭文虎,等.如何实现真正实用的电子病历[J].中华医院管理杂志,2003,19(4):222-225.

[7] 张鸿燕,肖静波,舒良.精神药物临床试验中的安全性评价[J].中国临床药理学杂志,2014,30(1):61-62,69.

[8] 孙振球.医学统计学[M].3版.北京:人民卫生出版社,2010.

[9] 赵家良.多中心临床试验的组织与设计[J].中华眼科杂志,2014,50(3):230-232.

[10] Committee for medical product for human use.Guideline on clinical investigation of medicinal products in the treatment of schizophrenia.[PDF/OL] London.European Medicines Agency,2011.

[11] DE FILIPPIS S,CUOMO I,LIONETTO L,et al.Intramuscular aripiprazole in the acute management of psychomotor agitation[J].Pharmacotherapy,2013,33(6):603-614.

[12] HOUGH D,GOPAL S,VIJAPURKAR U,et al.Paliperidone palmitate maintenance treatment in delaying the time-to-replase in patients with schizophrenia:a randomized,double-blind,placebo-controlled study [J].Schizophr Res, 2010,116(2-3):107-117.

[13] UMBRICHT D,ALBERATI D,MARTIN-FACKLAM M,et al.Effect of bitopertin,a glycine reuptake inhibitor,on negative symptoms of schizophrenia:a randomized,double-blind,proof-of-concept study[J].JAMA Psychiatry,2014,71(6):637-646.

[14] BUCHANAN R W,KEEFE R S,UMBRICHT D,et al.The FDA-NIMH-MATRICS guidelines for clinical trial design of cognitive-enhancing drugs:what do we know 5 years later? [J] Schizophr Bull,2011,37(6):1209-1217.

[15] GREEN M F,NUECHTERLEIN K L,KERN R S,et al.Functional co-primary measures for clinical trials in schizophrenia:results from the MATRICS Psychometric and Standardization Study[J].Am J Psychiatry,2008,165(2):221-228.

[16] BITTER I,DOSSENBACH M,BROOK S,et al.Olanzapine versus clozapine in treatment-resistant or treatment-intolerant schizophrenia[J].Prog Neuropsychopharmacol Biol Psychiatry,2004,28(1):173-180.

［17］THOMAS LAUGHREN,ROBERT LEVIN.Food and Drug Administration Commentary on Methodological Issues in Negative Symptom Trials［J］.Schizophrenia Bulletin,2011,37(2):255-256.

［18］DAVID M,SIMON D,SYLVAN G.Textbook of Clinical Trials Second Edition［M］.John Wiley & Sons Ltd,The Atrium,Southern Gate,Chichester,West Sussex PO19 8SQ,England,2006.

［19］周宏灏,袁洪.药物临床试验［M］.北京:人民卫生出版社,2011.

［20］田少雷,邵庆翔.药物临床试验与 GCP 实用指南［M］.2 版.北京:北京大学医学出版社,2010.

［21］刘川.药物临床试验方法学［M］.北京:化学工业出版社,2011.

［22］唐旭东,翁维良,高蕊.中药新药临床试验设计与实施［M］.北京:人民卫生出版社,2013.

［23］李华芳.精神药物临床研究常用量表［M］.2 版.上海:上海科技教育出版社,2014.

［24］精神药物新药临床评价研究技术平台专家组.精神药物临床试验技术指导原则(第一册)［M］.上海:上海科技教育出版社,2012.

［25］Guideline on clinical investigation of medicinal products in the treatment of depression.European Medicines Agency,2013.

［26］Guideline on clinical investigation of medicinal products,including depot preparations in the treatment of schizophrenia.European Medicines Agency,2012.

［27］Guidelines for the clinical evaluation of antidepressant drug.Food and Drug Administration,1977.

［28］Guidelines for the clinical evaluation of antianxiety drug.Food and Drug Administration,1977.

［29］Assessment of Abuse Potential of Drugs.Food and Drug Administration,2010.